现代医院管理软科学

主 编 张 侃 耿 捷

西北大学出版社
·西安·

图书在版编目（CIP）数据

现代医院管理软科学／张侃，耿捷主编. —西安：
西北大学出版社，2021.9

ISBN 978 - 7 - 5604 - 4839 - 8

Ⅰ. ①现⋯　Ⅱ. ①张⋯ ②耿⋯　Ⅲ. ①医院—管理—
研究　Ⅳ. ①R197. 32

中国版本图书馆 CIP 数据核字（2021）第 194955 号

现代医院管理软科学
XIANDAI YIYUAN GUANLI RUANKEXUE

主　　编	张侃　耿捷	
出版发行	西北大学出版社	
地　　址	西安市太白北路 229 号	邮　　编　710069
网　　址	http://nwupress.nwu.edu.cn	E - mail　xdpress@ nwu.edu.cn
电　　话	029 - 88303310	
经　　销	全国新华书店	
印　　装	陕西瑞升印务有限公司	
开　　本	787 毫米×1092 毫米　1/16	
印　　张	21.5	
字　　数	445 千字	
版　　次	2021 年 9 月第 1 版　2021 年 9 月第 1 次印刷	
书　　号	ISBN 978 - 7 - 5604 - 4839 - 8	
定　　价	86.00 元	

如有印装质量问题,请与本社联系调换,电话 029 - 88302966。

薛　冬　北京大学肿瘤医院

于　峰　北京大学国际医院

邓　俊　北京大学第一医院

潘　慧　北京协和医院

应娇茜　中日友好医院

张　燕　中日友好医院

李松仑　陕西省卫生健康委员会

崔　晶　陕西省卫生健康委员会

尚玉钒　西安交通大学管理学院

郑雪梅　西安交通大学第一附属医院

同艳妮　西安交通大学第二附属医院

刘倩楠　国家卫生健康委员会医院管理研究所

徐　勍　清华大学医院管理研究院

张　峰　新加坡医疗卫生管理学院

赵维明　台湾长荣医院

孙路路　中华护理学会

弓孟春　南方医科大学

姚　瑶　南方医科大学珠江医院

李　刚　南方医科大学深圳医院

杨　静　中南大学湘雅二医院

王　聪　四川大学华西医院

廖灯彬　四川大学华西医院

姜　艳　中国医科大学附属盛京医院

董雪飞　中国医科大学附属第一医院

王晓莹　中国医科大学航空总医院

王海苹　浙江大学附属第一医院

李　琴　浙江大学附属第一医院

何雪峰　暨南大学附属祈福医院

蒋　玲　南京医科大学附属苏州医院

王　琛　兰州大学第二医院

樊海宁　青海大学附属医院

刘海霞　康复大学

李士保　康复大学

孙　刚　新疆医科大学附属肿瘤医院

孟庆才　新疆自治区中医院

张文一　解放军总医院

冯倩倩　解放军总医院

肖世莉　陆军特色医学中心

黎　宁　陆军军医大学西南医院

李洲朋　陆军军医大学西南医院

刘廷敏　陆军军医大学西南医院

易津名　陆军军医大学西南医院

郎红娟　空军军医大学

周天翔　空军军医大学

赵　英　空军军医大学

张玉维　空军军医大学

王永涛　空军军医大学

王春森　空军军医大学

袁　军　空军特色医学中心

张　聪　空军军医大学西京医院

石秀兵　空军军医大学西京医院

闫　沛　空军军医大学西京医院

王月月　空军军医大学唐都医院

杨思怡　空军军医大学唐都医院

岳宁警　空军军医大学唐都医院

庞晓雯　空军军医大学唐都医院

张　宇　空军军医大学唐都医院

王　瑞　空军军医大学唐都医院

李业博　空军军医大学唐都医院

孔　乾　空军军医大学唐都医院

张　娜　空军军医大学唐都医院

汪　祥　空军军医大学唐都医院

仲月霞　空军军医大学唐都医院

李宏增　空军军医大学唐都医院

江　逊　空军军医大学唐都医院

姜　涛　空军军医大学唐都医院

卢文婧　空军军医大学唐都医院

曹　玮　空军军医大学唐都医院

梁佳赫　空军军医大学唐都医院
朱晓明　空军军医大学口腔医院
王　莉　空军军医大学口腔医院
刘小刚　空军第九八六医院
张小瑞　空军第九八六医院
王俊涛　空军后勤部卫生局
周　斌　东部战区空军医院
贾雪莹　北部战区空军医院
高　鹏　中部战区空军医院
孙贵军　南部战区空军卫生处
亓咏华　空军某基地卫生处
喻佳利　中部战区总医院
陈秉乾　西部战区总医院
刘玮晔　联勤保障部队第九〇三医院
赵艳华　联勤保障部队第九六〇医院
张建波　联勤保障部队第九二八医院
王泽路　陕西省军区保障局
李晓晴　陕西省人民医院
吴红娟　陕西省人民医院
张一力　陕西省肿瘤医院
宋笋华　陕西省肿瘤医院
王　雷　西安市卫生健康委员会
樊华峰　西安市儿童医院
李　荣　西安市儿童医院

秘　书

薛　峰　空军军医大学唐都医院
安钰霖　上海交通大学中国医院发展研究院

前　言

　　随着我国市场经济体制的建立、科学技术的快速发展以及社会各个领域的巨大变革,我国医院发展迎来了前所未有的历史性挑战。适应新的形势,抓住机遇,迎接挑战,是摆在医院管理工作者面前十分重要的课题。当今,我国的医疗体制改革逐步深化,医院分类管理已开始实施,由此对医院管理提出了新的更高的要求。医院迫切需要科学管理理论的指导,需要深入开展医院科学管理的理论研究和实践探索。

　　回顾医改的整个历程,从我国医疗体制改革逐步深化的宏观背景看,经过不断改革,我国医疗卫生事业虽然取得长足的进步,但在改革中也暴露出一些问题。其中医疗卫生资源筹集和分配的不合理现象应引起全社会的重视:医疗卫生领域的高新技术、先进设备和优秀人才基本集中在大城市、大医院;医疗资源结构性的失衡,导致社区和农村没有能力承担起基本的医疗功能;国家财政对医疗投入不足,医疗卫生支出在中央财政支出中的占比较低;政府投入的不足造成公共卫生领域和百姓的基本医疗很难得到有效保障,客观上也导致某些医院过度追求经济效益。

　　目前,我国虽然已建立起较为健全的医疗保障体系,但个人支付医疗负担比例过高而就不起医、看不起病,因病致贫、因病返贫的家庭仍然存在。加之药品和医疗器械生产流通秩序较乱,一方面政府不断降低药价,另一方面百姓的医药支出节节攀升,经营者与消费者之间存在信息不对称,经营者利用自己的信息主导地位诱导消费者的需求,导致过度医疗、多用药、用贵药的现象屡见不鲜。

　　随着改革的进一步深入,医院管理中存在的问题将会日益突出。社会医疗卫生需求的变化迫切要求医院进行管理制度创新、管理经营创新、管理技术创新等方面的研究。现代医学模式已由实验医学时代的生物医学模式向整体医学时代的生物－心理－社会医学模式转变,并由此带来医院功能由单纯的诊断治疗转变为预防保健与诊疗康复并重,进而使医院内服务向医院前和医院后双向延伸。鉴于这些变化,现代医院管理必须适应变革需求,加紧调整服务结构和服务模式,实现医疗资源的优化与重组。

编者

二〇二一年五月

目　录

第一章　医院管理理论

第一节　医院管理理论基础研究

医院管理是管理学的一个分支。医院管理与医学科学密不可分,又与心理学、管理学、社会学、经济学、系统论相联系,并以它们为基础。本章分别论述了心理学、管理学、社会学、经济学、系统论这五大学科的基本原理和核心思想。这些基础理论及前沿论点为医院管理提供了全面的理论支持。

一、医院管理的心理学理论

心理学是研究人和动物心理现象发生、发展和活动规律的一门科学。心理学既研究动物的心理(研究动物心理主要是为了深层次地了解和预测人的心理的发生、发展的规律)也研究人的心理,而以人的心理现象为主要的研究对象。总而言之,心理学是研究心理现象和心理规律的科学。

在医院管理过程中要注重职工的心理管理。医护人员存在着"需要层次论"中提到的五种需要。在现实管理过程中,要避免挫伤职工的积极性,要经常性关注职工缺乏成长与发展机会、职工本位主义和抵触情绪严重等情况。因此,医院领导者在实施管理的过程当中应当加强对职工高层次需要(尊重需要和自我实现需要)的重视,通过建立良好的竞争机制、实施合理的奖惩措施等手段,满足职工的高层次需求。要注重医患关系的管理,而在处理这些关系时,需要以心理学的相关理论为基准,及时发现问题,灵活地解决问题。医院是一个服务机构,医院的目标客户群是病人,根据人本主义心理学理论观点,病人除了具有一般人所共有的多种心理需要外,作为一个受疾病困扰的特殊群体,他们在满足各种需要的重要性和迫切性上有不同于正常人的情况。医院管理者要注重医护人员从人本主义心理学理论的角度来考虑病人的心理和情绪变化,致力于和病人建立良好的医患关系,在一个宽松的环境下进行疾病的诊疗。

(一)精神分析心理学中的人格理论

精神分析学派可分为早期的经典精神分析学派和后期的社会文化学派。早期的经典精神分析学派主要是指弗洛伊德的精神分析学说,以弗洛伊德的人格理论为核心。弗洛伊德的人格理论主要包括人格结构、人格动力及人格发展三个部分。关于人格结构,弗洛伊德早期把人格划分为"潜意识""前意识"和"意识",而潜意识被认为在三者当中最重要,是人的精神的动力来源,处于心理深层,主要包括各种本能冲动和被压抑的心理活动两个方面。弗洛伊德在后期所著的《自我与本我》一书中对之前的理论做了修正,提出了本我、自我和超我的三层分析人格结构:①本我是生物的"我",依据本能而行动;②自我是现实的"我",依据现实的要求而行动;③超我是理想的"我",依照原则和理想而行动。在人格动力方面,弗洛伊德认为驱动人行动的心理能量都来自本能,一个人做什么或不做什么主要取决于本能在人格结构中的配置和流动。本能在人格三大系统中的分布和转移形成了人格的动力系统。关于人格发现,弗洛伊德认为所有个体的人格发展都源于童年的经验,特别是心理性欲发展的经验。

(二)人本心理学中的需求层次理论

人本主义心理学在20世纪五六十年代兴起,以马斯洛(A. H. Maslow)、罗杰斯(Carlrugers)等人为代表,并称为"心理学的第三大势力"。

人本主义心理学派强调人的潜能和价值,认为人生来具有向上向善的一面,有追求自我价值实现的共同趋向。按马斯洛的观点,个体成长发展的内在力量是动机,而动机由多种不同性质的需要组成。

美国心理学家马斯洛于20世纪40年代提出需要层次理论。他把人的需要从低到高分为5个层次,即生理需要、安全需要、爱与归属需要、尊重需要和自我实现需要。五种需要是逐渐递进的关系,只有满足了低层次的需要,高层次的需要才会显现。每一层次的需要及其满足的程度将决定个人人格的发展水平。马斯洛认为,要想最大限度地激发人的心理动力去努力工作,提高工作效率,就必须采取适当的管理措施去满足人的不同层次的需求。在心理学上,需要层次论是解释人格发展的重要理论,也是解释动机变化的重要理论。

(三)认知心理学中的认知资源利用理论

认知心理学有广义和狭义之分。广义的认知心理学不仅指信息加工心理学,还包括以认知过程为主要研究对象的各种心理学流派和理论,如格式塔学派、皮亚杰的认知发展理论等。狭义的认知心理学专指信息加工心理学,又称现代认知心理学。

目前最具有代表性的是费德勒(Fisldler)提出的认知资源利用理论:决定领导成效的关键与其说是领导者个人的智力和才能,不如说是使认知资源得以利用的条件。在组织变革中,管理决策因素显得尤为重要,因为组织结构调整总是在一定的风险情境下进行的。目前,在个体研究水平上比较注重决策和判断中所采取的认知策略与判断决策问题,在组织研究水平上比较注重不同背景下的决策模式、权力结构、参与体制(尤其是决策技能的开发和利用)。

(四)行为主义心理学中的社会学习理论

新的行为主义心理学以班杜拉(Albert Bandura)提出的社会学习理论为代表。社会学习理论一方面将行为主义拓展到了社会行为领域,主要关心社会行为的习得过程;另一方面提出了一整套不同于传统行为主义的新的概念。班杜拉用实验法研究儿童的观察性学习,即在控制条件下,让儿童观察别人(主要为成人榜样)的行为,然后教导他在类似情境中模仿榜样的行为。他认为人类许多复杂的社会行为都是通过对榜样行为的观察模仿而习得的。通过这种方式习得的行为不是通过外来强化而是通过内部强化而得以巩固和加强的。班杜拉的社会学习理论说明了观察学习的重要性及其机制,这对于医院组织管理中如何利用榜样的力量来引导和鼓励正确行为具有启示意义。榜样的作用还表现在员工培训过程中,如可以为受训者提供明确的榜样供其效仿,消除不当观念和行为,促进学习效果。

(五)群体动力理论

群体动力理论的创始人是德国心理学家勒温(Kurt Lewin)。勒温用物理学的向量、拓扑心理学、生活空间、动力场等概念和场论来阐述他的理论,因此,群体动力理论又称为"场"理论。勒温把外界环境因素看成外在的心理力场,把人未获得满足的需要看作内部力场,人的行为动向取决于内部力场与环境力场的相互作用,但主要决定因素是内部力场。根据"场"理论,勒温提出了著名的行为公式:$B = f(P \cdot E)$,其中,"B"表示行为,"P"表示个体,"E"表示环境。公式表明,个体行为是个体内部力场与所处环境力场的函数。后来,勒温把他对个体行为的观点应用于群体行为研究,提出了群体动力概念,意指群体构成要素相互作用的合力及其活动的方向。勒温认为,影响群体活动方向的因素是群体内部力场和环境力场的相互作用。勒温的群体动力理论对管理心理学的创立与发展有很大的影响,是现代管理心理学理论体系中群体心理研究的重要依据之一。

二、医院管理的管理学理论

管理是一种社会现象和文化现象,管理是人类社会实践的产物,是人类社会实践的组织方式。管理的任务是有效地实现人类活动的社会协作,通过最佳的协作方式和最优的组织结构保证在实现目标的过程中做出最小的支出,使人力、物力和财力都能发挥出最大效应。管理是一个体系,是管理者、被管理者、相应的物质载体,以及管理手段、技术和方法构成的组织系统。管理是一个过程,是管理者与被管理者共同实现他们的既定目标的活动过程。管理的最主要内容是处理人际关系。人类的管理活动走过了从艺术到科学的阶段,进入科学与艺术相统一的阶段。管理学是系统研究管理活动的基本规律和一般方法的科学,是一门综合性的交叉学科。管理学是适应现代社会化大生产的需要产生的,它的目的是研究在现有的条件下,如何通过合理地组织和配置人、财、物等因素,提高生产力的水平。管理的职能包括计划、组织、指挥、协调、控制,上述职能相互联系、相互制约,以保证管理工作的顺利进行和组织目标的完满实现。

现代化的医院管理不再是经验管理,而是科学管理。因此,在医院管理的过程中,应该运用相关的管理理论和手段,对人、财、物、信息、时间、文化等资源,进行计划、组织、协调和控制,优化医院的资源配置,使医院经营管理取得最佳的综合效益。

(一)经典战略理论

钱德勒基于环境-战略-组织之间相互关系的战略思想奠定了企业战略理论研究的基石。他认为,企业只能在一定的客观环境下才能生存和发展。因此,企业应在对环境进行分析的基础上制订相应的目标与战略。组织结构必须适应企业的战略,跟随战略变化而变化。以安德鲁为代表的战略理论称为战略设计理论,主张企业战略就是使企业自身与所遇机会相适应,强调企业与环境之间的关系,将企业的战略分为战略制订与战略实施两个过程。安德鲁确定了战略分析的SWOT(优势、劣势、机遇、威胁)模型,主张企业应从SWOT分析的基础上制订企业的发展战略。以安索夫为主要代表的战略计划理论认为,战略构造应是一个有控制、有意识的正式计划过程,战略行为是对其环境的适应过程及由此而导致的企业内部调整的过程,企业战略的出发点是追求自身的生存发展,其主要思想包括战略四要素(产品市场、增长导向、竞争优势、协同效应)、战略决策框架(战略性决策、结构性决策、系统性决策)、安索夫矩阵(市场渗透、市场开发、产品开发、多元化)。

(二)科学管理理论

科学管理阶段的主要特点是资本家与经营管理人员分离,出现了专业经理制,是管理向科学化、标准化发展而形成的理论。这个阶段的主要代表人物有美国的泰勒(F. W. Taylor,1856—1915)和法国的法约尔(H. Fayol,1841—1925)等人。他们主要研究解决生产组织方法科学化、生产程序标准化、提高生产效率等方面的问题。

用科学管理代替传统管理、创立科学管理理论的是美国的泰勒,西方称他为"科学管理之父"。他于1911年出版了《科学管理原理》一书,提出了"泰勒制",其主要包括标准化管理制度、定额管理制度、流水作业法及差别计件工资制。泰勒认为"一切管理问题都可以而且应当用科学的方法加以解决"。他提出的公式"最小的劳动取得最大的产值"是其科学管理理论的核心。泰勒的科学原理管理为管理科学的发展奠定了基础,是现代管理理论的主要组成部分。但是,泰勒的管理理论有两个明显的缺陷:一是忽视了管理组织的作用;二是忽略了人的能动作用。法国的法约尔注重管理层和全企业的管理以及对管理组织、管理职能和管理过程的系统化研究,他的理论弥补了泰勒的不足,对科学管理做出了重要的贡献。

科学管理的思想原理,也是早期科研管理、医院管理的理论基础依据。在 21 世纪初,美国医院开始引进科学管理的思想方法,对医院管理有较大的影响。当前,科学管理的科学化、系统化、标准化在一个较长的时期内应是我国医院管理的重要内容。

(三)现代管理科学理论

现代管理科学理论的代表人物是西蒙(H. A. Wimon)。他认为管理主要不是作业,而是决策。他提出"管理就是决策",决策是管理的关键。

现代管理科学的特点是尽可能大量地引用科学技术的最新成就。管理科学大致包括以下概念、方法和应用范围(如数理规划、排队论、库存论、生产计划、控制、质量控制、决策论、模拟学、网络分析以及管理信息系统等)。管理科学的另一个特点是重视人的作用和人才的研究,人的因素被看得非常重要,由此产生了"行为科学"。早期的行为科学学说是美国哈佛大学心理学教授迈约(G. E. Mayo,1880—1949)在 20 世纪 30 年代提出的。他认为生产不仅受到物理和生理因素的影响,而且受到社会、心理因素的影响。人的工作效率是能力和刺激的函数,是根据能力、工作时间、工作热情来决定的。行为科学的产生,给管理理论带来了翻天覆地的变化。过去管理是以事物为中心,现在提出以人为中心的管理思想,强调引导、激发人们的积极性,使之纳入企业需要的轨道。

现代管理科学中的系统思想和方法、信息思想和方法等理念与方法,已开始被医院管理引用。医院管理与现代管理的结合,也是必然的发展趋势。

(四)管理创新理论

1. 熊彼特的管理创新理论

约瑟夫·熊彼特于 1912 年出版了《经济发展理论》。他在书中首先给出了创新的含义,并将创新这个概念纳入经济发展之中,论证创新在经济发展过程中的重大作用。熊彼特认为,创新是生产手段的新组合,"生产意味着把我们所能支配的原材料和力量组合起来"。熊彼特的创新概念首先指采用一种新的产品,而不是指开发一个新产品,这是非常重要的,因为开发一个新产品属于技术创新,而采用一种新产品实则含有向消费者推销一种他们尚不熟悉产品的方式、方法的运用过程。熊彼特所指出的必须用一种新的生产方法,完全可以理解为必须用一种对组织内资源进行有效配置的新方式、新方法。开辟新市场、控制原材料或半制成品的一种新的供应来源,实现任何一种工业的新的组织,可被看作管理顺应环境变化以实现组织目标必须要考虑的问题和必须从事的活动。因此,熊彼特所指的创新概念的五个方面,虽然本意是要说明它们在经济发展中的功效,但实质上是含有了创造全新的资源配置方式、方法的内在含义。事实上,如果从创新角度来考察经济发展过程的话,整个经济的发展过程无非是借助不断的技术创新和观念创新促进和推动新的资源配置方式、方法不断产生,进一步提高资源配置效率,使资源配置逐步由"次优"向"帕累托最优"过渡。从这个意义上看,熊彼特的经济发展理论,其实是论述新的资源配置方式对经济发展的推动。因此,管理就是进行资源有效配置的活动。

2. 科斯及其拥护者的管理创新理论

罗纳德·科斯(R. H. Coase)于1937年发表了一篇被认为是新制度经济学的奠基之作的论文——《论企业的性质》。在这篇论文中,科斯提出了"交易成本"的概念。科斯认为市场交易是有成本的,这一成本叫作交易费用。企业组织的产生和存在是为了节约交易费用,即用费用较低的企业内交易替代费用较高的市场交易。这里,科斯实际上是在解释企业这种组织产生的客观原因。科斯的"交易费用"概念为我们提供了观察组织产生、发展及创新的新视角,而这正是传统经济学与传统管理学所不具备的视野。按照科斯的理论,可以说企业形成的原因在于它能在组织管理的协调下,使交易从市场转到企业内部,使其资源配置过程通过权威和行政命令来完成,从而避免许多交易活动的不确定性,节省交易费用,并使企业形成一定规模,具有规模效益。但事实上内部化的交易也会产生一系列的费用,即需要权威和行政命令进行管理的成本(包括协调成本、监督成本、组织成本等);而且企业规模越大,按传统分工理论而设置的内部层级就越多,信息传递也就越容易失真和歪曲,使得管理成本上升、管理效率不断下降,生产经营效益也将随之下降。管理创新的目的就是对管理的决策职能、协调职能、组织职能等,以及管理手段方法、管理体制和经营管理者本身进行一系列不断的创新,以适合企业实际的组织规模和生产经营活动,使各生产要素互相匹配,从而最大限度地降低管理成本、提高管理效率,并优化配置。

小艾尔弗雷德·钱德勒(A. D. Chandler)在其所著的《看得见的手——美国企业的管理革命》中提出"企业组织的创新与发展是管理革命、管理创新的一部分",他指出:"因为新的大量生产(指在较长的时间内接连不断地重复制造品种相同的产品生产),工业成了资本密集型的产业,引起固定成本的增加的同时,充分利用机器、工人和管理人员成为迫切需求。这些大公司的活动已不仅限于协调生产过程中材料的流动,他们所管理的是从原料供应者开始,经由所有的生产和分配过程,一直到达零售商或最终消费者的整个过程。""现代工业企业——今日大型公司的原型——是把大量生产过程和分配过程结合于一个单一的公司之内形成的,美国工业界最早的一批'大公司',就是那些把大经销商所创造的分配组织形式同被发展起来以管理新的大量生产过程的工厂组织形式联合起来的公司,这些活动和它们之间的交易的内部化降低了交易成本和信息成本。"大公司出现之后,管理的复杂化程度提高,从而导致了经理阶层的职业化和多层式管理方式的形成,而这就是人类历史上最伟大的一次管理创新。

3. 管理创新理论的当代发展

保罗·罗默(Paulo Romer)认为：管理创新是在创造和掌握新的管理知识的基础上，主动适应本组织外部环境，提高组织整体效能，推动生产要素在质和量上发生新的变化和新的组合过程。因而，管理创新应包括以下几方面的内容：①提出一种新的运行思路并加以有效实施；②创设一种新的组织机构，并使之有效运转；③发明或引进了一项新的技术，并使之付诸实践；④创立或引进一项新的制度；⑤设计一种新的管理方式。管理创新包含了思路创新、组织创新、技术创新、制度创新、管理方式创新等诸方面的创新，诸方面彼此之间紧密联系。

4. 国内管理创新理论的研究

从国内的研究来看，芮明杰教授于1994年在其出版的著作《超越一流的智慧——现代企业管理的创新》中最早提出管理创新概念。芮明杰教授认为：首先，管理创新不是组织创新在企业经营层次上的辐射，与之相反，组织创新不过是管理创新的一部分，因为静态的组织只是帮助资源有效配置的形式，动态的组织应该是将资源进行结合和安置，这些都是管理的功能之一。其次，企业引入新的管理方式、方法可以推动资源实现更有效的配置，然而这并不是唯一的，因此管理创新不是简单的组织引入新的更有效的管理方式、方法，还应该包含其他内容(例如组织形式的变革就可以帮助资源实现更有效的配置)。再次，把降低交易费用作为管理创新的目标是不妥的，因为资源的有效配置的目的是在一定的交易费用和生产成本基础上实现更多的符合社会需求的产出，获得更好的经济效益。

三、医院管理的社会学理论

社会学是从社会整体出发，通过社会关系和社会行为来研究社会的结构、功能、发生、发展规律的综合性学科。社会学从过去主要研究人类社会的起源、组织、风俗习惯的人类学，发展为以研究现代社会的发展和社会中的组织性或者团体性行为的学科。在社会学中，人不是作为个体，而是作为一个社会组织、群体或机构的成员存在。一些互为联系的人，出于某种需要，总是时隐时现地存在于一个限制或有利于社会活动的社会环境——社会学的研究对象之中。适宜于社会学对象研究的方法是分析的或诠释的方法。诠释的方法基本上是社会学所特有的。但它不是科学唯一的方法，因其无法做出最后结论。德国社会学家狄尔泰、李凯尔特、M. 韦伯认为，最理想的社会学方法是理解的方法，因为社会学是一门关于人类的科学，它研究的对象不是事物，而是事物的主体，也就是人。迪尔凯姆认为，不应该把社会现象作为事物来观察和处理，而应该以一种公正的态度正视它们，更恰当地理解它们。

(一)赫克特的群体团结理论

赫克特(Michael Hechter)的群体团结理论(theory of group solidarity)是理性选择理论

的延续和发展,这一理论力图解释理性的、资源占有最大化的行动者如何创造并维持群体的规范结构。赫克特提出了效用假设。他的基本观点是:个人表现出偏好或效用的等级,寻求这些效用的最大化。赫克特认为,大部分文化与社会结构的理论仅仅是假设社会文化理论是存在的,但是并没有解释文化如何及什么时候出现。

(二)吉登斯的结构化理论

吉登斯认为,结构可以概括化为行动者在跨越"空间"和"时间"的"互动情境中"利用的规则和资源。正是通过使用这些规则和资源,行动者在空间和时间中维持和再生产了结构。吉登斯视规则和资源为"可转化"和"中介性的"。其用意在于指明规则和资源可以被转变成多种不同的模式和集合。资源能以不同的形式被动员起来,通过不同形式和程度的权力运作来操作行动与实现结果;规则能产生出不同的方法和常规的结合,来指导人们的沟通、互动和相互之间的适应。规则和资源的中介性体现在它们都是社会关系的纽带,都是行动者在时间和空间跨度中创造、维持和转化关系的源泉。由于规则和资源具有内在的可转变性,因而能在时间和空间中使许多不同的社会关系模式联系在一起。

(三)社会分层理论

社会分层是按照一定的标准将人口区分为高低不同的等级序列,表现为人与人之间、集团与集团之间高低有序的若干等级层次和不平等状况,它是一个社会群体概念。社会分层理论认为人总是归属于一定的阶层,无论本人是否意识到。

古希腊哲学家柏拉图和亚里士多德的许多著作中,有关社会分层的论述随处可见。柏拉图认为哲学家、武士、农人与工匠等级不同,各就其位分别履行各自的职责,从而构成合理的社会结构。柏拉图还认为,阶级之间还要保持一定程度的流动,即如果统治者的子女不适合做统治者,就应该降为被统治者,而被统治者的后代如果出现了适合做统治者的优秀分子,就应该提升为统治者,这就是他的"阶级转换说"。亚里士多德认为,社会是自然生成的东西,而不是意志或契约的产物,主奴之分完全决定于人的天赋与秉性,主人富于统治才能,奴隶富于顺从的天性,主奴关系是自然命定的秩序,不能改变。虽然关于社会分层的理论可以追溯到古希腊的哲学时代,但系统的社会分层理论探讨却开始于19世纪的马克思。马克思认为社会分层是以阶级为基础的,即社会分层是指社会上占主导地位的两大对抗力量形成的利益根本对立的阶级,是对社会结构的一种横向划分。韦伯则是从阶层的角度对社会结构进行一种纵向划分,他认为决定社会成员地位特征的因素是多种多样的,如财富、权力、职业、教育、家庭、宗教等,由于各种地位特征因素的重要性不同,人们占有程度也不同,社会成员对这些地位的认同不一样,因此便形成了所谓的社会阶层。

四、医院管理的经济学理论

微观经济学是通过研究微观经济主体消费者、生产者的行为来考察稀缺资源有效配置的经济学。以门格尔、瓦尔拉和杰文斯把边际分析方法引入经济学领域为标志的"边际革命",奠定了微观经济学的基础。作为英国剑桥学派的创始人和新古典经济理论集大成者的马歇尔,其《经济学原理》一书的出版,则标志着传统微观经济学的研究已达到高潮。21世纪以来,微观经济学在突破传统经济理论假设前提的同时,实现了对传统经济学在经济思想和经济分析工具两方面的全面创新。

传统微观经济理论用边际分析方法分析消费者和生产者的行为,得出许多有益的结论。由于传统微观经济理论赖以生存的经济现实是自由竞争的市场经济,因此,无论是对消费者行为还是对生产者行为的分析,无论是对厂商均衡的考察还是对市场均衡的考察,传统微观经济理论均是以下述三个公理性假设作为其理论前提的:①自由市场经济是完善的经济体制,价格机制能自发实现资源的有效配置;②信息是完全的,微观经济主体能确切地知道与自身经济行为相关的所有市场信息;③微观经济主体均是具有完全理性的经济人,总会在一定资源约束之下,追求其最大化的满足。

微观经济学的基本原则就是以最小的代价取得最大的效益,这是人类一切谋生活动的经济原则。微观经济学作为经济学的一个重要组成部分,它在医院经济管理的实践工作中有着特殊的作用和影响。经济学意义上的医疗资源是指在医疗服务领域所涉及的稀缺资源,广义上讲是人类开展医疗活动所使用的社会资源,狭义上讲是指社会在提供医疗服务的过程中占用或消耗的各种生产要素(人、财、物、技术、信息)的总称。医疗资源的基本形式有医疗人力资源、医疗物力资源、医疗财力资源、医疗技术资源、医疗信息资源,包括医疗人力、经费、设施装备、药品、信息、医学知识、医疗技术。医疗经济学传统的研究就是围绕医疗资源配置的合理性、公平性进行探讨,更多的是偏重于医疗人力资源、医疗经费资源、设施设备等硬件资源的研究,而对于信息、医学知识、医疗经济能力等资源缺乏足够的重视。事实上,权力、受教育程度、职业、社会声望、医疗保障的制度性安排、福利待遇以及家庭背景、涉医社会关系、涉医社会支持甚至健康的生活方式等都是在人们医疗过程中有重要影响和价值的因素。当人类跨入21世纪门槛之时,我国的医院也面临着市场经济、知识经济和全球化的挑战,医院作为新世纪的社会先导产业,预示着我国的医院管理也将逐步进入以病人满意度、忠诚度和医院知名度、美誉度为中心的声誉管理阶段。

(一)新古典经济学的生产理论

新古典经济学家是以边际效用理论为基础建立其生产理论体系的。他们强调:生产理论与消费理论实质上是统一的,并赋予了生产理论很强的主观性。马歇尔认为:"需要是基于获得商品的欲望,而供给主要是决定于克服不愿遭受'负商品'的心理"。这说明马歇尔在论述供给时,置供给与需要于相类比的前提下,认为供给受克服"负商品"心理的影响(所谓"负商品",马歇尔认为得到商品是一种满足,而生产商品就得付出牺牲,是一种"负满足",因而把负满足的对象称为"负商品")。新古典经济学生产理论可以说是在消费理论的基础上加以适当改造而成的,作为主观心理现象的边际效用或稀少性,也成为生产理论的理论基础。

生产理论是建立在边际报酬递减法则基础之上的。收益递减法则可以十分简要地陈述为:假定其他生产性要素的投入保持不变,当一种投入的同等增加量增加到超过某一点时,产量的增长将会随之而减少,即边际产量将会减少。为了精确地阐述边际报酬递减法则在生产理论中的作用,新古典经济学家对这一法则做了四点补充规定:①边际报酬递减法则是生产经验的概括,而不是从物理学法则或生物学法则中演绎出来的;②假设其他各种投入的数量保持不变,当所有的投入都是可变时,就会产生规模经济问题,而不会出现边际报酬递减的现象;③技术知识状况是不变的,如果技术状况发生了变化,某种投入品增加对产量的影响就无法单独确定,边际报酬递减现象因技术知识状况的变化而难以做出判断;④各种投入品结合的比例是可变的,根据边际报酬递减法则,当进行生产投入品替代时,替代的生产投入品数量逐步增加,其边际生产力随着下降,被替代投入的数量逐步减少,其边际生产力随之提高。所以,后来的新古典经济学家(如希克斯、萨缪尔森)指出,生产理论的均衡条件是:生产要素价格 = 边际产品价值,当边际产品递减时,平均产品也随之递减。

(二)销售最大化理论

在传统的"利润最大化厂商模型"中,厂商都追求单一的利润化目标。在这种模型中,厂商被假定为一个单纯的经济人,其目标与厂商规模、所有制及组织形式无关。然而,经济实际表明厂商并没有实现利润最大化,或者说,其行为方式并不能使它们实现利润最大化。于是,结合企业运行实际,现代厂商理论引入了许多非利润最大化目标的厂商模型。经济学家威廉·鲍莫尔根据他与一家商业咨询公司合作的经验,提出了著名的"销售最大化模型",分析了市场经济条件下典型寡头垄断者的目标,并指出当利润目标和销量发生冲突时,企业家总是优先考虑增加销售量。经济学家彭罗斯和马里斯则提出了适合于公司经济的"增长最大化模型",认为企业经理的目标是追求"增长的最大化"。另一个广泛引用的非利润最大化模型则是威廉姆森的"效用最大化模型",该模型把经理的效用看成是职工人数、报酬和可自由处置的利润的函数,并假定经理以"效用最大化"为其行为目标。

上述"最大化厂商模型"虽然对传统理论中的"利润最大化目标"进行了修正,但仍然不能突破企业内部有效性的假定。与传统理论一样,它们仍然把企业视为一个黑箱,把企业简化为一个投入产出的转换器。而"非最大化厂商理论"的发展正好弥补了这方面的缺陷,它们不仅深入到企业内部,考察内部组织效率问题,而且还对"个人理性假定"提出了怀疑和修正。经济学家西蒙认为人们并非总是寻求最优的决策,而只是在"有限理性"中追求合理性。据此论断形成的"有限理性论"在微观经济学中引发了一场革命。与西蒙同样伟大的经济学家哈维·莱本斯坦提出的"效率理论",不仅注意到在"两权分离"情况下经理人员对所有者利润目标的偏离,而且注意到组织内其他成员的动机和行为对组织效率的影响。其理论假设和结论更贴切,更实证地反映了实际的厂商行为,是对传统厂商理论的重大突破。

(三)效用理论

在新古典经济学早期文献中,效用的外延比较宽泛,既可描述物质财富,也可描述名誉、尊严、道德等精神财富,这是一种广义的效用方式。在现代经济学文献中,效用的含义日趋狭窄,仅用来描述商品与劳务的消费,这是一种狭义的效用方式。1992 年诺贝尔经济学奖得主贝克尔(Becker,1976)通过"扩展的效用函数"把经济学的方法用于整个人类行为的分析,表现出一种明显的、向广义效用方式回归的倾向。1996 年诺贝尔奖获得者莫里斯(Jame Mirrlees),在 1971 年探讨最优所得税的开拓性文章《最优所得税理论探讨》中,不但采用了基数效用,而且使用了人际可比效用与效用主义的社会福利函数,即社会福利为个人效用的总和。

"边际效用理论"是以"基数效用论"为基础的,而希克斯等人对效用可以计量的假设提出了质疑,建立了"序数效用论"。但效用的"排序"只是就同一主体而言,如果要对不同主体间的效用进行比较,经济学家就不得不重新考虑效用的"基数"性质。1994 年诺贝尔经济学奖获得者海撒尼(1997)对"知情偏好"的研究、1998 年诺贝尔经济学奖得主阿马蒂亚·森(1980)对"复合效用"的研究,以及黄有光(1996)对"偏好强度"的研究,都表现出一种明显的、向"基数效用论"回归的倾向。

在早期的效用理论中,偏好与效用是与个人经验直接相关的范畴,但在"显示偏好理论"中,偏好与效用却被演绎成了纯粹的数学公理,完全失去了经验基础。20 世纪 90 年代以后效用理论的最新进展表明,以美国西安大略大学 J. Robson(1996)和美国乔治梅森大学 Zywick(2001)为代表的西方经济学家已经开始从生物学、生理学、心理学和演进博弈论的层面来考察偏好与效用,表现出一种明显的、向经验主义回归的倾向。

(四)声誉交易理论

声誉交易理论的前提是将经济主体的声誉看成一种资产。在产业组织文献中,这种思想可以追溯到 Macaulay(1963)以及 Klein 和 Lefler(1981),他们认识到企业与顾客的重复交易中声誉的重要性,如果企业未能履行合约,企业就可能损失一部分顾客,这样企业声誉的价值就等于未来交易的损失减去背信合约所得到的短期收益,这种观点已被正式化,成为无限次重复博弈的触动策略均衡。在这种均衡中,参与人声誉的价值就是与触发战略相联系的支付总和与一次性博弈占优战略支付之差。如果博弈重复无限次并且每一个都有足够的耐心(贴现因子足够大),帕累托最优的合作就可以成为每一次博弈的均衡结果。那么,从获得长期利益的角度出发,参与人都有积极性为自己建立一个乐于合作的声誉,同时也有积极性惩罚对方的机会主义行为。

Kreps(1990)研究了"声誉怎样才能够成为一种可交易的资产"。他认为声誉是长期生存的无形资本,"企业是声誉承担者"。与 Kreps 的观点相似,Tadelis(1998)认为声誉是企业的一项重要的无形资产,但它附属于企业的名称并由其展现。在 Tadelis 的模型中,企业唯一的资产是与企业声誉相联系的企业的名称,对企业名称的交易就等同于企业声誉的交易。基于"产权的变动不可观测、产权的变动是企业声誉价值源泉"的假设,Tadelis 用一个纯的逆向选择模型研究了附属于企业名称的声誉如何传递有关企业及其所有者的信息。由于声誉的可交易性,并且不同类型的企业将从声誉的交易中获得不同的利益,Tadelis 明确了两种声誉效应:"声誉的维持效应"和"声誉的建立效应"。一般而言,好的企业更倾向于维持好的声誉。好的企业能够通过维持好的声誉而长期获利,这反过来又激励了他们愿意为好的声誉支付更多的费用。

五、医院管理的系统理论

系统理论认为系统及其子系统,都是由人、财、物、时间和信息等要素组成的,并具有特定功能,形成相互作用、相互制约、相互依存的联动关系。因此,医院的各级管理者都应高度重视医院系统管理,使之始终保持各要素间的协调联动,这样才能有效地抑止"熵"增而导致要素间无序状态的发生;要把医院系统和子系统各层次的要素,融会贯通于"优质高效低耗管理模式"的运作中,高度协调和充分发挥各要素间的联动效应。医院管理要向更高层次推进,各级管理者都应牢固确立要素协调观点,以人为本,全方位实施全面、全程、全员的人本管理责任,切实加强对人、财、物、时间和信息等要素的规范化、标准化和法制化管理,这样才能更好地发挥各要素间的协调联动作用。

(一)系统与系统思想

系统是由若干要素(部分)组成的。这些要素可能是一些个体,也可能其本身就是一个系统(或称为子系统)。系统要素之间相互联系、相互制约。系统内部各要素之间相对稳定的联系方式、组织秩序及失控关系的内在表现形式,就是系统的结构。系统的功能是指系统与外部环境相互联系和相互作用中表现出来的性质、能力和功能。

系统论是研究系统的一般模式、结构和规律的学问。它研究各种系统的共同特征,用数学方法定量地描述其功能,寻求并确立适用于一切系统的原理、原则和数学模型,是具有逻辑和数学性质的一门新兴的科学。系统论认为,开放性、动态平衡性、超前变革性、协同性等是所有系统共同的基本特征。

系统论的基本思想方法,就是把所研究和处理的对象,当作一个系统,分析系统的结构和功能,研究系统、要素、环境三者的相互关系和变动的规律性,并以优化系统的观点看问题。系统论的任务,不仅在于认识系统的特点和规律,更重要的还在于利用这些特点和规律去控制、管理、改造或创造系统,使它的存在与发展合乎人的目的需要。

(二)耗散结构思想

耗散结构是一个远离平衡状态的开放系统(可以是力学的、化学的、生物的、社会的、经济的)。在外界条件变化达到某一特定阈值时,量变可能引起质变,系统通过不断地与外界交换物质、能量和信息,自动产生一种自组织现象,组成系统的各子系统进而形成一种非线性相互作用,从而可以从原来的无序状态转变为一种时间、空间、功能的有序结构,这种非平衡态下的新的有序结构称为耗散结构。系统的这种耗散结构因为与外界交换物质、能量和信息,是一种非平衡动态的稳定有序结构。

耗散结构理论认为,一般开放系统总是处于平衡态和远离平衡态之间,称为近平衡态。近平衡态系统有三种选择。①趋向"死寂"的平衡状态,即静止状态:按熵增加原理,当系统达到平衡状态时,熵值趋向最大值,最后走向无序混乱状态,只能形成"死"的有序结构,并遭到淘汰;②保持近平衡状态:由于它是开放系统,能不断地与环境交换物质、能量和信息,并能提供维持有序的负熵流,但不足以打破输入该结构的一种线性关系,涨落总是被系统自身阻尼掉,系统内部由不可逆过程引起的熵增加正好被通过该种状态的负熵流所抵消,使系统的总熵基本保持不变,系统的微观结构维持着低水平的有序;③远离平衡状态:开放系统处于远离平衡态时,系统与环境交换大量的物质与大量的能量和信息,交换越频繁,则负熵流越大,系统内熵的产生和增加逐渐减小到最低限度,当外界条件变化达到某一特定阈值时,涨落有可能发生突变,即非平衡相变。

耗散结构是一种远离平衡态的有序结构,它的形成和维持必须具备以下三个条件:①系统必须是开放的,能与周围环境进行能量、物质和信息交换;②远离平衡态,在平衡态或近平衡态不能发生突变,使系统从无序走向有序;③是不稳定的非线性系统。

(三)系统动力学理论

系统动力学对于系统的认识,继承了系统论对于系统的观点。系统论认为,系统由子系统组成(系统可分解),各子系统之间存在相互作用。这种相互作用决定了系统的发展,即系统结构决定系统行为。任何复杂系统,都可以分解为多个一阶反馈系统。

系统动力学认为一阶反馈回路是构成系统的基本结构。一个复杂系统则是由这些相互作用的反馈回路组成的。

系统动力学建模与模拟过程可分为五个步骤:①用系统动力学的理论、原理和方法对研究对象进行系统分析;②进行系统的结构分析,划分系统层次与子块,确定总体的与局部的反馈机制;③建立数学的、规范的模型;④以系统动力学理论为指导,借助模型进行模拟与政策分析,可进一步剖析系统得到更多的信息,发现新的问题后反过来再修改模型;⑤检验评估模型。

系统动力学的规范模型与其他类型的模型一样,只是实际系统的简化与代表。换言之,一个模型只是实际系统的一个断面或侧面。在一定意义上说,若从不同角度对同一实际系统进行建模,就可以得到系统许多不同的断面,也就可能更加全面、深刻地认识系统,寻找出更好的解决问题的途径。因此,不存在终极的系统动力学模型,任何模型都只是在满足预定要求的条件下的相对成果,模型应随研究问题的深入而演进。

第二节　医院管理理论框架研究

医院管理是指医院管理者在不断变化的外部环境下,为保证医院医疗活动有效进行,合理配置医院内部资源,协调医院员工人际关系,使得医院全员获得高昂士气和成就感,借助协作效率与协作效用实现医院的既定目标,而运用一定的管理职能和手段对医院的医疗和管理等进行计划、组织、指挥、协调和控制的活动过程。医院管理是在系统论、心理学、管理学、社会学、经济学等理论分析的基础上建立的医院管理理论框架,其核心是明晰医院管理系统的基本思想、运行保证、运行前提、运行机制、运行环境和系统特性等基本内容。

医院管理系统以管理科学化为主要内容,不只局限于实际操作的医疗技术管理,还扩展到对整个医疗服务过程的全程管理,注重分层次的多元化管理;医院管理系统以全员为主要行为主体,加强人力资本管理,将全面的薪资体系作为系统的"润滑剂",实现人员与医院之间全面和谐发展;医院管理系统以创新为实现途径,既坚持医疗技术的创新,还兼顾管理模式的创新。医疗技术的发展不断促进医院管理观念、管理方法和管理组织机构不断发展,而创新型管理观念培养、方法实施与组织构建反过来极大地促进医疗技术创新,两者之间相辅相成、相互促进,而促进它们之间良性循环发展的是医院管理系统的重要目标。医院管理系统以系统协调化为发展方向,不断地扩大开放,深化内涵,增强系统内部的物质能量及扩大系统与外界物质能量的交换,以保证系统由平衡状态走向动态平衡状态。

一、医院管理系统的基本思想

(一)以科学化管理为主要内容

科学管理就是通过对医疗服务过程的合理设计、实施,使医疗服务中的各种资源最大限度地得到合理利用,从而达到降低医疗成本的目的。科学的管理可使医院的资源(包括人、财、物和信息)得到科学准确的反馈,实现资源配置达到帕累托最优之目标,进而为持续发展提供可靠依据,制订出切实可行的措施与方案,使医院管理形成螺旋向上发展的良性循环轨道。

科学的管理可使医院在人、财、物、信息等资源方面达到最合理配置,从而使医院的科研水平、技术优势得到较大的提高,使医院随着医疗市场的变化,获得较大的社会效益与经济效益,从而更好地为广大人民群众提供更优质的医疗服务。

(二)以全员为主要行为主体

医院管理系统的行为主体是直接参与到医院内各个部门、各个科室医疗服务中的各层次的全体员工,他们是医疗服务产品的提供者,保证了医疗服务产品的实施与实现。

医院管理者是医院建设中的重要组成部分,是国家卫生方针政策的具体执行者,也是医院改革的组织实施者。管理人才在医院管理上起着承上启下的重要作用。医院管理系统创新就是以该行为主体为主要参与者,在现有的管理制度之上,进行改革创新,完善医院的经营体制。

在整个医疗实践活动中,医疗和护理二者的关系非常重要且密不可分。医生是医疗服务的主要提供者,在医院管理系统中起着重要的导向性作用,其行为会直接影响病人对医院的印象和信任度。医生服务的对象是人,医生既是人道主义的体现者,又是医学科学的探索者。医生作为一种社会职业和社会角色,具有特殊的义务和责任。护理既是医嘱的执行者,又是医生的合作者。护士为医生提供的病人信息资料及执行的护理措施,可以使病人处于接受医疗治疗的最佳生理状态。只有正确的诊断和治疗与优质的护理相结合,才能取得最佳的医疗效果。

(三)以创新为实现途径

21 世纪是知识经济时代,知识经济的本质是创新。要迎接科学技术突飞猛进和知识经济兴起的挑战,最重要的是坚持创新。在医学科学技术飞速发展的今天,随着医疗资源配置方式和医学模式的转变,医疗改革不断向纵深推进,医院在面对严峻挑战的同时也面临新的发展机遇。为了引领医院适应不断变化的新形势,促进医院健康、稳定地发展,需要不断创新管理,积极推进体制、制度等各方面的创新,完善管理机制和手段,进一步提高科学管理能力和水平,积极建设创新型医院。创新是医院管理和发展的有效途径,大力提倡和实践创新必将使医院具有更加活跃的生命力和更加强劲的竞争力。创新包括观念创新、科技创新、制度创新和管理创新等几个方面。观念创新是前提,科技创新是核心,制度创新是保障,管理创新是关键。特别是管理创新,其对创新资源合理配置、创新机制合理安排、创新组织合理设置都影响巨大,同时也决定了技术创新的实现,最终影响着整个医院管理系统体系的运行。

(四)以系统协调优化为保证

医院是一个复杂的系统,具有系统的一般特征、结构和功能。从其经营活动过程来看,它是一个投入—产出的开放系统。在其日常的经营过程中要不断地与外界环境发生关系,与外界环境进行物质、能量和信息的交换,来达到它的稳定发展。医院内外两个因素之间的相互关系变化迅速,对医院的发展会产生影响。医院发展要协调医院内外因素,使医院管理系统保持良性循环,在有限的投入下最大限度地符合社会的需求。

二、医院管理系统的系统特征

(一)医院管理系统的开放性

耗散结构理论指出,开放是系统有序化的前提,是耗散结构得以形成、维持和发展的首要条件。医院管理的关键是在市场经济体制下,如何协调医院内外因素使医院经营管理系统保持良性循环,在有限的投入下最大限度地满足社会的需求,从而实现医院的社会经济效益的双赢。

医院管理系统开放的程度如何,直接决定着医院发展的程度。医院的发展离不开其赖以生存的现代经济社会以及现代科学的发展现状。它要不断地与外界交换物质、能量和信息,不断地吸收先进的医疗技术、发展模式以及发展所必需的资源与人才,以求得自身的生存和发展。医院要随时准备迎接来自各方面的竞争和挑战。医院管理系统正是在这种开放、交流、竞争和挑战中,获得生存和发展的机会的。

医院管理系统的开放包括对外开放和对内开放两个方面的内容。对内开放既包括在"部门"和"部门"之间的开放,也包括"部门"内部各要素的开放。对外开放的目的是促进系统与外界进行人、财、物、信息、技术等方面的交流,通过提供特色医疗服务,创新经营体制,引进人才、技术、设备来充实和完善自己。对内开放的目的是加强医院内部各部门、各要素之间的相互沟通和联系,保持系统内部各种信息渠道的畅通,以利于互相协调、互相学习、互相促进、互相竞争,增强医院管理系统的内部活力。系统内部的开放可促进扩散效应与回流效应,是医院管理极化发展,最终达到协调优化的重要途径。

(二)医院管理系统通过非平衡达到动态平衡

普利高津在耗散结构论中关于"非平衡是有序之源"的论断,为在医院管理系统中处理平衡和非平衡的问题提供了科学的依据和正确的判断方法。根据这一原理,一个具有内动力的医院管理系统是一个有差异的、非均匀的、非平衡的系统。因为在平衡态下,系统内部混乱度最大、无序性最高、组织最简单、信息量最小。这种从表面上看到的平静,实际上会对医院发展起到阻碍作用和窒息作用,由此而产生的离心力必然会使系统瓦解。因此,只有远离平衡态和打破旧平衡,才能有新的平衡,才能形成系统新的、稳定有序的结构,使医院系统不断地从平衡到不平衡,再达到新的平衡的有序发展。

(三)医院管理系统通过非线性机制的调节来获得自我完善

虽然开放和非平衡为医院管理系统朝着高度有序的耗散结构发展提供了必要条件、充分条件及势能,但是系统要达到高度有序,必须通过系统内部非线性相互作用产生的自组织效应来完成,即通过系统内部非线性机制的调节获得自我完善。医院管理系统内部不仅要素众多,而且各要素之间相互制约、彼此联系、关系错综复杂,这种关系一般都是非线性的。这种非线性关系不仅决定了系统演化过程的复杂性、多变性,而且还决定了系统发展的方向具有多种可能性和选择性。通过非线性机制调节,使得医院管理系统获得完善、稳定和发展,是医院管理的一项十分复杂和艰巨的任务。在医院管理系统中,这种非线性的作用集中体现为医院部门结构的优化调整。管理者应该认识到进行医院管理,并非是将各个职能部门、治疗护理部门简单地线性叠加,而是在综合考虑整个医院的运作发展的基础之上进行部门的动态优化调整。

(四)医院管理系统通过创新涨落求得突变性的发展

普利高津关于"涨落导致有序"的观点,突出地强调了在非平衡系统具备了形成有序结构的客观条件后,涨落对实现某种有序所起的决定作用。应用这一观点来分析医院管理系统可以得到很多有益的启示。医院管理系统由大量的子系统组成,众多子系统运动状态的不断改变,使得整个系统的状态在不断改变,存在着涨落现象。例如,重要信息的获得、先进技术的引进、重大决策的失误等,都会对医院管理系统的发展起到至关重要的影响,因此涨落对提高医院管理的有序度是至关重要的。医院管理系统的涨落集中体现为管理创新,管理创新可促进耗散结构的形成与有序。此时,局部的、随机的管理创新可以通过非线性的协同作用和连锁效用迅速放大,形成一种新的稳定的有序状态。

三、医院管理系统的运行保证

(一)提高管理者的素质是医院管理的关键

医院管理者是指在管理活动中,通过计划、组织、控制、激励和领导等方式来协调医院的人力、物力、财力资源,以期实现医院既定目标的人员。医院管理者掌握着企业发展所需资源配置的权力,决定了医院的发展方向,是医院发展目标确认者、计划制订者、工作指导者,在医院管理活动中扮演着重要角色。在一定程度上说,医院管理者的水平、素质决定了医院的发展与否。由于医院管理者的素质决定了医院未来的竞争力,故医院管理者要具有个人的自我控制力,要具有管理者的领导才能和团队组织能力。

一个成功的管理者不但要具备有效地做好自己本职工作的能力,而且要具备对外部环境及其变化做出反应的能力。管理者需要具备对于外部环境变换的敏锐视觉和独特的思维。管理者要善于及时了解组织外部的政治、经济、法律、社会等的变化,善于发现问题,并分析产生问题的原因,及时对主要原因采取应对措施。医院管理者要通过对外部环境的调查与研究,确定医院在外部环境中的有利条件与不利条件,结合内部条件优势与劣势,及时制订正确的经营管理策略,保证医院能够在扬长避短的基础上,充分地利用外部环境的积极条件,促进医院发展。

(二)管理人员职业化是医院管理的前提条件

随着我国加入WTO(世界贸易组织),广阔的医疗市场已成为国外资本和国内民营资本进入的主要领域之一;同时,随着国家医疗、医药和医保"三医联动"改革的深入开展、病人对医护服务要求的提高及医院之间竞争的日益加剧,公有制医疗机构如何在竞争中保持优势,医院管理者的管理理念、管理技术和管理方法至关重要。当前我国医院的管理者能否担当起重任,如何加速医院管理者职业化进程,是政府、医院、病人所共同关心的问题。

职业化是指对这种工作或生活方式建立规范化的从业准入、考核、监督、培训和管理机制,并有相应的组织构架作为载体。医院管理队伍的职业化,是指医院管理工作必须由经过医院管理专门职业技能培训,通过国家法定部门考核,获得从业资格,受聘后从事以医院管理为主要工作内容的专门人员担任。医院管理队伍包括从事医院管理决策、参谋、执行三个层面管理工作的全体人员。

医学模式的转变、疾病谱的变化和人口老龄化进程的加快,医学科学技术的迅猛发展、广大人民群众医疗保健需求的进一步增长,使得医疗市场环境发生了巨大的变化,市场竞争越来越激烈,形成了一种"国内竞争国际化,国际竞争国内化"的现象和局面,医院传统经营管理模式正经受着严峻的挑战。管理同医学一样,是一门科学,也是一项实践性很强的活动。面对市场的竞争,管理者不仅要履行好计划、组织、领导和控制的职能,还需要具备系统的思维方式,有洞察、分析和处理问题的能力。从全世界范围看,医院管理队伍职业化是当代医院管理队伍建设的一种趋势。

在我国卫生系统,特别是医院管理层,无论是管理理念、做法还是管理人员的培养、引进和职业化进程都落后于企业,落后于形势。《中共中央、国务院关于卫生改革与发展的决定》中要求高度重视卫生管理人才的培养,造就一批适应事业发展的职业化管理队伍。早在2000年全国卫生厅局长会议中也强调:"要特别注意培养和建立一支懂经济、懂法律,掌握现代管理知识和技术,符合社会主义市场经济要求的职业化卫生管理干部队伍,改善各级卫生行政部门和卫生机构领导班子的知识结构和知识水平,提高卫生管理队伍素质"。由此可见医院管理队伍职业化建设的重要性及紧迫性。

（三）人的全面发展是医院管理的重要基础

现代医院必须牢固树立人的全面发展的观念，在人才管理上树立新理念。

1. 治学与治身、治心和谐统一的理念

治学是指提高医务人员的专业水平，增强个人的专业技能和本领；治心是指保持人的心灵纯洁，提升人的精神境界；治身是指保持人的身体健康，强健人的体魄。对医务人员来说，治学和治心是密切相关的。"学"是医务人员服务的基础，"心"是"学"的导向，没有高尚的情操，再有学问也不能成为病人信任、信赖的医务人员。治心重要，治身同样不容忽视，要坚持身心的和谐统一，坚持治学、治心与治身的和谐统一，既是人的全面发展所必需的，也是提高精神文明建设水平的重要环节。

2. 人本管理与物本管理和谐统一的理念

医院医疗活动行为有日益明显的"物化"趋向。首先是诊疗行为的物化。随着各种高新诊疗设备的运用，医疗活动过程也在无形中被"物化"了，导致医务人员更多地关心各种检测数据、影像资料、辅诊报告的结果，而对病人机体的直接关心程度降低。其次是医护员工之间关系的"物化"。他们往往只关注自己有没有比别人更早取得相应的技术职称或职务、收入奖金、医疗技术水平等，而缺少在医疗活动中与别人的相互支持、配合以及对他人劳动的尊重、向他人学习。再次是医院管理行为的"物化"。医院管理者往往只注重如何引进更多的新技术、新设备来增强医院的整体实力，如何通过扩大医疗市场份额来增加医院的收入，而忽视了医院内部医护员工人际关系的融洽和工作积极性的促进，造成医院内部凝聚力和协作精神的弱化，影响了人的主动性与创造性的发挥，使医院的价值得不到充分的挖掘与体现。事实上，医院的一切活动都与人有关，医院管理的任务就是要使每一位医护员工找到能够发挥自己特长和潜质的合适岗位，让他们的优势在最佳调配和组合中得到发挥。同时要努力实现人机的最佳结合，最大限度地发挥每一台医疗设备的作用。医院必须实现人本与物本管理的最佳结合，才能实现人的全面发展，才能更好地完成为病人服务的神圣使命。

3. 个人发展与他人发展和谐统一的理念

要推进的人的全面发展，首先要使医院的每个人都得到发展。因此要调整好各种利益关系，采取切实可行的措施，为每个人的发展提供广阔的空间和必要条件。同时，要进一步加强世界观教育，使医院的每个人员在充分认识个人发展与他人发展的本质联系的基础上，自觉协调好个人发展与他人发展的关系，自觉为他人的发展提供帮助和支持，实现个人发展与他人发展的和谐统一。医院管理者要充分考虑各种因素，在院内创造人人发展的适宜环境，营造医护员工共同发展的良好氛围。

4. 个人发展与医院发展和谐统一的理念

个人发展与医院发展是辩证统一的。个人的发展表现为个人能力和素质的提高，而这种提高了的能力和素质可以使个人为医院创造更多的社会和经济价值,促进医院的发展;个人的发展离不开医院的发展,因为个人发展受医院发展水平的影响和制约。个人发展与医院发展的密切关系,决定了促进人的全面发展必须实现个人发展与医院发展的和谐统一。医院发展要摒弃单纯追求经济增长的发展模式,把人的发展作为衡量医院发展的重要标准,认真思考如何把医院现代化建设成果转化为促进医务人员发展的强劲动力,真正实现物质文明、精神文明的进步对人的发展的促进作用;同时要提供各种有效的渠道和可行的动力机制,使医院每个人员把聪明才智投入到医院建设中来,使个人的发展、个人素质的提高在医院发展中得以实现,真正达到医院发展与个人发展的和谐统一。

四、医院管理系统的运行前提

(一)国家政策

2019 年 12 月暴发的新型冠状病毒肺炎(COVID – 19)成为检视和影响全球医疗卫生系统运作模式的一个重要因子,也成为我国医疗改革的主线。我国的医改已进入深水区,作为我国卫生健康领域首部基础性、综合性法律,《中华人民共和国基本医疗卫生与健康促进法》于 2020 年 6 月 1 日正式实施。这部法律构建的基本医疗卫生制度,将作为现行十余部专门法律的纲领,引领未来相关立法,对医疗环境影响深远。

1. 国家政策的改革趋向

国家医疗政策的基本面是需要对医疗卫生服务的产品属性进行一个明确的定位。根据公共选择理论,医疗卫生服务应该是一种准公共产品,所以它既需要政府提供,也需要市场参与。为此,相对科学的医疗机构政策设计应该是多元化医疗服务的格局,即"以政府为主导,市场为补充"的医疗卫生服务体系,逐步对医疗服务机构实行分类改革管理政策。对现有医疗服务体系的改革应在保证目标功能的前提下,施行"上放下保"的目标改革原则,同时承担公共卫生和基本医疗责任的公立医疗卫生机构,主要应通过对现有二级以下的公立综合性医院(以农村乡镇卫生院和城市社区医疗卫生机构为主的基层医疗服务机构)的改革、调整、合并而形成。对目前三级以上的大型专业性或综合性医院,则应进行分类改革,部分改制为营利性机构,部分改制为非营利性机构,还有一部分应继续保留其公立机构的性质,即形成政府、社会、民营等多元化的办医格局。

在政府财政倾斜上,要度量政府财政可能会对医疗卫生提供补偿的资金,此时选择一套科学、可行的体制和机制并科学地运作是关键。在政府财政补贴对象上,确定政府重点补偿目标人群是关键。在财政补贴机制选择上,政府可以考虑将医院的运行机制分为各种层次,确需国家政府对其投入保证的,如预防保健、急救、精神病、传染病、养老、基本医疗、重点科研教学相关领域,政府应当重点保证投入。其他医疗服务可以引入多种机制,制定相关政策、法律规范,政府的主要职能是把握指导方向。对于我国医疗机构财政补偿的改革,政府应该逐步改变投入方式。改革的原则主要是明确各功能定位和职责,对政府职责的考核与评价目标主要是居民健康状况的改善与保障,对医疗机构的考核与评价目标主要是服务质量、费用控制和服务效率等,具体方法是由经费投入方对被投入方进行监督,由政府统一组织考核评价。考核结果可作为财政补偿或政府购买的主要依据。

在税收政策上,可将其作为医疗卫生服务目标的调控手段。从理论上讲,营利性医疗机构应该收税。但是在实际运作中,我国的营利性和非营利性医疗机构的界定还不是很清楚。需要对营利性和非营利性机构或项目在明确界定的条件下规范税收机制。

在价格政策上,医疗服务的价格管理分为两类:一类是公立非营利性医疗机构由政府定价,对其实行规范的价格控制机制;另一类是营利性医疗机构,机构自行定价,政府对其提供的服务进行严格的质量监督和控制。医疗机构经济政策的功能应该面向市场经济体制改革的长期趋势。在政府财政有限投入的前提下要通过经济政策导向作用培育成熟的医疗服务市场机制。

在管理政策上,医疗机构分类管理政策是将医疗机构分为非营利性和营利性两类进行管理,卫生部门在我国向市场转轨的宏观经济环境下,适应医疗服务主体多元化需要和深化卫生改革的产物。分类管理出台的主要背景有:①20 世纪 90 年代以来,多渠道投资与医疗卫生的政策促使医疗服务主体呈现多样化趋势;②税收、财政、价格等宏观管理部门需要针对不同类型医疗机构制定相应的政策,尤其是 20 世纪 90 年代后期,迫切需要明确不同类型医疗机构的税收政策;③医疗机构在"新项目、新价格"等政策导向下,具有了越来越强的创造"结余"能力,需要明确不同类型医疗机构的资产管理、结余分配等相关政策;④相关研究表明,市场经济国家大都实行医疗机构分类管理制度,该制度的总目标是对多元化的医疗机构进行规范化管理,以确保医疗服务市场的有序竞争,推动和促进不同性质医疗机构社会目标的实现。

2. 医疗卫生的政策选择

（1）围绕公立这个核心来制定政策　瑞典和美国两个国家的医疗体制是两种模式的代表。在瑞典,医院主要靠全民社会福利的体制来支撑,绝大多数是非营利性的。而美国更多的是靠市场来调控,在众多竞争激烈的私立医院中,医生必须靠医术来赢得病人的信任。得益于医疗政策的积极效应,成熟的市场也使得药品的价格处于一个比较合理的水平。在美国,医院也主要是靠政府财政支持,而且大都是非营利性的。我国的医疗体制仍以公立为主,应该围绕着这个核心来设计医疗改革的路径和方案。医疗卫生体制的改革要确保不偏离主方向,医院中私立与公立经营模式混合,市场经济与计划经济管理方式交错,特别是改革理念上的杂乱无章,会使医院缺少应有的支持而陷入一个不伦不类的境地。这种负面境地在一定条件下培育了滋生腐败的土壤,也使改革变得异常艰难。为了解决出现的问题,政策调整必须到位,即建立"医院国家(或省)完全补偿制度"。

（2）围绕解决医患矛盾来制定政策　医患关系是医疗卫生服务全过程中最重要的人际关系之一。医患之间是相互依存、密不可分的关系。要深化医药卫生管理体制机制改革，就必须逐步消除医生与病人之间的经济利益冲突。政府处理问题必须坚持依法维护医患双方的利益。要把维护人民群众的利益放在第一位，努力保障群众能够享受到安全、廉价、方便、有效的医疗服务；同时也要维护医疗技术人员的合法权益和合理收入，为医疗技术人员创造良好的执业环境和服务环境。随着国家政策的积极推进以及公众对医学科学认知水平的提高，社会将对医务工作者的劳动给予理解和尊重，医患矛盾在一定程度上将会得到缓解。

（3）围绕解决弱势群体的就医困难制定政策　多年来对公共卫生投入的持续加大，使我国的公共医疗服务水平得到了显著提高，目前我国的社区医疗、农村卫生发展有了长足发展。随着医疗改革的深入，社区医疗和农村合作医疗将成为我国医疗体系的重要内容，它将对整体性解决公众的就医困难现状起到重要作用。城市抓住社区医疗，农村抓住合作医疗，抓两头对于稳定医疗基础，对于缓解医院的压力将起到重要作用。

（4）围绕体制创新推进制定政策　包括医疗体制在内的许多领域的体制改革在经历了初级阶段后，走到了一个十字路口，接下来的改革势必将涉及战略目标的问题。在战略大方向已经确定的情况下，如果改革的最终目标不一致，不仅会使单一领域的改革很难成功，而且会破坏原有的改革成果。因此，医疗改革要想走出迷局，必须确立符合我国实际的明确目标。医疗体制改革的目标归根结底是选择什么样的社会福利模式。医疗体制改革之所以需要一个整体的战略，是因为任何一项改革都不可能单独取得成功，需要其他相关领域的配套改革。

（二）医院的市场定位

随着市场经济体制的确立和公众健康需求的不断提高，医院面临着市场竞争日益激烈、政府财政支持逐步减少、医疗保障机构不断挤压的困境，医院已成为真正的市场主体。

1. 医院的市场细分与目标市场

（1）市场细分　作为市场主体，医院必须以病人为中心，创造病人价值并使病人满意。医院总是有自己的特点，有自己的优势和劣势。即使是区域市场上的领先者，也不可能满足所有的病人。通常来讲，一家医院总是在某些特定的市场服务方面处于优势，具有核心竞争力。因此，医院要根据自身的特点，把整体市场分割成小的细分市场，从中选择最适合的细分市场，并制订相应的战略，以优于对手的服务在选定的细分市场创造更大的社会价值和经济价值。需要注意的是，虽然病人需求有其特点，但医疗服务市场更有特殊性。医院要帮助病人加强市场意识，帮助他们分清自己的需求特点，寻找更适合自己的市场服务提供者。医院作为市场服务提供者，与需求者相互适应、互相选择是双赢的做法,也是医院应该主动担负的社会责任。病人群体由不同的个体组成,不同的个体群有不同的特点。可以采取不同的细分变量或变量组合来进行市场细分,把病人群体分成具有不同需要、特点或行为的病人群体。

(2)目标市场的选择　对市场进行了有效细分后,医院要对各个细分市场加以评估。然后在充分评估的基础上,决定选择哪个或哪些细分市场作为自己的目标市场。评估细分市场要考虑三个因素:医院的政策定位、医院的目标和资源、细分市场的规模和增长程度。

医院要选择具有适度规模和增长的细分市场。小型医院通常难以满足较大细分市场的需要,而且市场内往往竞争太激烈。对大型医院来说,如果细分市场规模太小,往往会造成资源浪费。医院的目标和拥有的资源是相互制约的两个因素。细分市场要符合医院的既定目标,同时医院要具备足够的具有相对竞争优势的专业技能和资源,这样才能提供更优质、更具价值的医疗服务。社区医疗服务有可能成为新的市场增长点,但大型医院人力成本高,应该优先关注高水平医疗服务,不应让资源过度分散。

2. 医院的市场定位思路

市场定位是指与竞争对手相比,产品或服务在病人认知中的地位,也就是向病人传递一种产品或服务代表的特殊利益及其与竞争者的区别。医院的市场定位非常重要,成功的定位与医院提供的服务正向关联度极高,能够让病人感知并不断强化,从而让病人在获得满意的同时,对医院的服务留下清晰的深刻的印象。医院要想把自己的定位高效而迅捷地传达到病人,就需要选择有效的市场定位战略。

赢得和留住病人的关键是比竞争者更好地了解病人的需要,为病人提供更有价值的服务。医院要在与病人接触的每一点上寻求自身区别于竞争者的条件,从中寻找竞争优势。竞争优势体现在产品或服务上,以及人员、形象等方面。竞争优势不是一朝取得的,医院要注意营造自己的优势氛围,并始终保持和不断强化。从医院可以识别的竞争优势中选择用以建立市场定位战略的竞争优势。需要注意的是,竞争优势从与竞争者的比较中来,但不是每一种差异都是有意义的,其有可能在给病人带来利益的同时,增加医院的成本。

作为整体战略,医院要将自己定位在能够提供的关键利益上,即价值和价格。在价值和价格两大因素上,应力争以尽可能低的价格创造尽可能高的价值。领先型医院往往以价值为号召,而追赶型医院往往从价格上打开缺口。不管选择哪种市场战略,都要以病人为中心,发挥医院自身的特点,为病人创造更大的价值,这样医院才能在激烈的市场竞争中立于不败之地。

五、医院管理系统的运行环境

(一)系统运行的外部环境

影响医院管理的主要外部环境包括政治、经济、社会和文化等方面。医院要收集有关社会、经济、政治和技术趋势方面的信息，及时进行整理分析，从所处的外部环境中寻找可以利用的机会以及需要避免的威胁，为战略目标决策提供可靠的依据。医院处理这些环境变化的能力是医院管理成功的关键所在，是医院正常生存与良性发展的根本问题。

技术因素对医院的发展影响很大。对未来的医疗领域可能产生深远影响的技术因素是脏器移植、基因诊断和治疗、免疫生物学治疗、微创和无创治疗、组织工程等。基因治疗、生物媒介技术、智能药品、生理传感器，以及越来越多的器官替代物都可以使医院有能力治疗过去不能治疗的疾病，减少病人的痛苦。实践表明，优先掌握一项重大的医学新技术，往往就会优先占有一个医学领域，优先占有一片医疗市场。技术进步可以创造新的市场，派生大量新型的和改进的产品，改变医院的成本及竞争优势。当今，没有任何企业或产业可以将自己与发展中的新技术隔离开来。对于医疗行业来说，识别和评价关键技术、机会与威胁，是外部战略管理分析中最为重要的内容。

每个国家的社会文化因素都不相同，不同民族的人群因有不同的信仰和文化倾向，因此对医学的认可和接受会产生不同的态度，其对卫生服务的需求也就有较大的差异。价值观念和消费观念影响着人们的医疗消费，价值观念是指人们对事物的评价标准。而人们的医疗消费选择受教育水平的影响。不同时代、不同社会的人群会有不同的价值观念，不同阶层的人会有不同的消费观，不同时代的人会有不同的健康观，分析价值观念可以更准确地判断社会人群对卫生服务的"购买意向"和"购买行为"。这也印证了专栏作家乔治·威尔在描述文化对社会的影响时的观点，即一个国家的文化对它的社会特征和社会健康起重要作用。

（二）系统运行的内部环境

1. 医患关系

从医学发展历史来看，医患关系首先是一种道德关系。病人相信医生，将自己的健康和生命寄托给医生，医生则以治病救人为自己的职业责任。医患关系本来应是一种拯救与被拯救、感恩与被感恩、充满圣洁情感的关系。

从自然辩证法的角度看，医和患是一对对立统一体，互相依存，互为对象。说他们对立是基于医是施予者、是主动的、是服务者、具有很高的专业要求，其存在的前提是病人的存在，并且认为不是所有病都能治好。在古代，医是拯救人的神；而患是被施予者、是被动的、是被服务者、没有专业知识或仅有很少专业知识，其存在的前提是医生存在，并且认为医生收了钱应该把病治好。医和患又是统一的，没有病人，医生就失去了服务对象，失去了存在意义，正是有各种各样的病人，才有不断进步的医生；医和患的目的是一致的，就是治好病，获得各自的利益；医生给病人带来疾病的减轻好转，病人给医生带来经济利益和心理上的满足。从现代的观点来看，医患关系一般是指依照法定程序设立的从事疾病诊断治疗活动的医疗机构及其医务人员,与前来就医的病人及其家属在医疗活动过程中形成的关系。

(1)医学视角下的医患关系 医患关系是医疗关系的重要组成部分。狭义的医患关系,是特指医生与病人关系的专门术语。广义的医患关系中"医"不仅仅指医生,还包括护士、医技人员以及管理人员。"患"不仅仅指病人,还包括与病人有关联的亲属、监护人、单位组织等群体。医患关系根据诊疗实践的内容可分为既有区别又有联系的两个方面,即"医患关系的技术方面"和"医患关系的非技术方面"。

传统的医患关系可以分为三种:①医生是完全主动的,病人是完全被动的,医生是做出诊断、制订治疗方案的主导者,而病人则处于接受诊断和治疗的被动从属地位;②医生是主动的,病人也有一定的主动性,但这种来自病人方面的主动是以配合医生完成治疗计划为前提的;③一些文化层次较高、对医药知识有一定程度了解的病人,他们对自己的疾病有所了解,认为他们有同医生共同商讨治疗方案的权利。

(2)社会学视角下的医患关系

1)社会学介入医患关系的必要性:社会学关注的是人类行为的社会原因和社会后果,将社会学引入医学中可以将研究内容放在健康和疾病的社会原因及其影响上。社会学之所以应该介入医患关系的研究中,是因为社会因素对于个体、群体乃至整个社会的健康发挥着重要的作用。社会条件和社会环境一方面可能导致人类疾病及病人身体功能障碍,另一方面也可以促进疾病预防和维护人群健康。个体和社会对待健康问题的态度,与其文化背景、社会规范和价值观相一致。事实上,健康不仅仅是纯生物学的问题,社会、文化、政治和经济等诸多因素对其都会产生影响。医患关系中不仅包含着医学中的种种因素,也离不开社会因素的巨大影响。

2)社会学对医患关系的研究:社会互动是指社会交往活动,主要是人的心理交感和行为交往的过程,互动是一种最基本的、最普遍的日常生活现象。人们在医疗互动中表现为求医行为、施医行为和遵医行为。患病过程不仅仅是躯体上疾病状态的感受,而且应该被认为是一种社会角色。病人不能自己解决病痛,因此他们有必要寻求医学咨询,与医学专家合作,从而将医患双方带入情境(社会角色、社会态度和社会行动)框架内研究医患关系。因此,医患关系之间也是一种互动的关系,但是这种关系不是一种自发的社会互动形式,而是一种明确的由两个或两个以上的人为了病人的健康而建立起来的相互关系。

固存于社会中的医学文化对医患关系有所影响。当医患发生直接互动时,医学文化将医生描绘为受过专门训练的、可以决定人生死的绝对权威,故人应该完全服从于医生的决定。由此衍生出一种现象或认知,即医患行为中要保持医生对病人的控制权威,这种医学文化对医患关系的影响是巨大的。但是医学文化也在改变,可以看到现代医学价值观逐渐被社会各阶层的人所接受,大众媒介和医学界极力鼓励大家为自己的健康负责并实行健康的自我管理,养成节食、锻炼、禁止吸烟和其他促进健康的行为。医生积极倡导和支持促进健康的行为,人们在接受医疗服务中比以前更像消费者一样采购所喜欢的服务,在更平等的关系基础上与医生打交道。因而,医学文化的变化同时带来了医患关系的变化。

随着社会的进步和变迁,人们在达到了一定水平的物质生活的前提下,对自我的健康更为关注。加之教育的普及以及全社会文化水平的提高,更多的病人在面对医生的专业优势时会对医生的服务持怀疑的态度,越来越认为医生不应该总是在医患关系中处于绝对主导地位。他们拒绝传统的医患关系,而把这种关系看成一种平等的供需关系,他们希望在医疗服务过程中更广泛地参与治疗措施的选择。

3)医患关系的困境:当前,医患关系的互动方式正在发生着根本性的变化,医生的权威地位日益受到挑战,人们普遍倾向于寻求一种平等的权利。另一方面,医患关系出现技术化倾向。在近现代医学中,由于大量地采用先进诊疗设备,医生在诊断、治疗时对这些设备有越来越大的依赖性,医患双方感情、思想交流少了,医患的关系被一定程度地物化了。由于分科愈来愈细,医生日益专业化,形成了一种不利于医学科技发展的现象,即一个医生只对某一种病或病人的某一部位(器官、系统)的病变负责,由此导致一个病人若要全面地检查治疗,就要面对几个或者十几个医生,使过去就医过程中医生与病人一一对应的稳定联系大大降低了,这样医患双方的关联度相对地淡薄了。近代医学以生物学为基础,因而只是以生物学的观点来分析人、研究人,使用的是还原论的方法。但当下的状况是医生为了深入了解某种疾病及其发病因素而把某种疾病的致病因素从病人整体中分离出来,同时又舍去病人的社会、心理因素,导致疾病和病人被分割开来,自然的人与社会的人、生物的人与有思想有情感的人被割裂开来,偏离了生物-心理-社会医学模式的宗旨和方向,医学发展不进却退。

在医生与病人的互动距离变得越来越远的同时,病人也发生了变化,从被动转向信息的积极消费,他们要求更平等地参与到他们的保健中来。病人抱怨高额的保健费用,质疑医生的高工资和高人一等的态度;医生则抱怨病人不理解医生。这种医患关系亟待改变,这需要多领域、多方面的共同努力。

(3)医患关系紧张的根源　医疗保障体系事关医患关系的优劣,现有的法律法规欠缺对医患双方系统、科学、严谨、具体的约定,加之个别新闻媒体不恰当的舆论导向等,造成医患关系紧张,归结起来其原因主要是:医院管理存在薄弱环节;医药购销领域存在商业贿赂问题及红包等行风问题;某些医务人员在服务态度方面存在问题;有些医务人员在日常诊疗过程中只重视"病",不重视"人",单纯为病人看病,而忽视了与病人的沟通和交流,忽视了病人生理、心理的需求等。造成医患关系紧张的病人因素主要包括:病人及家属维权意识不断增强;病人对诊疗工作和医学知识缺乏了解,对诊疗效果期望值过高,不能认识到疾病本身所具有的突发性、紧迫性、复杂性、高风险性和不可预测性,不能认识到医学是一门正在发展和探索中的科学,等。

(4)医患关系的改善 改善医患关系的核心工作是要建立"病人至上"的服务理念,一切以病人为中心,重视医疗安全。形成医患双方"互信",要从医院自身抓起,要大力倡导"病人至上"的服务理念,从人本主义心理学的角度出发,体恤病人的痛苦,同情病人的困难,尊重病人的想法,耐心打消病人的顾虑,努力让病人获得身体和心灵的健康。医院要给病人提供准确、有效的诊治服务,减少差错的发生,最大限度地保证医疗过程的安全;要提高医疗技术水平和质量,选择正确的治疗方案,准确操作,合理用药,并要预防医院感染;要加强诊治操作路径管理,完善各项规章、制度,规范各项诊疗技术;合理安排医疗资源,注重医院就诊布局,以及人员、科室、诊疗项目设置的合理性;强调重点诊疗环节的风险防范,注意观察病人病情变化,对病人进行及时有效的治疗和护理;严格规范药品、医用耗材产品的使用,对其质量、来源严格把关;定期检查维护设备和设施,确保使用安全。

要建章立制、依法行医、依法治院。医疗机构及医务人员应增强法律意识,遵守相关法律法规。卫生行政部门要加强对医疗机构的监管工作,加强准入制度规范及医疗机构的执业管理。

要充分尊重法律赋予病人的权利。病人享有生命权、身体权、健康权等不受侵犯的权利,享有获得公正医疗和保健服务等权利。医院方要恪守职业道德,增强法律意识,充分尊重病人的权利,提倡诚信服务。

要以人为本,注重满足病人的心理需求。随着社会的发展以及公众整体文化层次的提高,病人已不再被动地接受医疗和护理,而是医疗和护理的参与者。因此,医务人员应当掌握沟通技巧,增加沟通的有效性,提高综合处理人际关系的能力和水平。医务人员最大的责任就是帮助病人恢复、维持及促进健康,而这种帮助关系又包括技术性和非技术性两种。技术性关系即医务人员的诊疗行为;非技术性关系是医患双方由于社会的、心理的、教育的、经济的等多种因素,在实施医疗诊疗过程中所形成的包括道德、利益、法律、价值等多种内容的关系。医务人员要拓宽沟通渠道,重点解决医疗信息不对称的问题,让病人了解更多的医疗信息,以增强病人对医务人员的理解。

2. 医院文化

医院文化是医院作为一个特殊的社会组织,在社会文化和现代意识下形成的具有医院特点的一种群体文化,它包括三个方面的内容,即物质文化、制度文化和精神文化。由于医院文化是一所医院逐步形成的具有本院特色的基本信念、价值观念、人文环境以及与此相适应的行为方式等,因此,它影响着医院的医疗服务、医疗安全、医疗质量以及全院职工的工作态度。医院文化作为一种文化现象和管理理论,要求医院在经营管理过程中,以人为本,充分利用自身的文化底蕴,不断激发职工工作中的自觉性、积极性、创造性。医院要高度重视文化的功能,注重在医院管理中切实增加文化的含量,努力提高医院经营管理的文化品位,从而实现医院管理新飞跃,并最终促进医疗安全与医疗质量的提升。

(1)医院文化的内涵和功能　医院精神文化,即医院的理念和价值观。医院精神文化具有统领全局的作用,体现着医院特有的核心文化价值追求,是全体医务人员共同的信仰、共同的标志、共同的灵魂,也是医院全体职工共同的思想情操、道德规范、价值标准、行为取向的总和,是医院生存发展的精神支柱。健康是医院物质文化真正的落脚点与支撑点,围绕保护健康而积累的医疗设施、医疗仪器等是物质文化的重要组成部分,医院的视觉识别系统是其物质文化的核心部分。

医院文化具有导向功能、约束功能、凝聚功能和辐射功能。医院文化本质上体现出医务人员的价值取向,它能引导医务人员使其个人的思想观念和行为追求与医院发展的目标相一致,医院文化通过医院文化氛围潜移默化地影响人们的思想和行动;医院文化通过其内在的精神文化、制度文化等,形成了一个具有社会评价指标的舆论氛围,促使每个医务人员遵章守纪,从而提高医院群体的医疗道德水平,发挥医院良好的社会效益;医院文化能将医务人员的信念凝聚到医院发展理念之中,使医务人员具有责任感、使命感和归属感,在医院内部形成凝聚力与向心力;医院文化能向社会展示医务人员的精神风貌和良好的形象,能把医院医务人员的"爱心、细心、耐心、责任心"融入每一个病人的内心,从而赢得社会对医务人员的尊重和支持,提高医院的声誉和吸引力。

(2)医院文化建设的重要性和必要性　医院之间的竞争,形式上是设备和技术的比拼,内涵上是文化的角逐。医院文化是一个医院生存和发展的根本,是医院的"灵魂"。谁拥有了符合社会和时代需要的先进医院文化,谁就会在激烈的医疗市场竞争中构建起自己的长久竞争力。先进的医院文化可以使医院员工得到明确的指引和激励,形成高度的默契和信任,从而更好地为实现共同目标而奋斗。理论研究和实践经验都表明,医院文化是医院生产力、生命力和内在活力的核心要素之一,而先进的生产力是医院改革和发展的动力,也是医院在激烈的市场竞争中长盛不衰的重要源泉。

1)医院文化是医院的灵魂,是医院员工的精神支柱:加强医院的文化建设,可以增强凝聚力,激发创造力,使全体员工发扬团队精神、拼搏进取,从而提高医院核心竞争力。每个成功的医院都有着具有自身特色的医院文化,这种其他医院难以移植和模仿的特有的医院文化是医院亲和力、凝聚力的重要源泉,是医院的核心竞争力。医院文化建设能够使员工自觉主动地接受医院理念,树立正确的价值观,执行医院制度,贯彻医院经营战略。事实证明,在医院发展的不同阶段,先进医院文化的塑造是推进医院前进的核心竞争力。因此,建设好医院文化,能激发员工的创造力,是医院改革发展的核心竞争力。

2)医院文化是医院理念创新的基础:医院文化作为医院制度和经营战略在人的价值理念上的反映,一方面要作为医院活力的内在源泉而存在,成为规范医院员工行为的内在约束力;另一方面也必须顺应形势发展,与时俱进,不断在理念等方面创新,这样才能具有强大生命力和最强的竞争力。医院文化客观地存在于每一个医院之中,优秀的医院文化,可以极大地促进医院发展,反之则会削弱医院的竞争力。当前形势下医院的竞争,其实质是医院文化的竞争。21世纪是一个文化大冲击的世纪,医院能否根据自身实际情况,创新性地形成适合自身发展并发挥效用的医院文化,将决定其在新时期的生存与发展,而只有重视文化的建设,并不断创新,牢记把握先进文化的前进方向,才能真正实现可持续发展,才有恒久的活力。

3)医院文化是医院精神的升华:加强医院文化建设能提高医院的整体竞争力,不断弘扬和升华医院精神,使员工达到一种崇高的思想境界,从而提高医院的核心竞争力。医院文化的核心是医院精神。医院精神是医院文化的集中反映,是医院全体员工现代意识与个性特点相结合而形成的一种群体意识。它是全体员工共同拥有、普遍掌握的理念,给员工以理想、信念、鼓励、荣誉、约束的塑造和引导,使员工心灵深处引起共鸣,思想境界不断升华,在工作中牢记发展方向和经营宗旨,遵守价值准则和管理信条,始终保持昂扬向上、自强不息的精神状态,主动关注医院的前途,维护医院的声誉,为医院的发展贡献自己的全部力量。

3. 加强医院文化的建设

(1)以病人为中心,营造和谐的氛围是医院文化建设的首要任务　医院文化建设是两个文明建设的需要,具有激励和规范的作用,能持续为新时期的医院发展注入新的活力。良好医患关系的建立,是医院服务价值得以体现的基石。医患关系属信托关系,医患双方由于医学信息不对称,在医疗决策能力上存在差别,双方有各自不同的价值、信念、利益和目标。医院文化建设可以在医患关系之间构建一种交流平台,创造一种亲情氛围,让病人产生信任感和安全感,从而形成和谐的医患关系。现代医院的竞争不仅仅是医疗技术、设备、设施等硬件条件的竞争,更是人才、管理、文化的竞争。营造一种创新型医院文化是现代医院文化建设的首要任务。

(2)旗手文化建设是医院文化建设的关键　在医院文化建设中,医院领导者是医院文化的具体展现和人格化的反映,他们所起的倡导、组织、示范和潜移默化的作用,对医院文化的形成、定型起着至关重要的作用。医院领导团队应该思想统一、职责分明、目标明确,给职工做出顾大局、讲团结的表率,使职工对领导班子增强信任感,对医院的前途充满信心。医院领导团队要高度重视医院文化建设工作,把医院文化建设工作作为医院重要工作来抓,亲自牵头参与医院文化建设的全过程,要求医院文化全面地、有机地渗透到全部工作中去,为医院文化的健康发展提供强有力的保障,形成良好的医院文化建设氛围。

(3)意识文化建设是医院文化建设的核心　医院精神是医院在长期医疗实践中逐步形成的一种价值观念,这种精神意识一旦被职工所认同,并形成一种自觉行为模式,可激发他们的工作积极性和创造性、规范他们的言行、增强医院的凝聚力、形成强大的物质力量,成为医院发展取之不尽、用之不竭的源泉。要通过改革建设、创新超越,使崭新理念与深厚文化的积淀相汇相融,形成一所医院独特的医院文化。

(4)科技文化建设是医院文化建设的根本　现代医疗行业的竞争,实际上是一种人才的竞争。一个医院兴旺与否,人气聚集与否,引进人才、培养人才和使用人才在其中起着较为关键的作用,这也是建设人才文化的关键所在。医院要激发人的创造力,挖掘职工的潜力,增加医院的竞争力和活力,提出"创建学习型医院"的理念,并采取切实可行的方案。

(5)快乐文化建设是医院文化建设的调节器　推行快乐文化,可使职工感到工作中有使命感、责任感,在工作中实现自我价值,感受和认同工作是一种快乐。医院管理者要以身作则,起到引导和影响的作用,把企业的信念、目标和理想转化为职工个人的信念和理想。快乐工作是所有职工的共同追求,快乐文化是创建优秀企业文化的催化剂,制度创新是创建快乐文化的基础。情感管理是创建快乐文化的保证。快乐文化是医院文化建设的一个重要组成部分,是医院文化建设的调节器。快乐文化的建设不仅可以有效地改善医院管理者和被管理者的对立关系,也会极大地调动职工的工作积极性和工作热情,有力地推动医院和谐发展。

六、医院管理系统的运行机制

(一)医院管理系统的助力器

1. 人力资本的助力器作用

人才是医院的第一资源,是推动医院经营管理活动又好又快发展的必要助力器,人才队伍建设是医院建设创新发展的前提和基础。

人力资本之所以在医院管理系统中具有助力器作用,关键在于人力资本具有特殊的生产功能。从生产过程角度来看,人力资本具有要素和效率两个方面的生产功能。人力资本是医院生存发展的资源核心,是原动力。它的蕴藏量如何、有没有充分使用和发挥,直接影响到医院能否生存、能否持续性发展。医疗行业人才的层次对医院的持续发展起着极为关键的作用,决定着一个医院的生存能力和发展。医院的决策层应将主要精力放到人力资本这个核心问题上来。人力资本与医院发展存在着十分密切的联系。这种密切的联系决定了人力资本发展与医院发展应是辩证统一、互为前提、互为因果的。一方面,人力资本的发展表现为个人能力和素质的提高,而这种提高了的能力和素质可以使个人为医院创造更多的物质和精神财富,促进医院的发展;另一方面,个人的发展离不开医院的发展,必然受医院发展水平的制约。个人发展与医院发展的密切关系,决定了促进人的全面发展的前提是必须实现个人发展与医院发展的和谐统一。医院要把人的发展程度作为衡量医院发展的重要标准,认真思考如何把医院现代化建设成果转化为促进医务人员发展的强劲动力,真正实现物质文明、精神文明的进步对人的发展的促进作用;要提供各种有效的渠道和可行的动力机制,使医院每个人员都把聪明才智投入到医院建设中来,使个人长远的发展、个人素质的提高在医院发展中得以实现,真正实现医院发展与个人发展的和谐统一。

2. 人才的培养和引进

(1)从需求的角度选择培养人才　医院作为以科技知识为主要产品的服务行业,其成员的医疗技术水平、服务质量、对社会医疗需求的满足程度都取决于医院的经营能力。因此,要站在综合发展医院经营能力的角度去选择培养人才。

与市场需求相适应是选择和培养人才的目的。多年来,各医院都在倡导引进和培养人才,也把拥有各类高学历人才作为医院综合实力的指标。但在这种"人才繁荣"的表象下,关键岗位和有用人才缺乏,人才队伍数量大、质量差等情况也时有发生,其主要原因是没有树立人才培养和引进的效益观。人才资源的效益增值是通过市场来实现的,市场需求应该是人才培养和引进最有说服力的标准,只有把用效益"说话"贯穿于人才培养、选拔、激励、淘汰等各个环节,才能避免人才培养和引进中的形式主义,使人才的培养和引进真正起到提高医院的综合经营实力的作用。

创新能力是人才选择和培养的重点,创新是医院经营和发展的核心。大中型医院专、窄、深的专业体系,形成了一套追求"专才型"的人力资源管理模式。随着市场经济的持续推进和科技经济的发展,简单劳动和创造性劳动在价值上的差距已经显现。传统的"专才型"人才逐渐暴露出知识面窄、适应能力差和创造能力不足等弊端。医院要在医疗市场中保持较强的竞争实力,必须拥有大批具有创新意识和创新能力的人才。打造"专才型"和"创新型"统一的高素质人才,促进知识增值进一步扩展,是人才经营服务于医院创新发展的关键。

促进个人发展规划是人才经营的出发点。要树立全面、协调、可持续的人才建设发展观,把具有一定的知识或技能、对医院建设有创造性价值的人员定义为医院的有用人才;坚持德才兼备的原则,把品德、知识、能力和业绩作为衡量人才的主要标准,不唯学历、不唯职称、不唯资历、不唯身份、不拘一格选拔人才;要把人才经营的重点放在短缺人才、急需人才、创新人才上;要深入研究医疗市场的需求变化和医学前沿领域的发展,用敏锐的眼光发现技术热点和效益增长点,按图索骥选拔、引进和培养人才。

(2)以经济杠杆推动人才流动　人才资源作为生产资料的一部分,利益和效能是驱动其在社会结构中流动的杠杆。个体在追求人生理想得到最大满足的同时,获取最大利益也是其流动取向的主要因素。在人才经营中,准确地找到个体和集体所追求的共同点,合理地把握效益分配比例,是做好人才引进和驱动人才合理流动的关键。

1)以"双赢"为目的引进优秀人才:要重视关键性人才在医院经营中的催化剂作用,在引进人才的工资待遇、工作生活环境等方面,要公正地体现人才的劳动价值,灵活掌握人才的引进方式。对个别能力突出、在医院发展建设中起关键作用的特殊人才,要不惜投入重金,同时创造优厚的内部环境,让人才充分地施展才华和抱负。

2)以效益为纽带加强业内合作:人才引进的根本目的在于提高人才队伍素质,促进学科的发展,从而带动医院整体建设水平的提高。以追求人才的最大使用效益为人才经营的最终目标,应树立"人才不为我所有,可为我所用"的人才引进、利用新观念,通过扩大人才引进途径,多渠道、多形式地利用社会技术资源。可以通过科研项目合作、技术项目合作、院间会诊或专家的"候鸟式"流动等方式,"借脑"提高技术水平、扩大医院影响。

3)合理疏通人才流动渠道:要及时研究医疗市场变化和医院发展走向,有预见性地调整人才资源结构。对人才资源既要科学积累,又要理智代谢。可以结合专业技术干部任期考评,走技术职称人员能上能下、能进能出的路子。对于不称职的人员坚决淘汰;对于表现较差、年老体弱、不适应岗位的高职人员提前安排退休;对于专业不对口或人才积压的,积极做好交流工作。

3. 促进人才资源向效益的转化

引进人才、培养人才只是人才经营的过程和手段,而实现人力资源向效益的转化,发挥人才对学科建设、对医院发展的推动作用,才是人才经营的最终目的。知人善用是人才经营活动的精髓。

(1)给人才创造发挥效能的内部空间　要做到"人尽其才,才尽其用",适宜的条件必不可少,要在技术移植、设备引进、项目开发、病源汇集等方面,为人才的发展创造尽可能优越的条件,努力满足人才提出的各种合理需求。同时,还要积极采取科研资金向能人投、先进设备跟着能人走、技术项目围绕能人设等带有倾斜性的人才政策,最大可能地使优秀人才创造效益的作用和潜能得到发挥。

(2)营造尊重知识和人才的外部环境　要达到拴心留人的人才经营效果,权力、责任、学术地位、学术影响、住房、福利等都是不可或缺的外部环境因素。要不拘一格选贤任能,把那些思想素质好、业务技术精、工作有活力、发展有潜力的优秀年轻人才选拔到领导岗位上来,通过负责任、压担子的方法促进人才的成熟和作用的发挥;要采取积极的宣传手段,扩大青年骨干的学术影响,提高他们的学术地位;还要在住房分配、学术待遇上,体现出对人才价值的认可和尊重。

(3)善待"草根型"人才　那些只受过本科甚至大、中专教育,多年始终坚持"一线"工作的"草根型"人才,同样是医院的重要资源。"草根型"人员中也不乏专业功底深厚、领导水平卓越、创新能力强的可重用人才。要坚持唯才是举,不唯文凭、资历,使大家都在同一起跑线上公平竞争。做好对"草根型"人才的培养和使用,不但能够推动医院的创新发展,而且也可为今后的"筑巢引凤"奠定基础。

(4)激发聘用人员的主人公意识　在聘用人员的使用上,要突出一个"信"字,根据聘用人员的德能表现,放手让他们开展工作;在任用上要以公开、平等、竞争、择优为导向,根据勤绩和贡献大胆使用聘用人员,优秀者可以担任科室主任和学科带头人。如此,才能使招聘人员安心在医院长期工作,并坚定与医院同荣辱、共进退的决心。

4. 用经营的方法管理人才

搞好人才经营不但要有科学的人才选拔标准和培养、使用原则,还需要有符合经济规律的人才管理体制作做支撑。

(1)建立科学的人才评价机制　必须建立科学公正的人才评价机制,鼓励和发现具有创新精神、做出突出业绩的基层人员脱颖而出。要建立以业绩为核心,由品德、知识、能力等要素构成的人才评价指标体系;要改革人才评价方式,确立相互区别的评价主体和各有侧重的评价方法;要紧紧围绕是否有利于医院创新发展这个核心,确定人才的标准。

(2)对人才的贡献给予有效的激励　医院的创新发展,需要一大批献身于医学事业的老中青知识分子做保障。面对人才市场的激烈竞争,一方面要通过搞教育、抓管理打牢医护人员的思想基础;另一方面更要遵循市场规律,照顾个人利益,使知识分子的劳动价值在效益上得到合理体现。要完善分配机制,建立规范有效的人才奖励制度,建立健全人才保障制度。

(3)落实责权利明晰的岗位责任制　岗位责任制作为实现责任、权力、利益统一的一种方式,是促进医院建设和学科发展的重要手段。目前,在科学研究中的"首席专家制",在医院管理中的"首席主任制",都是岗位责任制管理的有效方式,对调动学科带头人的积极性,科学地评价监控科研活动或学科发展,都有十分积极的作用。首席专家或首席主任,除了拥有科研管理、医疗管理、人员管理等权限外,还被赋予经营管理权、经济奖惩权和人员选聘权。利用这些权力,他们就会积极地挖掘潜力,合理利用资源、设备,开源节流,调动人员的积极性,并通过增强服务意识、改善服务态度、提高服务质量达到增加收治、提高收入、促进资源向效益转化的目的。

(二)医院管理系统的润滑剂

医院薪酬管理是医院激励的重要手段,对吸引和留住人才、提升员工士气、提高医院的竞争力等,都有着不可忽视的作用。薪酬管理通过对医院员工利益的调整,对正确的行为进行正强化,对发生偏差的行为进行负强化,从而发挥引导员工行为的功能。它就像一根指挥棒,引导员工做出与医院目标一致的行为,从而提高医院的绩效。

1. 绩效考核是医院可持续发展的动力

绩效评价指标体系的建立、绩效目标的制订、绩效监督以及绩效评价与反馈机制等,是任何一所现代化医院目标得以达成和可持续发展的重要动力。绩效不仅是对员工贡献的承认和回报,还是把医院的战略价值观转化为具体行动方案的激励源和促动力,能促使形成上下一致共同实现医院目标的局面,激励员工的上进心、责任感和价值意识。

绩效考核的关键是确定绩效指标,并把绩效指标的结果和促成这些结果的行为同员工利益进行挂钩,这样的薪酬设计才能实现其对医院战略的引导作用和对员工行为的驱动作用。在现代医院管理中,建立公正、公平、合理的薪酬体系显得尤为重要。薪酬作为个人利益的体现,应该与员工的行为和医院绩效结果相联系。要做到这一点,首先设计的薪酬结构要能够正确地表达医院需要员工做什么和如何做的信息,其次需要在工作过程中去考核员工并把行为的结果用关联的方式与薪酬结合起来。

医院管理者需要从医疗活动的实际出发,探索技术、管理等要素参与分配,逐步拉开管理岗位与非管理岗位、技术岗位与非技术岗位、简单劳动与复杂管理的薪酬收入差距,形成重实绩、重贡献、向优秀人才和关键岗位倾斜的分配激励机制。只有这样才能真正吸引人才、留住人才、培养人才,并充分调动他们的积极性和创造性。

2. 薪酬是医院提高绩效的工具

现代医院薪酬管理的核心内容是医院管理者对员工的薪酬形式、薪酬结构、薪酬水平、薪酬标准等内容的制定和调整,以最大限度地调动员工的工作积极性和激发他们的创造性,从而使医院获得最佳效益,目的在于确保医院的薪酬在劳动力市场上具有一定的竞争性,以吸引和稳定优秀人才,同时通过公平、合理的薪酬分配制度,来促进医院发展和使医院与员工形成一个利益共同体。薪酬管理中要注意和认识到单纯的高薪并不能起到激励作用,只有与绩效紧密结合的薪酬才能够充分调动员工的积极性。薪酬制度是推动医院实现战略目标的一个强有力的工具,在医院管理中所起的作用越来越大。医院通过薪酬制度中的绩效和激励制度,向员工表明医院追求的目标,进而有效地影响员工的行为和态度;员工的行为和态度,又反过来影响医院战略目标的实施。医院薪酬对员工而言是收入,而对医院而言是一种成本支出。从医院领导层的角度来看,薪酬是吸引人才、留住人才的重要战略武器,是控制经营成本、增强竞争实力、巩固医院文化的有效手段;从员工的角度来看,薪酬具有生活保障和心理激励等重要功能。由此可见,薪酬已成为医院提高绩效的工具。如果把医院战略当作医院生存和发展的生命线,那么薪酬管理就是医院战略中的一个链条。在以创新为特征的医院管理中,薪酬管理创新愈加成为医院战略管理和管理政策创新的一个有机组成部分。

3. 薪酬改革是医院管理体制变革的关键推动力

薪酬制度是医院薪酬系统设计及管理工作的行动指南,是医院实现人力资源发展战略的保证。通过制定和实施适合医院的薪酬战略,医院可以充分利用薪酬这一激励杠杆,调动员工的积极性。医院的薪酬制度必须与医院所处的发展阶段、医院的战略、医院组织结构及医院文化相匹配,并对其起到支持作用。

薪酬改革必须有利于吸引和留住人才,有利于培育和增强医院核心竞争力。医院中各级各类人员由于岗位不同,其贡献形式也各不一样。为了保证激励的有效性,必须对不同人员采取不同的分配方式。医院价值创造遵循帕累托规则,即在一个医院中20%的人创造了80%的价值,这些人对医院核心竞争力有直接的影响。在薪酬改革中,一定要弄清对医院来说哪些人属于这20%,并在分配中向他们倾斜。医院在设计薪酬时要考虑医院自身的薪酬水平和竞争对手的薪酬水平,保证本医院的薪酬水平在市场上具有一定的竞争力,能充分吸引和留住医院发展所需的人才。

薪酬改革要能够支持医院战略的实施。合理的薪酬制度驱动和鞭策有利于医院发展战略因素的成长和提高,同时可使那些不利因素得到有效遏制和淘汰。因此,在医院薪酬制度改革时,必须从战略的角度分析那些主要因素和次要因素,并在战略导向的原则下通过价值标准,给予这些因素一定的权重,确定它们的薪酬标准。医院内部的薪酬结构实际上反映了医院管理者对于职位重要性以及职位价值的看法,其合理与否往往会对人力资源的合理配置和员工的工作积极性产生重大影响。医院内部同一种或类似工作的员工,必须依据其绩效结果制定合理的薪酬差距,用绩效奖励的方式来体现员工对医院贡献及其差异性。

(三)医院管理系统的内在动力

创新是医院生存发展之本,是医院管理系统的内在动力之源。创新思维要求医院将追求卓越、追求新颖来作为自己的奋斗目标。

1.观念创新是前提

(1)经营观念的更新　医院要持续发展,关键在于观念的创新,要求管理者的理念必须从根本上革新,重新塑造价值观与行为取向。管理者不仅要敏锐地意识到管理学和医学的发展趋势,更要善于发现本单位存在的问题并能找到其背后深层次的原因,还要及时结合医院工作的特点提出前瞻性的创意。医院经营者必须塑造"以人为本"的管理观念,激励人才最大限度地发挥潜力实现其自我价值,同时加大对人才培养的投资,鼓励、奖励优秀人才在新的学术领域进行探索。要注重将现代市场营销观念引入医院管理中去,树立"以病人为中心"的服务理念,以病人的需求为标准,简化就医流程,降低医疗成本,改善就医环境;坚持社会效益与经济效益并重,走质量效益型发展的道路;通过扩大对外宣传、开展义诊咨询活动、开设健康课堂等形式畅通传播渠道,有效扩大潜在的医疗市场。

(2)人力资源管理观念的更新　在医院管理中要坚持和贯彻"以人为本",使"人"与"工作"和谐地融合起来,实现医院和员工"双赢",达到利益最大化。医院要重视人力资源方面的投资和开发,使医院拥有独特的人才资源优势,进而具有强大的市场竞争力,从而更能吸引和留住人才。因此,医院应该高度重视人才效益、服务效益,要把人力资源作为医院发展的第一要素,最大化地发挥人力资源的优势,挖掘人力资源的最大潜能。

(3)服务质量观念的更新　社会的进步、医学科学的发展和医学模式的转变,赋予了医疗质量新的内涵。现代医疗质量的内容是在传统的医疗质量内容的基础上外延和扩展而成的,增加了医疗工作效率、医疗服务费用、社会和病人对医院整体服务的满意程度等内容,即"大质量观"。其核心是强调质量和成本的统一,注重质量的经济性,树立高质量不等于高消耗的观念,处理好诊疗手段的选择与病人和社会承受能力之间的关系,严格执行诊疗常规,规范就医行为,重视药物不良反应、药物经济学评价以及医院感染的临床预防和监控,把降低成本与提高质量、提高效益有机地结合起来。

(4)医疗服务理念的更新　随着人民生活水平的不断提高,病人的医疗服务出现了多元化、高层次的需求。多元化需求主要表现为医疗服务需求的内涵不断扩充,从传统的单纯治疗疾病向预防、医疗、保健、康复全方位拓展;高层次需求不断提升,从基础服务到特需服务再到个性化服务有了质的提升。

要把"满足病人的一切需求"作为医院发展的出发点和落脚点。在未来相当长的时期内,医院都面临着开拓医疗服务领域、实现医院功能和结构调整,在满足社会公众利益和多元化医疗服务需求中实现自身良性发展的问题。因此,医院要根据医学模式的转变,确立与之相适应的服务理念,进一步重视心理因素和行为生活方式的调整与改变,重视社会医学的作用,扭转临床医师不重视"社会诊断""社会病因"和"社会处方"的技能,实现医院"无围墙服务",为病人提供治疗、康复、预防、保健一体化的连贯性医疗服务。医院要更加重视病人的感受和社会评价,在向病人提供优质、高效、便捷的医疗服务的同时,突出对病人及家属的人文关怀,努力改善就医流程和诊疗环境,注重收集病人及社会的意见、建议和要求,以提高病人的满意度和医院的社会美誉度。还要因人的文化背景差异、行为方式和习惯的不同、经济支付能力以及个人喜好的不同,进而造成的对医院服务内容、服务形式的需求不同,有针对性地提供个性化服务。

把确立高效优质低耗的发展模式作为满足社会多元化医疗需求的有效途径。要通过改善医院内部管理体制和运行机制,努力实现高效、优质和低耗,以确保病人、社会对医院管理上的认同,更信赖地接受医院为其所提供的服务。医院在满足社会多元化医疗需求的发展过程中,必须坚持社会效益当先、并行发展经济效益的管理理念。在医疗活动中,要走出唯功利性和利益性的怪圈,树立正确价值引导,不能盲目追求业务收入,不切实际地提供过度医疗服务和不规范的医疗行为,违背全心全意为病人服务的宗旨。医院可以应用先进的信息网络技术,实现高智能化、高效率管理,通过新一代的卫星传递的远程会诊系统和医院联网合作来缩小城乡医院之间的差距,更加简化病人的就医流程,提高效率和满足需求。

要努力满足医疗服务的多元化需求。医院在发展战略研究上应更多研究医疗市场,不断进行医疗服务需求分析评估和市场前瞻性研究,并结合医疗技术发展水平,不断开拓新的服务领域,同时以需求为导向,结合医院的专业优势,努力提高医疗技术水平和服务质量。医院要有效确立医院的功能定位和市场定位,形成医疗市场的科学、合理、规范利用,在向病人提供基本医疗服务的同时,有选择地开展特需服务,以满足人们不同层次的医疗需求;在医疗工作中要找准适宜技术和高新技术的结合,只有致力于提高自身的核心竞争力,关注、创新、持续地培植自己的核心能力和技术,才能更好地突出"以人为本"的医院发展观,为满足人们的多元化医疗需求奠定有效技术和能力支撑。

2. 技术创新是核心

医院的医疗工作主要是通过医疗技术实现的。从技术角度看,医院技术水平是医院现代化水平的核心标志。技术创新能增强医院的核心竞争力,也是在医疗市场上立稳脚跟的基础。任何科学技术都必须在继承的基础上创新,虽然医学技术有其自身的特殊性,也必须依赖于高新技术的发展,依赖于医学技术创新。

(1)医学技术创新与医院管理　医学技术创新可以提高医院的竞争力,为医院的可持续性发展提供动力。因为技术创新是组织可持续发展的动力源,医院要在快速发展的知识经济时代实现可持续性发展,就必须进行技术创新。医学技术创新本身就是医院管理的一个重要组成部分,医学技术创新只有直接融入医院管理者的管理观念、管理方法及管理组织之中,才能充分体现出医学创新的真正意义。医学技术创新并不是以原生形态进入管理方式,而是要转化或内化为管理方式的构建才能够实现。所以,医学技术创新的存量推进管理模式的塑造,其增量则驱动管理方式的变革。医学技术创新总是处于动态的发展过程之中。

医学技术创新对医院管理观念变革的作用体现在:驱动医院对内管理观念的变革,组织的构建及其模式的转变、效率的提高、激励机制的转变等都随着医学科技创新而发生相应的变革;在医学技术创新效应中,技术创新不仅驱动医院成文性的管理方法发生变革,而且对非成文性的管理方法产生着较大的影响;由于信息技术的广泛使用,医院的组织结构逐渐由非信息化组织向信息化组织转化,医院管理者的管理宽度增加,组织层次减少,组织结构逐渐"扁平化""综合化";在医院的组织性质方面,由于网络技术的普及和远程医疗的推广,医院由单一的"实体组织"转变为"实体组织与虚拟组织"的共存,而这种组织与合作形式能更大限度地利用自身资源,实现组织想实现而又难以实现的目标,且在一定程度上还可以起到共享收益和分担风险的作用。

(2)处理好医疗技术创新的几个关系　要处理好重点培养创新人才与全面提高医务人员素质的关系,有目的地重点培养技术创新骨干,通过他们带动医院技术创新工作,同时不能忽视广大医务人员整体素质的提高;要处理好开展医疗技术创新与执行医疗技术常规的关系,医院大部分临床工作是执行医疗技术常规,完成日常收治病人的诊治任务,医院对不同级别人员的要求应有所区分,副高职称以上的专家每年应有技术创新目标,而中、初级人员主要是完成医疗技术操作常规;要处理好医疗技术创新投入与医院实际能力的关系,立足于未来医疗发展的趋势、当前医疗发展的水平和医院自身实际,确定医院医疗技术创新项目数量,要有重点地扶持科室选择技术创新项目进行重点攻关,使之尽快发挥效能;要处理好医疗技术创新与市场需求的关系,医院要有计划、有步骤地根据疾病谱的变化、医疗市场需求进行技术创新,满足人们对医疗服务的需求。

3. 制度创新是保障

医院制度创新就是要使医疗要素和条件在医疗市场机制面前重新组合,使之成为更具有效率和效益的新组织。将医院改造成为自主经营、自主管理、自担风险、自我约束、自我发展、平等竞争的社会主义市场经济主体是我国卫生体制改革的大趋势。医院改革的目标是使公立医疗机构投资主体多元化,构建适应社会主义市场经济发展的医院产权制度,变政府办医院为社会办医院,卫生行政部门的职能从"办卫生"向"管卫生"转变,政府对医院的直接管理转变为通过法律、政策、规章、准入制度、服务标准等实施间接管理。不断强化依法管理、依法治院的理念,提高医院的经营意识、竞争意识,增强医院发展的活力和后劲。医疗卫生机构应当逐步向服务产业化、集团化、多元化的运行机制转变,与资本市场有机结合,引入高投入、规范化的融资手段,使医疗卫生机构获得超常发展。

4. 管理创新是关键

随着医药卫生改革体制的构建和实施,医院服务功能将全面扩展,结果必然促使原医院内部的医疗结构和重点资源进行必要的重新分配和再次调整,管理创新的必要性日益显现。

医院管理创新的目标是提高医院有限的卫生资源的配置效率,这个效率在医院管理中具体表现为经济效益指标。管理创新可以为医院提供有效的管理方式、方法和手段,促进医院进步与发展;管理创新可以寻找最佳的、新的医院经营策略和运作方式,拓展医疗市场,提高竞争能力;管理创新有助于医院管理科学的发展和医院管理人才的成长;管理创新可有效地推动医院的技术创新,科学有效的管理可以降低医院技术创新过程中的不确定性,提高技术创新的成功率,推动技术创新的进程。

医院的管理创新主要体现在医院经营思路、医院组织机构、管理方式方法、管理模式和管理制度等方面。医院的管理创新受到社会文化因素、科学技术因素、医院管理水平、医院的机制以及创新意识和创新氛围等因素的影响。

医院管理是一个系统,是由若干有联系又有区别的要素所构成的管理体系。这个系统中包括人的管理、事的管理、信息的管理、物和设备的管理、财的管理等。管理者应该认识到医院管理系统不是一个封闭的静止非平衡系统,而是一个开放的动态平衡系统,它在与外界进行物质、信息的交换过程不断地由非平衡达到平衡。

第三节 医院管理系统研究

一、系统与系统动力学

(一)系统

系统是一个由相互区别、相互作用的单元或要素有机地联结在一起,为同一目的完成某种功能的集合体。系统由要素、要素的运动和信息组成。要素是系统存在的现实基础,而信息在系统中发挥着关键的作用。有赖于信息,系统的单元才能形成结构,单元的运动才能形成系统统一的行为与功能。系统是结构与功能的统一体。

系统行为的性质主要取决于系统内部的结构,也就是系统内部反馈结构与机制。系统内部结构的含义包括两方面:一方面是指其组成部分的性质及其相互关系的性质,是系统内部各反馈回路和结构及它们相互作用的关系与性质。尽管系统的行为丰富多彩,系统在外部涨落的作用下可能发生千变万化的反应,然而系统行为的发生与发展都主要根植于系统内部。内因是系统存在、变化、发展的基础,外因是系统存在、变化、发展的客观条件。在一定条件下,外部的干扰起着重要作用,但归根到底,外因也只有通过系统的内因才能起作用。系统的演化方向则由内、外因通过内部反馈机制共同决定。

社会、经济、生态系统都是高度非线性、具有自组织耗散结构性质的开放系统。系统内部组成部分之间的相互作用形成一定的动态结构,并在内外动力的作用下按照一定的规律发展演化。医院管理者需要注意:完全孤立和与外界隔绝的系统在客观世界中是不存在的。

(二)系统动力学

1. 系统动力学理论的基本点

系统动力学是美国麻省理工学院福瑞斯教授最早提出的一种对社会经济问题进行系统分析的方法论,也是一种定性与定量结合的分析方法,是一门以系统反馈控制理论为基础,以计算机仿真技术为主要手段,定量地研究系统发展动态行为的应用学科,属于系统科学的一个分支。系统动力学基于系统论,吸收控制论、信息论的精华,是一门分析研究信息反馈系统的学科,是一门探索如何认识和解决系统问题的科学,是一门交叉、综合性的学科。

系统动力学理论的基本点具有唯物的、系统的、辩证的特征,强调系统、整体的观点,联系、发展、运动的观点。就系统方法论而言,系统动力学的方法是结构方法、功能方法和历史方法的统一。系统动力学认为,由于系统内部非线性因素的作用和存在复杂的反馈因果,高阶次时变复杂系统往往表现出反直观、千姿百态的动力学特征;在一定条件下还可能产生混沌现象。系统动力学基于系统理论、信息反馈理论、决策理论等理论和技术的进步,重点强调"系统设计"的概念,首先确定系统的目标,然后确定组成系统的子系统,建立各子系统之间的关系,最后确定内部控制机制,建立系统模式。系统的主要模式是一个产生系统行为的构造。系统动力学是用微观的构造产生宏观的行为。

2. 系统动力学的研究对象

系统动力学把事物看作一个整体来研究,其核心概念就是系统中各要素之间是如何相互影响的。其研究对象应具备如下条件:①应是一个在非平衡状态下运动、发展、进化的开放性复杂系统,系统动力学以往的研究对象,诸如社会、经济、生态系统,都具有这一特征。②应是一个具有自组织性的开放系统,所谓自组织是指在内外动力的共同作用下推动系统内各部分向共同目标发展,开放性复杂系统在不断与外界进行信息流、物质流、能量流的交换过程中获得外部动力。同时,系统的各个组成部分相互耦合、作用形成自然约束与相互协调,产生内部动力。③应是一个具有非线性特征的动态循环的开放系统,系统与外界进行信息流、物质流和能量流交换的规模显著增大且变化迅猛时,系统吸取的物质流与能量流不仅足以补偿系统的耗散,而且还能促使系统结构的更新,并对外部环境产生更强烈的影响和严重的后果。在内部各要素间互相作用和系统与外部环境的相互作用的综合影响下,系统完成动态的运行、循环。

(三) 系统动力学与医院管理系统

应用系统动力学方法研究医院管理,是指通过对医院各项经营和管理活动进行梳理和分析,进行有机整合,构建成一个动态循环系统,即医院管理系统。医院管理系统内部结构复杂,各组成要素之间具有较强的关联性和相互依赖性,构成多重反馈环,而且整个系统的运行受时间和空间的影响,符合社会系统的特征,属于社会系统范畴。医院管理系统是为了实现医院管理目标,按照系统动力学方法构建的,整合了医院管理中人力资源管理、医疗管理、科研管理、信息管理、物资和设备管理、财务管理等各专项管理的关键要素,具有一定结构的动态开放系统。

应用系统动力学方法研究医院管理问题的核心内容是构建医院管理系统,其思路如下。①分析医院管理活动:对医院管理各个专项活动进行分析,找出影响医院管理活动的关键因素,用可以量化的关键变量表示出来。②分析各变量之间的因果关系,整合各因果关系,形成因果链和反馈环。③整合各个反馈环,形成多重反馈环,构建医院管理系统,并形成医院管理系统的因果关系图。④在因果关系模型的基础上,分析系统总体的与局部的反馈机制、划分系统的层次与子块、分析系统的变量及变量间关系、定义变量(包括常数)、确定变量的种类及主要变量、确定回路及回路间的反馈耦合关系、应用系统动力学专门的变量符号编制系统动力学流图,并进一步建立系统结构方程,定量确定系统各变量之间的关系。⑤构建逻辑关系变量的数量关系模型,以复杂系统动力学流图描述系统结构及系统各要素之间的定量关系。⑥进行模型的初始化,通过模拟运行对模型进行初步调试;找出对医院运行有重大影响的关键变量,针对关键变量施加相应的政策干预,促进医院管理系统的良性循环,实现医院管理的目标。

二、医院管理系统构建

(一)医院管理系统分析

1. 医院人力资源管理分析

医院人力资源管理是指以医院的人力资源为主要对象,进行规划、管理、培训等管理活动和过程的总和。从潜能开发的角度上看,它不仅包括员工的智力开发,还包括员工的科学文化素质和思想道德觉悟的提高,既注重对员工现有能力的充分发挥,又注重对员工潜在能力的有效挖掘。从管理内容上看,它包括医院人力资源的预测与规划、组织和培训等。从利用的角度上看,它包括对人力资源的甄选、合理配置和使用;在医院和员工的关系上,它强调医院和员工的双向承诺,追求的是医院组织目标和员工个人目标的共同实现。医院人力资源管理是建立在现代人力资源管理的理论与管理思维基础之上的,贯穿于医院人力资源运动的全过程,它是医院人力资源有效开发、合理配置、充分利用的基本保障。

(1)医院人力资源配置　重视人力资源管理,提高人力资源质量,应通过各种管理措施,实现人才结构的优化。人才结构的优化水平可通过人力资源竞争力指数量化表示。

人才结构分为微观结构和宏观结构。微观结构是指人才个体的气质结构、心理结构和知识智能结构。宏观结构是优化人才结构的重点,包括专业结构、年龄结构、学历或学位结构、职称结构等。人才结构的优化对提高医院人力资源效益具有重要作用。优化人才结构要通过人才培养和规范合理的人才流动来实现。人才培养包括各种智力培训、专业培训等内部人力资源管理活动。人才流动包括:①改变隶属关系的从院内到院外的双向流动;②聘请不涉及改变隶属关系的客座教授、院外兼职专家、国内外访问学者等,以及本院专家应聘去外援兼职和人员援外等;③不涉及改变隶属关系的各种智力交流活动;④医院内部人员调入与调出、上岗与下岗、聘任与解聘以及离退休等。

(2)医院人力资源绩效评估与薪酬体系　重视人力资源管理,应培育医院文化,形成人力资源开发的良好氛围,建立适合自身的人力资源管理机制,并在人力资源管理机制的基础上建立科学的绩效评估体系和薪酬激励体系。要从医院的经营目标出发,用一套系统的、规范的程序和方法对员工在医疗服务工作中所表现出来的工作态度、工作能力和工作业绩等进行以事实为依据的评价,并将评价以及评价之后的人力资源管理用于帮助医院实现经营目标,促进员工个人发展。要根据岗位的特点,将不同岗位的责任、技术劳动的复杂和承担风险的程度、工作量的大小一并纳入考核要素,建立和完善简便且具有可行性的考核评价体系,同时对医院的员工进行考核,及时做好反馈沟通工作,并把考核结果作为员工晋升、聘任、培训与教育及薪酬分配等的依据。

(3)医院人力资源管理与医院核心竞争力 医院是否拥有别人所无法模仿的、具有独创性的核心竞争力,是医院能否在市场竞争中胜出,并保持永续发展的势头的决定性因素。作为知识、技能和能力"承载者",人力资源代表了医院所拥有的专门知识、技术和能力的总和,是核心竞争力的体现。人力资源管理对提高医院综合实力起着积极的推动作用,直接影响医院的未来发展,人力资源在一定程度上决定着医院的医疗质量、服务质量、管理质量乃至文化质量。重视人力资源管理,提高人力资源质量,对医院可持续发展与综合实力的提升具有极其深远的现实意义。人力资源是衡量医院整体竞争力的标志,只有拥有关键人才,医院才有不竭的发展动力。

2. 医院医疗业务管理分析

医疗业务的管理可分为医疗管理、技术管理、质量管理。医疗管理从功能和部门划分,主要包括临床科室管理、医技科室管理、门急诊管理、护理管理等。技术管理是指对医疗活动中的技术要素进行计划、组织和发展提高的管理,一般包括医疗技术标准化管理、医疗技术措施的管理、预防技术管理、新技术开发和技术建设的管理、科学研究的管理、技术训练和考核的管理等。质量管理是按照医疗质量形成的规律,对医疗质量进行计划、组织、控制,以保证和提高医疗质量的管理。

(1)医疗管理

1)临床科室管理:临床科室管理应突出医疗工作的"中心"地位,医教研协调发展。科研和教学工作要紧密结合临床、依靠临床,充分发挥医院临床工作的优势,以临床一线为基地,围绕临床搞科研,以临床需要和医疗工作中的难点为突破口,将科研工作的成果应用于临床,不断提高医疗技术水平和医疗质量。

临床科室管理还应强化服务意识,以人为本,调查识别并理解病人的需求与期望;要确保医院、科室的目标与病人的需求和希望相结合,要测量病人的满意程度,并根据结果采取相应的活动或措施;要系统地处理好与病人的关系。医院科室管理应在提供良好的医疗服务、提高技术水平、保证医疗活动惯性运转、抓好专业训练、开展医学研究等方面提供优质的工作,以便对医院综合管理起到促进作用。

2)医技科室管理:医技科室是临床科室诊断治疗疾病的科室。随着科学技术的迅猛发展,医技科室的范围不断拓展,内涵不断深化,投入不断增大,许多医技科室已从单纯的辅助临床科室进行诊疗,发展成为能够对疾病的诊疗产生决定性作用的部门。由于医技科室有面向临床和病人服务的双向性、专业多、独立性强、仪器设备多、资金投入大等特点,医技科室管理在医院管理中占有重要地位。医技科室管理应着眼于以下方面:

①强化以病人为中心，为临床第一线服务的意识；②注重规范化、标准化管理，提高诊断治疗质量；③开展新业务、新技术，提高科学技术水平；④加速人才培养，适应新技术发展的需要。

3）门急诊管理：门急诊管理是医院医疗管理的重要内容。门急诊是医院的窗口，是医院为病人提供医疗服务的重要途径。门急诊工作具有全局性，涉及医院的各个科室。门急诊质量是医院医疗质量的综合体现，是医院医疗技术水平的集中反映。门急诊的管理水平既反映出临床科室的管理水平也反映出医技科室的管理水平，是衡量医院管理水平的重要标志之一，直接影响医院在社会中的地位和声誉。门急诊的全局性特征决定了它对医院发展的各方面的影响，包括医疗服务功能的拓展、医院经济效益的提高、人才的培养和人才水平的提高、医院学科的建设和发展、医院声誉的提高等方面。门急诊病人对医院的声誉更具有影响力，加之门急诊管理直接关系到医院的社会效益，因此必须高度重视门急诊病人的意见。

4）护理管理：医院的中心任务是医疗工作。医生和护理人员是完成整个医疗任务的主要力量。他们从诊治与护理两个角度互相配合来完成医疗工作。没有高质量的护理，医疗任务就不能完成。护理工作要配合完成诊疗任务（包括辅助医生做诊疗处置和临床护理），还要完成与治疗密切相关的病人的身体护理和精神护理。良好的护理在解除病人痛苦、缩短病程、预防并发症等方面起着重要作用。

医学模式的转变，促使护理工作发展得更具有独立性和规律性，这对护理管理提出了更高的要求。护理工作需要与各级医师协作以便对病人进行诊断、治疗，同时与手术、理疗、药房、放射、其他各种功能检查等医技科室及后勤服务部门工作有密切联系。护理管理为医院管理系统的持续运行提供了保障。

护理工作质量控制的对象主要包括护理工作的质量和护理人员的质量两个方面。控制内容包括：①对护理工作的基础质量、环节质量、终末质量的控制；②对护理人员的素质质量、行为质量、结果质量的控制。基础质量是建立在护理服务组织结构和计划上的评价内容，着重于执行护理工作的基础条件方面，包括组织结构、人员配备、资源、仪器设备以及提供护理人员质量等。环节质量评价着眼于护理服务的过程，可以评价护理行为活动，评价各项管理工作、技术工作和思想工作对护理质量的保证。终末质量评价即评价护理服务的最终结果，如一级护理合格率、病人对护理服务的满意度等，这是从病人角度评价所得到的护理效果与质量。护理服务结构、过程、结果三方面的综合性评价，基本上可以反映出护理的整体质量。

（2）技术管理　医院技术管理总体上包括现有技术的保持和提高、新技术的开发和应用两个方面。现有技术的保持和提高包括医疗技术措施的管理、预防技术的管理、医疗技术标准化管理、技术训练和考核等。需要注意的是，医疗技术管理的更高层次目标是在保持和提高现有技术的基础上，根据实际需要研究开发新技术，以期不断提高医院在医疗技术上的竞争优势。新技术开发的管理、科研管理以及新医疗技术的训练和考核是医院技术管理甚至医院管理不可或缺的内容。进行医院科研管理,应建立规范化的科研管理制度,突出目标管理、促进医学科研水平迅速发展,加强过程管理、保证科学研究健康发展,注重科研人才队伍建设,优化科研经费的投入。

新技术的开发和应用,对科研人员的临床实践经验、学术水平、创新能力、创新意识以及医院科研投入等都有较高的要求。医院科研与医院人力资源水平和经费投入密不可分。要强调科研成果转化率,加快成果转化。

1)医学科研:医学科研是探索人类生命本质及其疾病与健康关系的科学,以人为研究对象是医院科学研究的重点之一。医学科研的安全性,增加了医学科研的复杂性。医学研究的复杂性,要求医学科研人员在制订研究计划、设计研究方案时,更应细致周密和严谨,以确保研究结果的准确性与科学性。随着医学科学的迅猛发展,当代医学科学发展趋势是一方面进一步分化出许多精细的分科,另一方面学科间相互交叉渗透不断形成新的学科。医学科学研究,正是顺应着这种趋势出现了多学科的交叉渗透,生物学、工程学、物理、化学、环境、社会心理等广泛地渗入医学研究领域,不仅大大提高了基础医学研究水平,同时对临床医学研究也产生了巨大的影响。故一项重大的科研项目,需要多个学科的联合,形成优势互补,突破创新,这样才具有竞争力。

2)医院科研的重要性:当今医疗市场的竞争,归根结底在于医疗技术和人才的竞争。科研是促进医学发展的重要手段,是保证学科建设与发展、培养医学人才的必要措施,是衡量一个医院医疗水平、科研水平高低的重要标志。学科建设是保证医院特色与优势的重要手段,没有高水平的科研支持,学科建设将成为空谈。学科水平的具体体现是知名的学科带头人、合理的人才梯队、创新性的科研课题及标志性的科研成果。特别对于教学医院而言,开展科学研究更具有自我提高、教学相长的重要意义。学术交流来源于科学研究,同时又也可以促进科学研究和医院学术水平的提高。学术交流,可以使新的科学知识得以广泛传播,使医学科技人员互相启发,共同切磋,活跃学术思想,加快研究发展。

3)科研目标管理:①通过总结临床实践经验,掌握和跟踪国内外最新医学发展动态和趋势,活跃思维方式,养成严谨务实的科研作风,更重要的是通过科学研究可以培养出一批刻苦钻研、敢于设想、敢于创新、敢于实践的具有较高科学素质的医学人才。②通过学科建设带动人才培养,人才培养又反过来促进学科发展,相辅相成。③通过对医院整体科研力量的调查研究,制订合理的科研计划,确定科研发展目标。④根据远期科研目标要求,分阶段实施近期科研目标。⑤用远期目标统揽全局,对近期科研目标进行细化。⑥采用目标责任制形式,将科研目标细化到学科、落实到人,保证科研目标的实现。

4)科研过程管理:医院应加强科研过程管理。①对课题研究的过程进行质量控制,重点项目从开题论证到结题检查,进行全过程动态管理;一般项目则采用中期检查为主的过程管理,及时发现、解决课题研究中存在的问题,使科研工作按时高质量完成。②做好课题与成果的衔接工作,对成果形成的全过程进行质量监控,提高科技成果的层次。③通过科研过程的管理,使科研管理真正体现科研自身的规律性。④不断深化科研管理体制改革,完善科研管理配套措施,加大管理力度,强化科研竞争奖励机制和制约手段,营造科研创新的竞争环境,激发科研人员的学习进取精神,调动科研人员的积极性、创造性,使之主动投入到科研活动中去。

5)科研投入管理:科研经费是保证医学科研课题顺利进行的基本条件之一,优化科研经费的分配是科研管理工作的一项重要内容。科研管理部门应积极与上级科研主管部门沟通、宣传医院的科研实力和优势,打通、拓宽科研经费渠道。在争取更多国家专项科研经费的同时,也要注意与企业的合作,争取横向的经费输入;要与科研人员加强沟通,了解科研人员的状况及当前的科研优势,共同研讨医院应解决的主要科研问题。要面向市场,以需求为导向,扩大医院与企业及社会的联合协作,最大限度地获得科研经费。

6)科研成果转化:科研成果具有严格的时效性。由于科学技术发展迅速,新旧技术更替周期缩短,已有的科学技术作为商品的无形损耗在加快。合理、适时将科研成果投入临床应用,不仅会给持有该项先进技术的医院带来巨大的经济效益和创新性社会效益,还会对医院以后病人的来源及知名度的提高起到举足轻重的作用。病员的增加会促进医院业务收入的增收,使医院有能力加大对科研项目的投入,形成科研工作的连锁效应,从而使医院实现良好的可持续性发展。

(3)质量管理　医院质量管理是为了保证和不断提高医院各项工作质量和医疗质量,而对所有影响质量的因素和环节,实施计划、决策、协调、指导及质量信息反馈和处理等以质量为目标的全部管理过程。医院质量管理的重点是医疗质量管理。

医疗质量有广义和狭义之分。狭义的医疗质量是指一个具体病例的医疗质量,其概念包含四方面含义:①诊断是否正确、全面、及时;②治疗是否有效、及时、彻底;③疗程是长是短;④有无因院内感染或医疗失误等原因给病人造成不应有的损伤、危害和痛苦。广义的医疗质量包括工作效率性、医疗费用的合理性、社会对医院整体服务功能评价的满意程度,它不仅涵盖诊疗质量的内容,还强调病人的满意度、医疗工作效率、医疗技术经济–效益分析以及医疗工作的连续性和系统性,即医院的服务质量。医疗质量管理的目标在于,通过各种医疗质量管理手段,不断提高医疗质量,提高医院的社会声誉,最终实现医院管理的目标。

新时期医院质量管理是宏观管理与微观质控相结合的多层次质量管理,包含基础质量、环节质量和终末质量,以及医疗技术质量和服务质量等全方位系统化的质量管理。医疗质量的维持和改进,要靠每一位员工的辛勤工作,科室、全院的质量要靠医院的质量管理体系的促进和推动。医院要建立自我控制、科室控制、专家督导相结合的医疗质量控制组织体系,其质量控制范围要涉及每一位员工、每一个工作岗位,其中医务人员的自我控制是医疗质量控制的基础环节,科室控制是医疗质量的关键环节,专家督导组对医疗质量管理的全过程进行督导。管理好全员的医疗质量,需要制订、完善相关工作制度、操作规程、疾病的诊疗常规、护理常规、质量管理指标和考核标准来有效地制约人员的行为,以切实保障医疗质量和安全。

医疗质量评价是医疗质量管理的一个重要环节,对提高医疗质量起着重要的作用。要建立面向病人的医疗评价制度,要在医院内部医疗质量评价的基础上进行,形成个人评价、医院评价和病人评价相结合的双向评价制度。完善和健全的医疗质量评价制度,必须从病人的角度来考虑,让病人参与,关注病人的需求,改善医患关系。病人满意的地方要继续保持,病人不满意的地方相应改进,不断提高病人满意度。

3. 医院设备管理分析

医院对物的管理包括设备管理和物资管理,目标是使医院医疗活动建立在良好的物质保障基础之上,并借此进行计划、组织和控制工作。对物的管理既有经济的方面,又有技术的方面。医院设备管理包括医疗设备管理、建筑设备管理和后勤设备管理。物资管理就是对医疗过程中需要的药品、器材、物品、燃料等的采购、储备、供应、使用等的管理。医疗设备管理对医疗服务的质量、效率等起着直接的、关键的作用。

(1)医院设备管理的重要性　随着现代医院综合性不断提高,医疗设备在医院医疗活动中以及体现医院综合实力上占据越来越重要的位置,其不但是医院创造巨大的经济利益的基础之一,也是衡量医院现代化水平的一个重要标志。大量高精尖设备的引进,一方面提高了医院的医疗水平,增加了医院的收益;另一方面也必然出现了一系列设备购置和设备管理方面的问题。科学化合理化地做好医院医疗设备的购置和管理工作,实现经济效益和社会效益,是医院管理中越来越重要的工作。

(2)医院设备管理的主要内容　医院应根据自身的长期发展计划和战略规划,有目的、有针对性地集中有限的人、财、物,选择技术上先进、经济上合理、功能上适用的设备,不可盲目追求高、精、尖,要讲求设备的实效性。购置前要根据医院的业务需求和现有的同类设备的使用、收益情况,或者通过相关渠道了解同类设备在同级别医院中的使用情况,为购置设备提供可行性论证依据。同时对于该类设备的购置成本、使用年限和日常的维保消耗做认真地分析讨论,要对其市场行情、发展动向有全面的了解,确保其长期投资收益。医院设备管理部门根据设备的复杂程度,选拔工程技术人员对该类设备的性能参数以及操作方法进行培训。在设备购置的论证阶段,要把工程技术人员的意见作为重要的论证依据,确保所购设备的先进性和可靠性。

医院医疗设备的管理涉及购置、验收、使用、维护、报废等几个方面,只有通过不断地完善设备购置和设备管理的各个环节,才能实现设备购置和设备管理的科学化、规范化,才能最大限度地发挥医院医疗设备的效能,更好地辅助医院的医疗工作,促进医院的全面建设。

（3）医院设备管理应注意的问题　使用医疗设备,应建立完善的管理制度,做好财务账目及档案管理。为了充分发挥设备的使用价值,除在前期管理中需要加强选择评价外,在使用管理过程中,努力提高设备的使用率是评价仪器设备管理成本－效益分析的一个重要指标。医疗设备价值管理,可以通过行政手段、经济手段及对设备提取折旧费变为大修基金等方法来完成。设备管理人员要加强日常检查、保养,保持设备的性能完好,防患未然,延长使用寿命。

4. 医院经济和财务管理分析

（1）医院经济管理　现代医院经济管理是指医院按照医学科学发展和现代经济规律,运用货币价值形式和经济手段,对医院全部活动,即医疗服务产品的生产、交换、分配和消费的全过程,进行计划、组织、指挥、调节和监督,合理筹集和使用人力、物力、财力资源,力求以尽可能少的人力物力成本投入取得尽可能大的社会效益和经济效益。医院经济管理与医院业务技术管理、医院行政管理紧密结合,相辅相成,共同保证医院管理目标的实现,最大限度地满足医疗保健需要。

要提高医院管理水平,医院管理者在意识和知识两个方面必须适应社会主义市场经济体制的要求,遵循卫生事业的自身规律。基于市场对医院的正面作用表现在促进医疗技术的进步与发展这一特点,医院要通过市场引进人才、技术装备、吸引资金、交流信息、科技合作来提高学术水平,增强服务技能;注意对医患双方进行双向调节,通过基本的医疗服务、非基本的医疗服务、特需医疗服务等满足各方面、各层次的医疗需求,适度拉开不同级别的医院收费标准,引导病人合理分流,病人则根据需要选择自己满意的医院;要提高医院经营管理意识,在经营管理中必须不断提高医疗服务质量,改善和健全经济管理秩序。同时还需注意到市场对医院的负面作用,表现在:重治疗、轻预防;重经济效益、轻社会效益;扩大了医疗消费差距,影响了基本医疗服务。

医院经济管理应正确处理医院经济效益和社会效益之间的关系,应在保证高水平的医疗服务和不增加病人不合理经济负担的情况下,提高医院的经济效益。医院经济管理包括计划和定额管理、医院财务管理、药品经济管理、医疗设备经济管理,其中计划和定额管理、药品经济管理、医疗设备经济管理最终可以通过一系列的财务指标表现出来。

（2）医院财务管理　宏观的医院财务管理,就是在一定的追求社会福利和自身收益的双重目标下所进行的资产购置、融资和管理。医院财务管理可以分为投资决策、融资决策和资产管理决策三个主要领域。

微观的医院财务管理,是以货币形态对医院的经济活动进行综合性管理,要在资金收支管理、编制和执行财务预决算、加强经济核算、进行预测和参与决策等方面,做好医疗财务的管理工作等,不断提高社会效益和经济效益,保证医院各项医疗业务工作顺利完成,并为医院规模发展及经营体制的改变提供财务支持。加强财务管理工作,不仅是医院适应市场经济的需要,也是医院自身建设和发展的需要。医院财务管理的内容应当不断创新、不断拓展、不断完善,这样医院才能保持可持续发展。

医院财务管理工作应重点做好以下五方面工作。①集中管理收入,统筹安排资金:建立健全管理制度,确保资金运行安全;②建立健全资金管理责任制:加强内部财务制度建设,在财务收支上实施严格的财务监控制度,强化约束机制,合理调度资金,使资金运用产生最佳效果;③严格按预算控制支出:严格执行预算,层层控制支出,严格按照批准的预算和计划所规定的用途,建立健全必要的支出管理制度和措施,讲求资金使用效果;④实行全面预算:结合现代医院管理制度的全面实施,将医院的财务预算管理同适应市场经济的变化全面结合起来,根据本单位的特点和市场信息,进行预算编制;⑤实行成本核算:医院的成本核算应该进行全程核算,把医疗过程中的全部资金耗费计算进去,在实际工作中正确处理医院与科室、降低成本与强化服务质量、增加收入与减轻病人负担的关系,全成本核算能真实地反映全院各科室的收支结余情况,通过对成本结构和成本项目的分析,找到成本控制关键点,有利于医院经营管理手段的实施和调整,是经营者把握资金投向、调动全员参与积极性、降耗增效的重要方法。

5. 医院声誉管理分析

(1)医院声誉管理的目标 医院声誉是一种重要的无形资产,医院的声誉管理就是对这种无形资产进行开发、利用,充分发挥其"内聚"与"外吸"两个功能。对内,唤起员工主体精神(群体性强者意识和强者心态),让员工释放出最大的潜能,同心同德,为医院的美好未来而奋斗;对外,树立良好的社会形象,将鲜明的医院个性、高品质的医疗服务、现代化的管理方式与技术、可持续发展的人力与物力资源、完善的员工形象等各要素完善、和谐地统一起来。声誉管理的目标可分为近期目标、中期目标和远期目标。近期目标是努力改善医疗服务的硬件、软件,着眼于提高病人的满意度和信任感;中期目标是进一步提高医疗服务质量和水平,扩大医院知名度;远期目标是建立有特色的服务理念、服务方式、服务环境,形成自己的医院文化,以达到知名度与美誉度的完美结合。

(2)医院声誉管理的内容 医院的声誉主要体现在"以病人为中心"的医疗质量声誉、"人性化"的医院服务声誉和"成本 - 效益最优化"的医疗价格声誉。

在具体化的声誉管理活动中,要结合医院实际情况,制定适应医疗市场的各项规章制度,使医院形成管理制度化、技术操作规范化、窗口服务满意化的局面,以定量与定性相结合的方式定期对医院员工进行综合考核控制,形成事事有遵循、件件有标准、人人有职责的声誉氛围。医院要建立全过程、全方位、多层次的医院服务声誉培育体系,建立集医疗、预防、保健和康复为一体的服务;建立入院前、门急诊、住院和院后服务的全过程服务;建立满足不同服务人群需求的层次服务。医院要合理调整收费结构,接受社会和病人的监督,确保合理检查、合理收费、合理用药;为病人策划就医途径与方案,建立"便捷、优质、低价"的服务模式。医院声誉管理中应充分运用公共关系手段,多渠道进行健康教育宣传,有效表述和传播医院的信息,加强医院与公众的沟通,使公众对医院的评价更实际、更客观。报纸、广播、电视等新闻媒体具有单向和双向传播的功能,加强与他们的合作,能使医院在信息反馈中获得公众对医院声誉的议论和评价,并根据公众的呼声及时改变服务策略。

(3)医院声誉管理决策和投资　声誉决策是医院声誉管理的中心环节,在医院的医疗服务等各项管理中,应该始终把创造良好的声誉作为管理决策的重要因素和目标。美誉度和知名度是构成医院声誉的两个重要指标。决策中要把医院的知名度和美誉度放在同等重要的水平上,在重视知名度的同时更要将提高医院的美誉度作为医院管理决策的重中之重。医院的声誉投资主要体现在履行社会责任方面。一方面要尽力为社会公益事业服务,医院在这方面发挥作用的空间大、内容多,且可以形式多样,如派医疗队深入老、少、边、穷地区,开展巡回服务等,这些投资必须建立在自觉履行医院的社会责任基础之上,要杜绝功利主义的动机和色彩;另一方面要善于做好自己的服务工作,医院要在为病人创造舒适、温馨、高效、优质的就医条件方面合理投资。

6. 医院管理系统外部环境分析

(1)医院管理系统边界　系统是指由相互区别、相互作用的各部分有机地联结在一起,为统一完成某种功能形成的集合体。对于给定的系统,其可以是其他系统的一个子系统,也可以是按照一定的标准分解为诸多层次的子系统。医院管理理论认为:所要研究的问题一经确定,系统及其边界也应该是清晰和唯一的。

系统的边界是一个想象的轮廓,其把需要研究的问题划入系统,而与其他部分(即系统环境)分隔开来。一般来说,研究对象不同,或者虽然研究对象相同,但所研究的问题涉及的目的不同,系统的边界也就不同。确定了系统边界之后,才能确定系统的内生变量和外生变量。内生变量由系统内部反馈结构决定,外生变量由影响环境因素确定。系统动力学认为系统的行为是基于系统内部的诸多因素而产生的,外部因素对系统的影响是通过对内部因素的影响间接发挥作用的。

(2)医院管理系统外部环境分析　医院管理系统外部环境分析的目的,在于通过对系统边界的界定以及对医院管理系统与外界环境之间的互动模式的分析,使医院通过内外部互动更好地适应外部环境,以更好地实现医院管理目标。

1)医疗消费市场分析:随着医疗市场的开放,公众的医疗消费观发生了变化。维持和建立与消费者的信任与合作关系,成为医院最重要和最有效的竞争优势。从我国已经启动医疗保险制度的情况看,医院外部环境发生变化的明显标志是医疗费用支出由医生或医院制约变为由付款方制约,医疗市场从以前主要是医院与病人的双方关系,变为医院与病人、政府、医疗保险公司的多方关系。医院处在一个特殊供需市场环境之中。

2)消费者分析:公众的消费水平和消费行为在不断变化,他们更注重医疗消费的质量和价格。居民生活水平的提高,使得人们越来越注重服务的质量,这种改变有利于拉动消费增长。人们对时间的价值的重视,促使服务水平的提高、服务的迅速可得性以及高度的方便性,都正在变得更加重要,人们比以往更愿意为优质服务支付更多的费用。相关调查研究显示,消费者在选择医院就医时,首先考虑的是价格因素(占96.1%),其次是服务质量(占83.6%)、品牌知名度(占55.8%)、就医方便性(占32.5%)、环境舒适度(占27.6%)。

3)竞争分析:包括运营环境竞争分析和竞争对手竞争分析。医院面临的环境压力来源于:①医疗卫生改革将政府由控制准入行为调整为提倡私人资本或外资创办医院;②社区医疗保险和个体诊所的不断发展替代,使得医疗市场细分后部分病人流失,自行产生分销路径;③医疗市场开放,可选择的医院多,讨价还价能力较强,而医疗设备和药品供给者数目多,竞争投标直接影响成本,可获得性容易,供应商的议价能力低弱;④医疗市场的设备和人才竞争激烈,新技术的应用影响成本定位、产品质量,新的竞争者直接影响价格和市场份额。在进行运营环境竞争分析的同时,竞争分析还要对医院竞争对手之间在市场份额、价格竞争力、财务状况、服务质量、核心技术、顾客忠诚度等方面的竞争进行分析。

4)社会、文化、人口和环境因素分析:医院所处的位置与其发展水平和程度有直接的关系。在经济富裕和发达地区,人民生活水平不断提高,人民群众对医疗卫生的需求也日益提高。老龄化和城市化成为全球人口发展的趋势,老龄化将导致慢性非传染性病、伤残和精神疾病增加;人口结构的变化使医疗成为产品和服务性消费;城市化速度与卫生基础设施建设不能高度匹配,不能满足人民对卫生的需求。上述社会、文化、人口和环境的分析,对医院提供的医疗种类、医疗服务能力、医院服务的可及性、便捷性等提出了较高的要求。区域医疗规划是为了适应区域居民的医疗保健需要,合理配置医疗资源,提供综合性的医疗保健服务,实现医疗供给体制的系统化而制定的。区域医疗规划是对医疗市场结构的宏观调控,具体表现为一系列医疗卫生政策的制定、实施和监督。医院管理系统应对区域医疗规划有敏感反应,通过医院管理实践为政策制定提供建议。

(二)医院管理系统整合

应确定医院管理目标,以现代化的管理观念为指导,构建医院管理系统,并确定其运行的目标——提高医院综合竞争指数或者达到期望的综合竞争指数。医院综合竞争指数由社会声誉指数、经济效益指数、发展指数综合决定。综合竞争指数可以通过社会声誉指数、经济效益指数、发展指数按照一定的权重加权平均获得,所得的综合竞争指数可以进行竞争对手之间的横向比较,也可进行医院各个时期的纵向比较,从而评价医院管理的水平。

1. 医院管理系统架构及子系统划分

医院管理系统的构建过程,是指把医院人力资源管理、医疗业务管理、医院经济和财务管理、医院声誉管理等各项管理活动的关键指标,按照其对实现医院管理目标的作用,进行重新整合和排序的过程,其从全局的角度,把各项分项管理活动有机结合,共同为实现医院管理的目标服务。通过对医院管理中各个分项管理的分析,可以得出由医疗立法、医疗政策、医疗服务对象共同构成的医院管理系统边界。医院管理系统的设计,可以按医院管理支撑系统、运行系统、动力系统、制约系统和目标系统五个子系统划分。

(1)医院管理支撑系统　医院的市场定位即医疗服务对象的选择和医院资产(货币资产和非货币资产)的投入。医院的市场定位是医院运行的基础要素之一,决定着医院提供医疗服务的方式和范围、医院的业务总量、医院的业务收入以及其他运行要素,为医院的运行提供重要支撑。

1)医院资产投入:医院资产投入是医院运行的基础要素之一,是医院实现其医疗服务功能的基本保障。随着现代医院综合性不断提高,加大固定资产及医疗设备投入,不但能为医院创造巨大的经济利益,同时也会成为衡量医院现代化水平的重要标志。科学化合理化地做好医院资产的购置和管理工作,充分实现其经济效益和社会效益,在医院管理中显得越来越重要。医院基础投入涉及方方面面,基础投入除了一般性特征外,最关键的特性是与医疗工作息息相关,密不可分,不仅要考虑其与各项资产投入的关系,还要考虑其与建筑物、医患人员、医疗设备、交通设施、环境、医院管理、经济效益、医院发展的关系等。

2)医疗服务对象:由于人们的文化背景的差异,加之社会习俗、经济支付能力以及个人习惯的不同,人们对医院的服务内容、服务形式都有着不同的需求,医院应该针对这些不同的需求提供多层次多样化的服务,这样才能提高病人就医的忠诚度,增加光顾医院的次数,从而确保医疗市场占有额。

构建医院管理支撑系统,应将医院资产投入和医疗服务对象两个要素充分整合,综合考虑医院市场定位和医院资产结构之间的关系。根据医院支撑系统结构,可以选取门诊次均费用、出院平均费用、每床日均费用、总诊疗量、门诊人次、急诊人次、入院人数、床位数、每床建筑面积、每床固定资产总额、每床流动资产总额、每床专业设备总值、每百床万元以上医疗装备数、每床卫生技术人员数、护理人员与卫技人数比、外部投资额变量描述医院管理支撑系统。

(2)医院管理运行系统　医院管理运行系统专注于医疗管理,即医院管理的门急诊管理、临床科室管理、医技科室管理和护理管理等方面,通过各个职能部门的良好运行,保证医院管理系统的顺利运行,达到医院管理的目标。

医疗管理是完成医院任务的主要手段,医院的基本任务是医疗,医疗工作是医院工作的中心,因此加强医疗管理,提高医疗系统的能力,是保证医院任务完成的重要手段;医院管理是综合性的管理,例如人员管理、组织管理、物资管理、质量管理等,在医院管理总体中,医疗管理是影响整个医院管理水平的中心环节。

医疗管理包括制订医疗管理计划、合理组织医疗技术力量、制订各项医疗规章制度、做好医疗活动中的协调、检查评定医疗效果。医疗管理计划是实施医疗管理和评价医疗管理效果的依据,可使医疗工作目标明确,避免盲目性。医疗管理计划的制订要经过制订任务目标、测算需要、核定现有条件、对需要与可能提供的条件加以平衡,最后确定计划目标这几个阶段。制订医疗管理计划是在对宏观、微观充分认识的基础上计划门诊、急诊、病房、院外及医技科室的医疗工作数量、效率及质量目标,以及新开展医疗项目的方向、规模和计划、技术力量的配备。

根据医院管理运行系统的功能,可以选取护士人均每日负担住院床位、医生人均每日负担住院床位、平均住院日、治疗有效率、诊断符合率、入院三日确诊率、科研项目目标完成率、业务收入、药品收入、资产报酬率变量描述医院管理运行系统。

(3)医院管理动力系统　高水平的人力资源和高水平的技术为医院的运行和进步提供不竭的动力。医院管理动力系统主要由医院人力资源管理子系统和科学研究管理子系统构成。

1)医院人力资源管理:医院人力资源管理是指以医院的人力资源为主要对象,对其进行规划、管理、培训等管理活动和过程的总和。人力资源管理子系统从医院人力资源需求出发,制订人力资源规划,根据规划进行人力资源的招聘、管理、培训等活动,不断提高人力资源水平,为医院发展和医院管理目标的实现提供人力方面的保障,同时实现人力资源子系统自身的良性循环。

2)医院科研管理:医院科研管理是指对医学领域的科学研究和技术活动的管理。具体地说,科学研究管理子系统就是运用计划、组织、协调、控制等基本手段,有效地利用人、财、物、信息等要素,使其相互配合,发挥最高效率,达到最佳效果。医院科研管理工作的基本目标是出成果、出人才、出效益,促进医学科学事业的不断发展和医疗技术、医疗质量的不断提高。

(4)医院管理制约系统　制约医院系统运行的要素主要有医院发展规模的限制、医院资本投入的限制以及医疗差错、事故等对医院的负面影响。

医院发展受到规模的影响,当医院业务量达到边际规模后,医院用于基础设施建设、医疗设备购入、人力资源开发、新技术的开发和应用、社会责任履行等方面的投入将会受到限制,继续扩大,将会制约医院的发展。除医院规模和投入的制约外,不可避免的医疗纠纷和医疗差错、医疗事故也是制约医院发展的另一个因素。综上,医院管理制约系统可用医疗事故和严重医疗差错(例)、纠纷(差错、事故)赔偿金额、人力资源投资额、科研投资额、社会责任基金、一般修购基金、设备更新维护基金变量描述。

(5)医院管理目标系统　医院的宗旨是救死扶伤,保障人民群众身体健康。医院不同于一般营利性企业,其在追求经济效益的同时,更要追求社会效益,实现经济效益和社会效益的平衡。医院管理目标是在经济效益和社会效益互相协调的情况下,追求高的医院发展潜力,更好地服务于社会卫生事业。

在市场经济条件下,医院的经费补偿主要靠自我经营获取利润所得,医院要在医疗市场中赢取利润、求得生存和发展,医院之间的竞争是不可避免的。目前医院之间的竞争多通过提高技术、优化服务、强化管理等非政策性的软性手段和措施以增强医院的竞争能力。医院竞争力是在医院管理运行中长期形成的,蕴藏于医院内质中,支撑医院过去、现在和未来的竞争优势,并使医院在竞争环境中能够延续性取得主动的能力。在市场经济环境下,医院应该追求有竞争力的经济效益、社会效益和发展潜力,所以,构建医院管理系统,应该以提高医院竞争力作为系统的目标。

医院竞争力可以通过资源与能力两大部分来体现。资源包括有形资源(人力资源、物资资源)和无形资源(技术资源)。能力包括直接能力(医疗能力)和间接能力(经营管理能力、技术创新能力)。

医院竞争力的高低能够综合反映医院社会效益、经济效益和发展潜力的综合竞争力指数。综合竞争力指数由社会声誉指数(反映社会效益)、经济效益指数(反映经济效益)、发展指数(反映发展潜力)按照一定的权重,加权平均算得。社会声誉指数由病人满意度、年度承诺服务完成率、医疗事故和严重医疗差错数加权平均确定;经济效益指数由资产报酬率等反映医院经济效益的指标最终确定;发展指数由床位数、每床固定资产总额、每床流动资产总额加权平均确定。

2. 医院管理系统内部运行

(1)医院管理系统内部运行　医院管理系统在支撑系统、动力系统和制约系统的共同作用下,通过运行系统达到医院管理目标——提高医院竞争力。当支撑系统能够满足运行系统的一切要素,制约系统对运行系统的约束以及动力系统对运行系统的推动作用达到最优时,整个医院管理系统将处于一种良性发展的状态。如果支撑系统、动力系统、制约系统中的某一方面出现阻滞或运动失灵,将影响运行系统的运动状态,导致目标系统无法实现。虽然运行系统正常运行,但由于系统运行具有迟滞作用,运动失灵的支撑系统、动力系统或制约系统中的一个或多个消极因素会在将来对目标系统造成严重的阻滞作用,导致目标系统停止增长或负增长。

(2)医院管理系统内部反馈　医院管理系统内部的反馈作用主要表现在两个方面:一方面是由支撑系统、动力系统、运行系统组成的正反馈环路,另一方面是由支撑系统、制约系统、运行系统组成的负反馈回路。

由支撑系统、动力系统、运行系统组成的正反馈环路主要表现在支撑系统为运行系统提供物质、资金、服务对象等的支撑,使运行系统正常运行。动力系统为运行系统提供推动力,使运行系统加速运行,促进医院管理系统目标顺利实现。系统的整体目标会对运行系统、动力系统产生作用。正确、合理的系统整体目标能够引导运行系统有条不紊地运行,整体系统目标的实现会使动力系统获得更大的发展。运行系统、动力系统的良性发展为支撑系统的可持续发展提供了保证,从而使整个系统得以良性互动发展。

在支撑系统的支持下,运行系统发展到一定程度,会对外界环境产生影响,并受到制约系统的制约。运行系统和制约系统必须维持最低能量的平衡,否则系统的内部就会出现摩擦和停滞不前,影响系统整体目标的实现。如系统运行出现问题,要改变系统的运行状态,必须对目标进行修正,使运行系统重新回到良性运行的轨道上来。

医院管理系统本身能够借助负反馈使自身保持动态稳定。借助正反馈的作用,医院管理系统得以继续发展。系统中微小的涨落在正反馈的作用下得以放大,从而进入新的有序状态。正常情况下,增长和稳定两种趋势相互作用,使得医院管理系统得以稳定发展,不会危及整个系统的健康演进。

(3)系统内部运行与反馈的动态性　医院管理中的支撑系统、制约系统、动力系统,在医院管理过程中的作用、地位和内容不是一成不变的。

在医院发展初期,支撑系统的作用和地位相对较强,而约束系统和动力系统的作用和地位相对较弱,此时支撑系统中的物质、资金等要素对运行系统产生强大的支撑作用,使医院发展初期的目标得以迅速实现,为医院的持续发展积蓄强大的基础。随着医院规模的扩张,支撑系统对运行系统强大的支撑作用减弱,取而代之的是动力系统对运行系统的推动作用。此时运行系统和制约系统的摩擦增大,要注意解决两者的矛盾,避免影响医院管理目标的实现。在医院发展的稳定期,支撑系统、运行系统、动力系统、制约系统达到一种动态平衡,它们共同作用使医院管理系统的整体目标得以实现。

3. 医院管理系统外界环境

医院管理系统不是孤立存在的,而是与外界环境相互作用相互依赖的,所以要求医院管理系统中内部可控的各个关键变量必须对外界环境有较高的敏感性,能够及时将外界环境的变化信息反映到医院管理系统中来,使管理者能够及时通过政策干预调整医院管理计划,更好地实现医院管理的目标。医院管理外部环境因素包括政策环境、经济环境、社会环境和技术环境。由于系统变量存在特定的敏感性,故外部环境的变化能够灵敏地反映到系统运行过程中。同样,医院管理系统的运行通过敏感的系统变量对外部环境产生影响,从而形成系统外部环境和医院管理系统内部各因素之间的互动和循环。

(1)政策环境与医院管理系统

1)医疗体制改革,打破了行业垄断,将医院推向市场:城镇职工基本医疗保险制度、医疗卫生体制、药品生产流通三项体制的改革,一方面满足了群众对基本医疗的需要,另一方面鼓励社会资本兴办多种形式的医疗机构,打破了医疗垄断,在医疗卫生行业建立起竞争机制,政府由"办医院"转变为对医疗机构的宏观调控、监督,使医疗行业管理更规范,推动医院从根本上改进内部管理和服务,促进医疗技术水平的提高。

2)卫生人事制度改革,促进了医疗人才的自由流动:随着《关于深化卫生事业单位人事制度改革的实施意见》在各地的推行,医院的人事管理也发生了变化。主管部门不再统一进行医院的人事调配,医院可以根据自己的需求来引进人员,用人自主权增强,由此促进了人才的自由流动,充分调动了广大医务人员的积极性。医院应建立科学合理的人力资源激励机制,以适应人力资源市场的要求,保持较高水平的人才结构。

3)社区医疗服务的发展使医院面临挑战:国家制定政策,将社区卫生服务纳入基本医疗保险服务项目,并逐步完善社区卫生服务机构的准入制度,加强对社区卫生服务的规范化管理及社区卫生服务的队伍建设,建立规范的双向转诊制度,从而真正做到"小病进社区、大病到医院",有效配置卫生资源。这一方面使医院面临着病员分流的威胁,另一方面也为医院带来新的市场机遇,医院可以通过建立社区医疗服务站、诊所等占领更多的市场份额。

4)价格政策影响着医院的营利方式:我国实行"对非营利性医疗机构的收支实行总量控制、结构调整。在总量控制幅度内,综合考虑医疗成本、财政补助和药品收入等因素,调整不合理的医疗服务价格,体现医务人员的技术劳务价值。适当提高手术费、床位费等;降低过高的大型医疗设备检查费等"。按照上述政策,药品价格及大型设备检查费的下调,会影响医院收入。医院应对政策调整做好预判,加强医技队伍的培养,同时通过内部挖潜、走内涵式发展之路,及时调整医院的收入来源结构,以应对服务价格调整带来的冲击。

5)外资进入使我国医院面临新的机遇和挑战:外资的进入一方面促使我国医疗机构改进技术和服务质量,促进我国医疗机构的发展;另一方面也以其雄厚的资金、先进的技术、优质的服务分均医疗市场份额,使我国医疗机构面临新的挑战。

6)"举证责任倒置"的规定,给医患关系带来新的影响:2002年4月1日最高人民法院《关于民事诉讼证据的若干规定》发布实施。该规定确定了医疗侵权诉讼中"医疗行为与损害结果之间不存在因果关系及不存在医疗过错"的举证责任将由过去的病人举证改为由医院承担主要举证责任。这一规定给医患关系和医院的经营管理带来了新的影响,增加了医院经营风险,使医院在规范管理、改进服务质量和医疗质量的同时,采取必要的措施加强自我保护。

(2)经济环境与医院管理系统

1)国内宏观经济形势有利于医药经济的持续快速发展:近年来,在我国坚持扩大内需、实施积极的财政政策和稳健的货币政策等宏观调控方针指引下,国内经济运行呈现出较快增长的态势。与此同时,国家综合利用各种调控手段,努力扩大投资和消费,为经济增长提供更加平稳和宽松的环境。这种稳定发展的宏观经济局面,为我国医药经济的发展创造了良好的外部条件。同时,城乡居民特别是低收入群体收入的增加,居民购买力进一步提高,社会保障体系如失业保险、养老保险以及医疗保险等制度也日趋完善,居民的健康意识随着收入的增加、生活水平的提高而增强,用于健康消费的有效支出也将增加。

2）居民收入水平和收入差距对医疗服务提出新的要求：随着居民收入的增加和差距的拉大，高级病房、家庭病床、医疗美容、健康体检、保健和心理咨询与治疗等特需市场逐步兴起，医疗保健呈现多样化需求，医院的服务对象也由传统的以病人为主转向包括康养在内的更广泛的范围，医疗市场的规模不断扩大。

（3）社会环境与医院管理系统

1）人口老龄化、生活方式改变，导致疾病谱发生变化：由于生活水平的提高，人民群众的健康水平逐渐上升，目前我国人口的平均期望寿命已高达 70 岁左右，呈现出老龄化倾向。由于老年人在人口结构中的比例增加，由衰老而导致的慢性衰退性疾病随年龄增长而增加。人们的生活方式、劳动方式和传统观念的变化导致社会心理矛盾增多从而造成心理疾病；环境污染、吸烟酗酒导致心血管疾病风险增加。医疗模式将由以治疗为主转变为以预防、保健为主，而医院的工作也将由治疗服务转变为防治服务，从生理服务扩大到心理服务，从技术服务发展到社会服务，从院内服务延伸到院外服务，从单纯的为病人服务扩展到同时为健康人群服务。

2）居民文化水平与整体素质提高，健康意识普遍增强：随着地区经济的发展和生活水平的提高，以及信息化带来的医药及疾病知识的普及，居民健康意识普遍增强。特别是一些富裕家庭其医疗卫生保健服务已不单单是生存需求，而是对延年益寿、健康幸福的追求。此外，随着生活质量的提高，人们对医院的环境、提供的附加服务等软性条件逐渐重视起来，医院和病人的关系正在悄悄地发生变化，病人在就诊过程中不再完全处于被动地位，对医疗保健提出了更高的要求。为此，医院服务功能的多样化、服务环境的改变、服务质量的提高等都应纳入医院管理者的议事日程。

（4）技术环境与医院管理系统

1）信息技术的发展改变了医疗服务模式：互联网时代的到来，使人们的工作、生活方式发生了巨大的变革。信息技术的发展，远程医学、网上药房、网上医院的开设等，大大缩短了医疗服务的提供时间和提供渠道，改变了医疗服务模式。

2）医疗科技的发展和新技术的运用，影响着医疗需求：医疗技术的发展日新月异，治疗方法和仪器设备不断推陈出新，使整体医疗水平不断上升。但临床新技术、新项目的运用，又增加了医疗上的风险；昂贵的进口仪器带来科技进步的同时也带来沉重的医疗负担及随后的维护费用居高不下，影响了人们的医疗需求。

3）医学分科精细化使就医环节增加，对医院管理提出了更高的要求：医疗技术的飞速发展使医学分科日益精细，医院内的组织结构也日益复杂，科室与人员种类不断增加。同时，中西医结合及医学整体综合趋势加强，并进一步深化其同自然科学、社会人文科学、工程技术等学科的相互联系、交叉和渗透，这些都对医院管理提出了更高的要求，对医院管理人员的综合能力结构也提出了特殊的要求。在市场经济、知识经济、全球经济一体化等新经济理念与格局中，面对我国加入世界贸易组织后带来的种种机遇与挑战，医院管理人员队伍的职业化建设已势在必行。

第四节　医院管理创新研究

社会主义市场经济体制的建立、科学技术的突飞猛进、社会各个领域的巨大变革,给我国医院带来了前所未有的历史性挑战。如何适应新的形势,抓住机遇,迎接挑战,主动顺应时代的要求,在激烈的市场竞争中求得生存和发展,是摆在医疗卫生工作者面前十分重要的课题。当今,我国的医疗改革逐步深化,分级诊疗制度已开始实施,对医院管理提出了新的更高的要求。因此,我国的医院管理创新就显得十分重要。

一、医院监管创新

(一)我国医疗体系监管现状

经过多年的改革探索,我国传统计划经济体制下国家通过公费医疗和劳保医疗等免费医疗卫生服务的供给模式正在或将要转变与调整。与此同时,我国医疗卫生服务在融资机制、付费方式、医疗机构治理结构以及政府监督管理体制等四方面改革上出现了不匹配和不协调,广大群众"看病难、看病贵"的问题在一个较长的时期内或将仍得不到彻底改变。如何通过建立现代医疗卫生监管体制来重构医疗卫生服务体系,是未来我国医疗卫生体制改革面临的重大挑战之一。

(二)加强医院监管的必要性

我国医疗卫生事业的特性是政府实行一定福利政策的社会公益事业。这一性质决定了政府要在医疗卫生领域承担起重要的监管责任。由于医疗市场具有自然垄断和信息不对称等特点,目前我国医疗市场存在着医疗费用上涨过快、医药虚假广告增多、药品价格虚高不下、不计风险的政绩工程频出等问题,政府监管明显滞后于市场,加强对医疗行业的政府监管已经成为当务之急。因此,政府要通过决策作用、服务作用、法制规范作用、宣传教育作用等方式加强对医院的监管,为医院确立科学发展理念,用市场化推动医院发展,逐步推进和深化我国的医疗体制改革。由于医院具有公益性的特点,这也决定了社会力量,如媒体、社会公众等对医院进行监督的必要性。医院的内部监督对于保证医院的公益性,同时保护医院员工的权益也具有十分重要的意义。

(三)医院监管应注意的问题

在今后相当长的时间内,医院要在相应层级的政府指导下,立足当地的资源条件,在控制医疗费用总量的前提下,既要确保减轻群众医药费用负担,使广大群众都能看得起病,又要保障医疗机构的合理收入,使各级医院都能够保持可持续发展。当前需要做好如下四方面的工作。

1. 加强政府引导,推进医疗卫生体制创新

政府通过推动结构调整和制度创新,推进医院产权结构优化;坚持有进有退,调整国有医院布局;以建立现代医院管理制度为目标,规范法人治理结构;加快主辅分离及辅业改制步伐,提高国有医院效益和竞争能力;进一步消除制约医院发展的各种障碍,放宽市场准入条件,使非公有制医院享有与其他医院同等的发展机会,真正使非公有制医院成为我国医疗体制改革发展的新空间。

2. 加强政府监管,合理配置医疗资源

强化政府对医院的监管,需注意三方面的工作。一要严格按照各地医疗规划要求进行医院建设。规划是一种智力产品,是综合各方面要素对当地医疗空间资源进行的合理、科学配置。因此,政府相关管理部门必须严格按规划的要求对各级医院进行检查、考核等。二要严把医院大型医疗仪器审批关,要有严格的批准程序。三要依法对规划的实施进行监督管理,加大对违反当地医疗发展规划行为的查处力度。

3. 积极推行政府对医疗行业的监管

政府作为社会公共利益的代表,要强化运用市场机制,既要把政府部门的积极作用发挥出来,又要把社会的积极性调动起来,共同推动医疗服务体制的改革。要加强政策研究,尽快制定解决医疗体制改革中出现新问题的政策措施,同时对医疗服务部门实行安全监管、价格监管、质量监管。政府必须对危及或者可能危及公共利益、公共安全的方面加强监管,保证社会公众利益和公共安全。

(四)加强医院监管的措施

1. 加强政府在医院监管过程中的重要角色

政府作为监管者,在与医院的互动中,希望通过规则的指引,使医院和普通百姓都确立对医疗服务市场的信心,对政府的信心。对于医疗服务市场,首先强调的还是监管者应努力树立维护医疗服务市场公平的声誉机制;其次是提高医疗服务的总体效率。要在政府监管者、医院和普通百姓三者之间构筑荣辱与共、休戚相关的同盟体。

(1)建立健全监管政策及法律体系 为保证医院的合规、有序运行,政府应制定相关政策,规范医院的经营行为,包括财政补助政策、资产管理政策、物价政策、医疗保险政策、农民合作医疗保险政策、药品流通体制政策、税收优惠政策等,加强对医院的监督。

(2)定期对监管制度的实施效果展开调查统计 一方面尽可能及时掌握医疗服务市场中各医院对规则的遵循情况,把握医疗服务市场的大体状况;另一方面依据所调查的资料分析普通百姓和医院在现有医疗制度背景下的典型行为特征,为制定相应的政策和规章制度提供依据。

（3）定期公布医院费用与收支　建立医院各种费用与收支定期是否平衡的公布机制，通过监管制度的指引，可以降低过度诊疗在病人就诊费用中的比例，可以使医疗服务市场处于规范的发展之中，进而解决当前医疗服务市场出现的看病难、看病贵的现象。

（4）保证监管制度环境下对医院监管的相对稳定　对医院来说，规则与制度的制裁成本将在相当程度上影响他们的策略选择，若监管者制裁成本无从规范，忽上忽下，一段时期对违规行为视而不见，一段时期又狠抓一气，虽然可能促进了医院对规则的遵循，但更可能使医院对政府监管失去信心。

2. 增强社会力量对医院的监督

医院具有的公益性特点，决定了社会力量对医院监督的必要性。社会主义市场经济条件下，医院作为独立的经济实体，更多地会关注其经济效益，从而忽视了同样重要的社会效益。社会各方面的力量，包括媒体、社会公众、各种组织等都应该加强对医院的监督，促使医院努力并最大限度地实现其公益目标。

3. 完善医院的内部监督

在医院内部建立完善"委员会"制度，实行院务公开，民主监督，使各类医疗诊治、行政管理活动处于规范、协调、有序的运行状态。同时要重视工会在医院内部监督的重要作用。维护职工合法权益是工会的基本职责，工会依法履行对有关工资调整计划、奖金分配方案、安全生产、劳动保护方案、有关重要规章制度制定、有关员工福利事业等的监督权，有权代表员工与医院签订集体劳动合同，切实保护员工利益。

二、医院管理方式创新

（一）医院决策机制创新

决策的民主化、科学化，是医院医疗、经营等各项管理工作得以发展的关键。当前如何深化医院内部改革，推进"以病人为中心"的工作登上新台阶，不断增强医院的生机和活力，适应社会主义市场经济的发展，科学的决策起着关键的作用。因此，医院的各项决策，特别是重大决策，必须严格按照一定的决策程序进行。使各项决策置于调查研究和充分论证之后，同时要健全决策的约束机制。

1. 科学的决策在医院管理中的必要性

医院决策是对一定时期医院经营活动确定目标，从每一个可行性方案中选择一个最合理方案的分析判断过程，目的是为解决未来事件做好预案，为未来行为确定方向、目标和实现目标的具体途径。随着我国卫生改革的深入发展，医院经营自主权的逐步扩大，医疗市场竞争的日趋激烈，客观上要求医院应对社会经济环境和市场迅速灵敏地做出反应。只有运用科学的方法预测未来，做出正确决策，医院才能提高适应环境变化的能力，提高竞争力,使自己得以生存、发展和壮大。

2. 实现科学、民主决策的措施

医院的决策者必须要与时代相适应,要有活跃的思维、敏锐的洞察力,要有创造性的战略头脑和气魄。医院要在实践中不断加快管理者职业化的进程,要培养管理者具备善于辩证思考、统筹大局、综合管理的能力。医院管理者要有现代化的经济、专业技术知识,只有博学多才,才能应对现代医院管理中面临的大量经济、技术问题。概括起来应该是政治品德良好、身体强健、心理稳定性强的知识—能力型人才。

要采取集体、民主的决策方式。在决策过程中,凡是需要集体决策的事情,都应保证决策内容事先为参与者所知晓,让所有决策者有充分了解情况、调查研究、独立思考的时间。医院专家委员会由业务技术专家和管理专家组成,他们参与医院重大问题的研究、讨论和决策,以强化民主决策、科学决策,充分体现专家委员会在医院的地位和作用。其主要职责是:①贯彻执行党和国家的路线、方针、政策,正确引导职工处理好国家、医院、职工三者利益关系,协助院长做好医院重大问题的决策;②参与医院重大问题决策的调研论证工作,并提出决策方案;③对重大问题的决策,委员会会同有关部门在充分调查研究的基础上提出方案,必要时提出两个以上可供比较的方案,并认真听取有关专家、学者和职工代表的意见。在决策之后,医院管理委员会还要协助院领导对实施决策进行追踪检查和控制,并适时提出应变方案。要发挥职工代表大会的重要作用,职工代表大会是实施科学决策的重要载体,也是民主意志的重要体现。决策的科学化必须以民主化为先决条件。领导者在决断重大问题,特别是事关医院发展大事和职工切身利益的问题时,要广泛听取群众意见,收集各方面的反映,引导和鼓励职工代表认真审议医院的重大决策,使他们充分行使代表职权,畅所欲言,共商医院大事。对重大问题可采用无记名投票的方式表决,保证医院重大决策出台的科学性、合理性和可行性。

(二)医院激励机制创新

医院激励机制的建立与完善是近年来我国医院管理学界广泛研讨的一个热门话题。随着卫生事业的发展和医院改革的不断深入,医疗市场的竞争日益激烈,这促使医院不断强化内部管理机制,转换内部经营机制。激励机制是一种有利于合理利用医院内部资源,增强医院核心竞争力的内部经营机制。在当前形势下,医院激励机制的完善与创新,尤为迫切。

1. 医院激励机制创新的重要意义

我国多年来不断深化内部分配制度,改革用人机制,已逐步建立起了一套具有我国医院特点的激励机制,并且取得了一定的成效。但由于长期以来的行政型管理体制,用人制度缺乏灵活性,人才结构存在"余缺并存"的局面;分配政策相对落后,平均主义的思想仍然影响着一些员工。凡此种种,都不利于员工工作热情的提高和潜能的发挥,也与外部市场竞争的加剧和内部改革的推进不相适应。因此,医院要根据经济形势的变化进一步调整和完善激励机制,以充分调动广大员工的积极性,为医院的生存和发展做出更大的贡献。

2. 医院激励机制创新需要注意的问题

(1)注意整体性与目标性相结合　在医院中建立激励机制,要考虑整体性原则。医院要从自身实际出发,同时也要突出特点,与其他人、财、物管理部门协调好,凡是相关的部门要密切配合,决不能相互推诿。激励的目标性很强,激励目标应该是一个目标群。这里既要有医院整体发展目标,以用来凝聚人心,又要有医院的发展走向,以用来加强职工的使命感,还要有科室的具体目标,以促进他们的团结与协作,也要有个人的目标,以促使个人的价值得到认可。在现代医院中,目标性对于激励起着关键的作用。

(2)注意精神激励与物质激励相结合　物质激励是目前我国医院内部使用非常普遍的一种激励方式。但在实践中,不少单位在使用物质激励的过程中,耗费不少,而预期的目的并未达到,职工的积极性不高,反倒贻误了组织发展的契机。事实上,人类不但有物质上的需要,更有精神方面的需要。美国管理学家皮特就曾指出:"重赏会带来副作用,因为高额的奖金会使大家彼此封锁消息,影响工作的正常开展,整个社会的风气就不会正。"医院必须把物质激励和精神激励结合起来才能真正调动广大员工的积极性。

(3)注意正负激励相结合　要通过正面的激励来肯定正确的思想与行为,通过惩戒性的负激励,指出不足与存在的问题,使全体职工重新审视自己的思想与行为。需要注意的是,要恰当地使用负激励,使用不当可能会导致某种反面作用,达不到激励的目的。

3. 实现医院激励机制创新的途径

(1)激励要制度化、规范化　激励固然不可墨守成规,但也不能任意树立先例。有些主管为了表示自己有魄力,未经深思熟虑,就慨然应允。话说出口,事难以兑现,又碍于情面,明知不对,却将错就错。因此,应将任何人都不可以任意树立先例作为培养制度化观念、确立守法精神的第一步。总的来讲,在医院管理的具体实施中,求新求变应该遵守合法程序。

(2)激励要充分考虑到团体目标　目标是激励的共同标准,所有激励都不能偏离目标。凡是偏离团体目标的行为,不可激励,以免这种偏向力或离心力愈来愈大。医院的组织目标就是追求社会效益和经济效益的协调统一,在为公众提供优质、高效、低耗的医疗保健服务的同时,保证医院的可持续发展。因此,医院管理者在制订激励措施时应把实现员工的个人目标朝实现团体目标方向引导。

(3)团队与个人激励相结合的方式　良好的团队应该是整体绩效强大、关系融洽和个人能够得到很好发展的团队。因为个体绩效与团队绩效呈正相关,因此医院要想有好的业绩,就要对团队和个人结合着进行激励,只有将两者有机地结合起来,才可以使一个融洽的团队创造出良好的业绩。

（4）充分发挥外在激励的作用　根据边际效应理论，在物质激励达到一定限度的情况下，被激励对象所能发挥的作用明显减小。特别是在医院，知识氛围比较浓厚，对于医护工作者而言，一方面要满足他们的物质需要，另一方面对精神层面（如工作环境、自我实现、人际关系、参与管理）的需要也要给予及时的满足，外在激励可以满足他们在这方面的需求。医院要增强自身建设，为广大医护工作者提供良好的工作、学习条件，使医护人员能看到今后发展的美好前景。同时加大民主决策力度，集思广益，让普通医护人员参加医院管理、重大事项决策，使他们具有强烈的主人翁意识。

（三）积极塑造良好的医院形象

医院形象是指医院在公众心目中的具体信誉和印象，是医院精神的综合表现。一所医院的形象应包括有形和无形两个部分。有形部分是指医院的建筑风格、布局设施、床位等有具体物质形态的资产，包括配套、先进的现代化设施设备，舒适、优美、安静的诊疗环境，结构合理、梯队整齐、具有敬业精神的人才队伍及高素质的管理干部队伍。无形部分则指在长期的医疗活动中能发挥重要作用而又不具备实物形态的特殊资产，包括医院的医疗特色、技术水平和服务质量等，如先进的管理水平、信誉、职工素质等。可以说，良好的医院形象就是一块"金"字招牌。

1. 加强医院形象建设的必要性

形象是指能够引起人的思想或感情活动的具体形象或姿态。医院形象的本身是"形神合一"的载体，是构成医院各种医疗活动的总称。医院的"形"即指院容、院貌、员工仪表、设备装备等，而医院的"神"，是指由医院客观物质运动形态所体现的风格、医院职工的素质和精神风貌，医院的社会责任感、医院经营管理所体现出来的医院感召力、凝聚力、医院目标、医院气质、制度等。"形"与"神"处于高度完善的有机统一体之中，医院只有处于"形神合一"的境界，才能以其独特的理念来确定目标，求得医院的发展。市场经济中，竞争是主旋律，必须将医院形象视作一项战略计划，统一规划，系统地、全方位地动作，这样才能在整体形象塑造上予以推进，在具体举措上加以实现。

在市场竞争条件下，优胜劣汰法则为强者塑造形象提供了均等的机会。良好的医院形象是一种巨大的无形资产，它能使医院在提高知名度的同时，获得良好的发展环境。这有助于医院吸引病人，吸引高技术人员加入，也可得到社会各界人士的认可。

医院内部的凝聚力是医院从事一切医疗活动的保证和起点，而医院内部团结、和谐、融洽、宽松的环境以及催人奋进的机制，往往对增强职工对医院的自信心和自豪感、强化职工的主人翁意识、最大限度地调动职工的积极性和创造性，有着不可估量的感召力和号召力。良好的医院形象会使医院职工自觉地调整自己的行为，接受共同的价值准则的约束，以接近共同形象，更好地建设、美化自己医院的形象。

2. 创新医院的形象建设

（1）整体形象创新　整体形象创新包括直观性整体形象创新和非直观性整体形象创

新。直观性整体形象创新指医院整体建筑风格创新、主要建筑内容装修创新、专科与名医创新、医院标志创新、医院标识创新、医院徽章创新以及内外环境绿化创新等,这些直观性创新主要是以领导者的思维水平和经济实力作为后盾,必须进行专家式的整体设计。非直观性整体创新主要是指医院内涵素质方面的创新,如医院的规章制度、精神、文化、员工意识、员工教育等。这些创新非一日之寒,必须在设计的前提下持之以恒地进行。特别是医院的整体发展规划和发展模式创新,这是医院整体形象创新的高水平、高层次创新,必须进行高水平的论证与策划。

(2)专科形象创新　专科形象创新是医院整体形象创新的主要内容。科室整体形象创新,重要的是人才创新、结构创新、技术创新、服务创新、效益创新。其中服务创新最重要,要用服务提升专科知名度、用服务提升技术水平、用服务提升专家品牌,服务创新的标准是病人满意。专科形象创新需要建立一套完整的专科管理制度,从人才、技术、科室管理、护理、监护、质量管理、科室文化等都要形成行之有效的规章制度,保证专科的健康稳步发展。专科门诊必须形成专科门诊文化,有浓郁的技术氛围、人性氛围、专家坐诊氛围、温馨氛围,要做到使病人有亲切放松、宾至如归的感觉。

(3)名医形象创新　名医形象创新指名医专家必须有自己的技术形象、业务形象、服务形象、师长形象、科研形象、敬业奉献形象、整体素质形象等,名医必须靠这些来塑造自己的良好形象。医院要加强宣传名医专家,广泛利用市场经济规律来达到医院发展的目的;鼓励名医带好徒弟,为医院长远建设服务。名医也要与时俱进,不断进行技术创新和服务创新,不保守、不固执、不排他,永远保持一种旺盛的技术攻关精神、温馨的服务精神、严谨的科学工作精神。

(4)核心技术形象创新　医院的形象靠技术,尤其是核心技术。核心技术必须确保在一定的时间内他人无法复制、学到,始终在市场上占有绝对地位。医院树立核心技术形象,一是要宣传准确,可信度高,专家能手到病除,无人替代;二是有发展规划,在体制上、技术配套、床位扩展、规模建设、自有的替代技术、核心技术的垄断周期等方面,必须有一个中、长期发展规划;三是立足本地区,有计划地拓展外围地区,占领国内市场,走向世界;四是必须建立一套相应的激励机制,为核心技术形象服务,如技术创新奖励制度、优质服务奖励制度等。

(5)员工形象创新　员工形象创新的关键是员工整体素质的提高,包括政治素质、业务素质、服务素质、心理素质、公关素质等。要加大在职教育力度,加大遵章守法力度,特别是加大使病人满意意识的教育和培训,一切工作都是为了病人满意,把这个理念贯穿到员工的言行中。一是员工的在职教育,根据不同层次、学历、工作采取不同的教育培训方式,从一言一行开始,到所从事的工作环节,使全体员工有统一的服务意识、发展意识。二是统一服装、标识,按不同专业设计服装,佩戴统一的胸牌标识。三是文明素质培养,说话轻、文明用语,做病人的知心朋友,真心为病人排忧解难。四是建立良好的员工文化,使全体员工树立一种改革创新、奋发进取、精神抖擞、团结奉献的员工文化。

(6)信誉形象创新   信誉是医院的口碑,是长期塑造的结果,是所有人共同维护和创新的结果。医院信誉是服务出来的,是医院、科室、员工在为病人服务中点滴积累起来的,全体员工、靠知名专家、靠正确的导向与宣传、靠精心策划与设计。医院信誉绝不是医院自封的,也不是领导赐予的,而是从病人口中得来的,只能是病人对服务的体验。医院信誉是强化社会责任感的结果,医院要对社会负责。医院除全心全意为病人健康服务外,还要有强烈的社会责任感,要切实维护病人利益,合理收费,对特困人员要减免费用,要正确处理医疗纠纷,切切实实尽力为病人解决一切需要解决的问题。探究医院形象的最终目的是提高医院的社会效益和经济效益,这一目的与社会主义医院的本质是一致的。医院要对自己的医疗技术、医疗设备、医护人员、医疗质量和管理水平进行详细的宣传,让所有就医者了解医院的医疗技术水平、医德医风以及医疗服务等方面的情况,使病人按照自己的病情和经济条件有目的地选择一所适合自己治疗的医院,这样可以大大减少病人在就医中的盲目性,既方便了病人,又使卫生资源得到合理有效的利用。同时,需要就医的人群了解了医院各个方面的情况,会使医院充分发挥自身优势,取得比较好的经济效益,从而达到社会效益和经济效益的统一,进一步促进医院的建设与发展。

三、医院产权改革创新

(一)医院产权改革的必要性

传统的医院制度,存在着产权不清、权责不明、政院不分、管理不科学的弊端,如:医院的投资主体单一,卫生筹资的渠道狭窄,医院经营形式少,经营机制不完善,医院缺乏自主权;卫生资源的配置不合理,总量与结构失衡,城市医院的资源利用效率低下,缺乏效率和效益;社会对医院服务的需求因受到多种因素的抑制而下降。随着市场经济体制的建立,医疗卫生行业日趋激烈的市场竞争,给医院的发展和管理带来了前所未有的挑战,通过产权制度改革来建立现代医院制度是非常必要的。

医院产权制度改革有利于区域卫生规划实施和卫生服务体系调整。卫生服务体系的调整和卫生资源结构的调整,都要求资源的流动,资源的流动必然要求产权制度进行改革,使卫生资源在不同部门、行业和行政级别单位之间能自由流动。医院产权制度改革有利于优化医院筹资环境,是实现投资主体多元化的制度保障。没有产权制度的多元化改革,就不可能真正地、大规模地鼓励社会力量将资源投入卫生领域,多渠道筹集资金、多种形式办医就会落空。产权制度改革有助于改革政府的卫生投资方式,提高政府卫生投资的灵活性,政府可根据需要灵活迅速地改变范围和结构,有利于使各级各类医院多渠道筹集卫生发展资金。医院产权制度改革有利于医院运行机制的改革,医院通过产权制度改革,改革选人用人机制,实现单位自主用人、人员自由择业、按需设岗、双向选择、竞争择优。新的分配机制的建立,有助于坚持按劳分配为主的原则,坚持股权平等、同股同利、风险共担的原则,合理调整按劳分配与按资分配的关系,调动各方面的积极性。新的法人治理机构的产生,股东的广泛参与,可实现科学化决策和民主化管理。医院产权制度改革有利于卫生管理体制的改革,卫生行政管理部门要更新观念,实现卫生部门职能转变,增强市场经济条件下管理国有资产的能力,主动推动产权制度的改革,尽快完成由以"办医院"为主转向以"管医院"为主,实行医院分类管理,更好地对卫生发展实行宏观调控。医院产权制度改革以"入世",以及卫生服务市场竞争主体多元化为背景,是增强卫生机构的生机与活力,增强公有制医院的主体地位和国有医院的主导作用的需要。医院产权制度改革是适应我国国情国力,加快卫生事业发展,更好满足人民群众医疗卫生需求的需要。

(二)医院产权改革的措施

1. 产权改革形式切忌一刀切

产权改革要充分考虑到各医院的实际情况。任何改革的成功都必须从实际出发。现实中,各医院外部环境和内部运行状况千差万别,各医院所发挥的社会作用也不尽相同,因而产权改革需要因院制宜、因地制宜、因时制宜、因事制宜,不能一刀切,更不能一卖了之。产权改革本身也不是僵化统一的,产权是有多方面特征的。产权改革是有产权某些特征的某种程度的变化,这就决定了产权改革是一个连续谱系,并没有统一的标准化模式。在医院产权改革中,要充分尊重广大医院干部职工的首创精神,要鼓励探索各种行之有效的产权改革形式。

2. 要有所为有所不为

医院目前提供的医疗服务项目是多元化的,这些多元化的项目公益性程度并不一致,有的项目公益性程度相当高,公共产品性质显著,而有些项目公益性程度比较低,追求经济的特点明显。医院应该更多从事的是公益性比较强的、非医院不愿或难以从事的医疗服务项目,而一些单纯追求经济效益的项目可考虑剥离,由其他医疗机构来供给。

3. 要防止国有资产流失

医院产权改革必然会触及产权评估乃至产权让渡,如果评估不科学、让渡不公平,就会导致国有资产流失。鉴于医院产权改革的重要性,对医院产权改革应有正确的态度:一方面不能因为可能出现国有资产流失而"因噎废食",不改革或放慢医院产权改革步伐;另一方面在医院产权改革中,必须采取有效措施防止国有资产流失,不能让国有资产流入私人腰包。

4. 加强高对医疗服务市场的监管能力

在医疗服务市场上,病人与医院信息不对称问题特别突出,医院有可能利用自己的信息优势损害病人的利益,因此卫生行政部门要加强对医疗服务市场的监管力度。卫生行政部门要提高自身监管能力,建立运行良好的医疗监管机构,构建网络化的监管体系,制订科学的监管标准,采取现代化的监管技术,把质量监管放在特别突出的位置,严把医院准入关,加大对违规医疗服务行为的惩处力度。

5. 要更加重视对医疗服务市场的宏观调控

随着医院产权改革向纵深推进,医疗服务的市场化趋势会不断提高,因此要更加重视对医疗服务市场的宏观调控,以保证医疗事业的健康发展。根据我国医疗事业发展实际,政府在进行宏观调控时应特别关注以下问题:①医疗资源配置要更多地向农村地区、经济不发达地区倾斜;②医疗资源要更多地投入到公益性十分突出的基本医疗服务项目上;③要加快医疗保险制度,特别是农村地区医疗保险制度建设,努力建立全民商业医疗保险体系;④要积极规范医疗服务市场竞争秩序,防止各种损害病人利益的不正当竞争;⑤要提高平抑医疗服务市场产品供给价格的能力,防范各种肆意提高医疗服务价格行为的发生。

(三)委托经营与医院集团化

1. 委托经营

医院委托经营是一种经营权的产权转让。其特点是将经济效益不好、医护水平不高、管理水平较差的医院,全面委托给医疗护理质量好、技术水平高的大医院或者医院管理公司,实行托管经营。

国内外的一些医院管理公司,经过市场化的运作,已经积累了一定的资金和经验,他们既有扩张的愿望,又有扩张的实力,完全有能力经营好医院,这正符合医院分类管理、形成公平竞争的改革目标。将医院交给它们经营,可以不改变医院所有制性质,政府既可以实现国有资产保值增值,医院又可以得到发展。

医院管理公司属于非政府组织,具有独立经营权。政府与医院之间可以通过医院管理委员会或其他形式明确产权关系,医院的经营管理也可以交给医院管理公司。医院管理公司属下的院长不再是政府官员,而是由董事会确定;院长也不再以医疗技术为主,而是走职业化的道路,专门从事医院经营管理;员工实行聘用制,突出岗位责任与业绩,以业务能力为主,形成新的企业文化,推行人性化服务;体现"顾客为关注焦点"的理念,大力开展市场营销,运用新的经营观念,使用有效的管理模式。将医院的经营权交给医院管理公司,实行国有民营,为医院所有权与经营权分离提供了一个平台。

托管模式强调对国有资产的保值增值,强调经营者拥有自主经营、自主用人、自主分配和管理决策能力等。托管经营有明确的时间规定,它通过契约的形式规定受托者要在既定的时间内达成约定的目标,是一种以短期产出为运作目标的经济行为。受托方只能在契约的范围内,通过资产的重组与运作、资源的优化配置、经营机制的转换与重塑及其他手段,提高受托资产的竞争力。托管经营也有一定的缺陷,其不能从根本上解决国有医院股份制改革中存在的问题,而且被托管的医院产权主体也未发生变化,因此缺乏市场交易的内在动力,缺乏产权监督约束机制和激励竞争机制。

2. 医院集团化

(1)医院集团化采用的经营管理模式　医院集团化采用的经营管理模式大体上有5种形式。①直接经营管理模式:医院集团所属的医院由集团直接经营管理;②合同经营管理模式:由医院管理公司与医院的产权人签订经营管理合同,管理公司接受业主委托经营管理医院,无须对医院建设投资,只负责医院的经营管理工作,承担合同条款规定的经营亏损风险;③租赁经营模式:医院集团通过签订租约,长期租赁业主的医院,然后由医院集团作为法人直接经营;④合作联营模式:几家独立经营的医院自愿地联合起来,采用统一的公认标志,执行统一的市场营销策略和统一的质量标准,它们之间保持财务独立,合作联营的主要目的是创造整体形象,增强营销宣传力度和互相转送病人,联合行动所需费用由成员医院分摊;⑤集团特许经营:指医院集团向外让渡特许经营权,允许受让者医院使用该集团的名称、标志、管理模式,加入该集团的营销网络,成为集团成员,但受让者在产权上和财务上保持独立,不受集团控制,受让者向集团支付特许权使用费。

(2)医院集团化的效果　医院集团化有益于精简管理机构,提高管理效率。医院集团化使既懂医又会管理的专业人员,在医院集团中有了"用武之地",又精简了原有管理机构,提高了管理水平,有益于医疗服务范围的扩大。许多大型医院一方面兼并联合其他医院,一方面进行内部资源的重组,使医疗服务范围不断扩大,有利于获得更多的病人来源,也使医院增加了收入和市场竞争力。

但医院集团化可能出现的主要问题是一味追求规模扩大,往往适得其反。如果合并重组后没有降低成本,而只是量的增加,则服务的价值和效率不会提高;营利性医院可能盲目追求利润的最大化,忽略了基本的医疗服务,这就违背了为大多数人提供基本医疗服务的宗旨;集团可能出现"超霸式"巨型集团,使政府等很难实施全行业管理,医疗保险方的签约定点也难有选择。

四、医院经营管理创新

(一)医药分开管理

1. 医药分开管理的必要性

在传统医疗卫生制度中,长期存在着"医药不分""以药养医"的问题。医院在缺乏财政资金支持的情况下,既看病,又卖药,因而出现了药品价格居高不下、群众看病贵的问题。在以药养医模式下,医院的收入主要依赖于卖药,医生从那些高价药、特价药中获取相应的提成,医院和医生成为药品价格上涨的既得利益者,更滋生了商业贿赂行为,病人则成为药品价格上涨的受害者和医疗行业腐败成本的承担者。在这一模式下,病人失去了药品选择权,承担着沉重的经济负担。"医药不分""以药养医"长期以来是医疗卫生制度需要解决的一个突出问题,是一个必须通过改革加以解决的问题,而医药分开是医院深化改革的有力措施,也是减轻国家和病人负担,保障人民健康的重要措施。

2. 医药分开的必要条件

(1)法律保障的卫生经费补偿机制　没有这样一个机制的保证,卫生行业的福利事业属性就无法贯彻始终,卫生单位入不敷出的状况就无法逆转,这势必导致各个医院仍然醉心于药品创收活动。以往的卫生补偿,总量不足且无法律保障,随意性极大。必须完善这个补偿机制,在政府与卫生单位之间形成一种有法律保障的经济契约,最大限度地减小卫生经费补偿的随意性。

(2)医务劳动的价格调节机制　建立完善的医务劳动价格调节机制,要考虑它的严肃性、时效性、合理性。严肃性就是要保证价格审批有法律保障。时效性就是这个机制要尽可能地同市场经济法则相同步,要能够及时地随着社会物价指数的变更而调节。合理性就是要区别不同的地域消费水平、不同的所有制形式、不同的补偿比例并加以完善。

(3)现代医院制度　现代医院制度的建立,意味着医院产权的明晰。在这个制度建立与完善之前,医务人员、医院本身的各种短期行为都不可能根除。人们在未来预期并不明了的情况下,不可能放弃眼前的经济利益去遵守与自身利益并无关联的契约。

3. 实现医药分开的措施

(1)实行医药分开需要制度跟进　在医疗服务价格普遍较低时,药品利润一直是医院生存和发展的重要来源。要建立"财政补医"的机制,坚持公共医疗卫生的公益性质,强化政府责任和投入。要加快医疗管理体制改革,建立规范合理的财政补偿机制。政府财政要在切断药品收入与医院的经济联系的同时对医院给予相应的经费补贴。各种管理形式的医疗机构执行的医疗政策价格标准基本是一致的,如何全面实行医疗和药品分开核算,全面建立补偿机制,需要改革理顺关系。现阶段医疗机构分布不平衡和医疗机构内部资源配置不平衡,影响了卫生医疗机构的效益。医疗服务成本标准也缺乏统一的量化计算方式,使得医院盈亏水平难以衡量,从而也使得医疗机构补偿标准难以确定,影响医院机构补偿的合理性。

国家制定的相关政策指出:全面推进基本医疗卫生制度的改革和建设,建设覆盖城乡居民的基本卫生保健制度,合理配置医疗资源,保障广大人民群众的基本卫生保健权益,向全体居民提供安全、有效、方便、价廉的公共卫生和基本医疗服务。建设多层次的医疗保障体系,与基本卫生保健制度相衔接,构成覆盖城乡居民、比较完整、具有中国特色的健康保障体系。建立国家基本药物制度,有效治理医药秩序混乱、价格虚高、不公平交易、商业贿赂严重等问题,严格企业和药品准入,加强质量监管,确保药品安全、有效,保证医疗质量、促进合理用药、减轻病人负担。建立科学、规范的医院管理制度,强化医院的公共服务职能,努力让社会公众分享公共医疗卫生事业发展的成果。构建健康和谐的医患关系,加强医德医风建设,提高医疗服务质量,在全社会形成尊重医学科学、尊重医疗卫生工作者的良好风气。

(2)医院应积极配合及适应医药分开　医院应积极配合国家卫生体制改革,实行医药分开,要服从国家宏观调控的大局。医院要努力挖掘自身潜力,节支增效建立健全各项规章制度。要转变收支观念,节支增效,实行低成本扩张战略。

国家主张优化区域卫生结构,合理配置卫生资源。目前,医院卫生资源配置不合理,片面追求"大而全、小而全",资源浪费现象比较严重,有些大型设备闲置,利用率低下。要改变这种情况,与兄弟单位联合,实行"资源共享"是个好办法。积极开展社区卫生服务,改变服务方式。医院要想在竞争中求发展,就要从改变服务方式上下功夫,变坐堂行医为上门服务,变只重视医疗为医、防结合,变只重视药物治疗为药物、心理并重,变只重视常规服务为特殊、常规服务并重,加大专科建设力度,满足不同层次病人的医疗需求。

(二)构建和谐医患关系

医患关系是社会人际关系的重要组成部分,是病人、家属与医生、护士及医院各级各类人员之间在医疗实践活动中形成与建立起来的一种特殊的人际关系,有广义和狭义之分。广义的医患关系是指以医生为主的群体与以病人为主的群体在诊疗或缓解病人疾病中所建立的关系。狭义的医患关系就是指一医一患的关系,在医疗实践中,通常的医患关系就是这种狭义的医患关系。

1. 构建和谐医患关系的必要性

构建和谐医患关系是构建和谐社会这个大目标在医院建设中的具体表现,意义重大。医院要在构建和谐社会中找准自己的位置,负起自己的责任。医院管理层要站在社会发展的高度,来认识构建和谐医患关系的重大意义。医院是社会发展的产物,为和谐社会建设做出努力,是医院应负的道义责任。构建和谐的医患关系是社会对医院的要求。医患关系本应是诚信和谐的,但目前医患关系紧张不是个别现象,医疗纠纷增加是不争的事实,由医患矛盾引起的社会问题也时有发生。其责任虽然不全都在医院方面,但社会有理由要求医院在处理医患关系方面负起更多的责任。构建和谐的医患关系是医院自身建设和发展的需要。

2. 构建和谐医患关系应注意的问题

造成医患关系紧张的原因是多方面的,主要有医方原因、患方原因,还包括媒体在内的一些其他原因。因此,在构建和谐医患关系的过程中一定要全面系统地分析造成医患关系紧张的原因,找到解决问题的有效措施。具体地,应该注意分析以下几个问题:

(1)医方原因

1)医学自身原因:现阶段医学方面未攻克的难题还很多,医学领域充满着未知数和变数。即使在医学飞速发展的今天,医疗确诊率、急诊抢救的成功率也不可能达到

100%。医学对象是千差万别的具有社会属性的人,即便是一些常见病、多发病,也出现向复杂化转变的可能。因此,疾病的治疗过程始终存在着成功与失败两种可能,这就与病人日益增加的就医要求产生了矛盾。

2)医学现代化带来的影响:随着科技的发展、医疗设备的现代化,一方面是诊疗质量的提高,另一方面是医生对高档仪器检查结果的依赖正日趋多于对病人物理诊断的关注;护士巡视病房的主动意识随床边对讲系统的现代化正在逐步退化。以医患直接交流为前提的传统诊疗模式正在悄然发生变化,这导致了医生对病人的人文关怀日趋减少,医患关系日渐冷漠。

3)医疗行风中存在的问题:长期以来,医生劳务收入相对较低,无法体现其劳动价值。卫生体制改革后,医疗服务出现了市场化的倾向,部分医院出现了一味追求经济效益和经济指标而忽视对医务人员的职业道德教育的现象,导致一些医务人员的价值观发生偏差,在给病人带来不必要的经济负担的同时,也损害了医务人员在病人心目中的形象,导致医患关系紧张。

4)医疗机构对法律的漠视及松懈:医疗卫生相关法制建设还不尽完善,医疗机构及医疗人员的法律意识淡薄,过分依赖道德意识的约束力。这就容易导致医务人员在医疗过程中有意或无意地忽视与不尊重病人的各项权利,如知情同意权、隐私保密权、费用认知权及平等医疗权等权利。而且一旦出现纠纷,又极力大事化小、小事化了,甚至想办法逃避处罚、推卸责任。医疗机构及医务人员的这些行为严重伤害了广大病人及家属。

(2)患方原因

1)存在认知缺陷:患方及其相应人群的思想、文化素养不一,常凭借一知半解的医学知识或主观臆断评说医疗行为的优劣,或提出无理要求,或隐瞒病史,或缺乏信任感、过分干涉医疗行为、不遵医嘱等。对没治好或出现的并发症,要求医院承担责任,这就使得医患之间的误解越来越深,构成了医患关系中的又一突出矛盾。

2)缺乏医学常识:病人常对病情的复杂性、医学发展的限制性及病人个体差异所导致疗效的不确定性认识不足。一般来说,这些常识医务人员应预先告知病人并做适当说明,或病人应当知悉。如瘢痕体质病人面部手术后产生瘢痕疙瘩而损害面部容颜;特殊体质对药物过敏者;病情急,来势凶猛,难以控制等情况;在诊疗过程中发生难以避免的并发症,如外伤病人虽然清创但仍发生创口感染,手术过程中并发脂肪栓塞、血栓,某些创伤性诊疗措施,在实施过程中造成损伤等。限于医疗水平,对某些疾病不能完全控制或难以治愈。

3)对医院的期望过高:随着生活水平的提高及健康观念的转变,人们对医院的依赖性逐渐增强,对医疗保健的期望越来越高,认为把病人交给医院就必须要有好的转归,对病情变化、常见并发症的出现难以接受,容易产生失落心理,从而导致医患矛盾。

（3）其他原因

1）医学模式转变所带来的影响：众所周知，医学模式已从生物医学模式转变为生物－心理－社会医学模式，它要求不单从生物学角度，更要从社会－心理学的角度考虑问题，提供治疗、预防、康复、保健、健康教育、计划生育等六位一体的服务。这就需要医务人员改变观念，要从维护生命安全与促进健康角度来宏观考虑诊治方案，要与病人在相互理解的基础上建立起长期的信任合作关系。而不少医务人员却仍习惯于把病人当作疾病的载体，只见"病"不见"人"。这反映在技术方面是不少医生局限于自己的专科，不能综合考虑病情，在态度方面则表现为生硬、不耐烦，不关心病人的心理感受。

2）医疗卫生体制的影响：卫生行业的改革滞后于其他行业的改革，其不适应市场经济的种种弊端未能及时得到解决，其中尤以药价居高不下为甚，经销商、医院及医生获取了高额的利润，而病人则不堪重负，医患关系日趋紧张。医疗保障制度使医疗付费方式发生改变，增加了某些人群个人对医疗费用的承担比例，导致医患关系发生了相应变化。

3）新闻媒体的影响：部分新闻媒体的不当报道，产生了不良的舆论导向，主要表现为：对病患群体的倾向性，使新闻媒体矫枉过正；重结果轻过程，对医疗纠纷与事故的分析失之偏颇；出于自身利益的需要，少数媒体与记者对医疗纠纷与冲突的报道有新闻炒作、哗众取宠之嫌。

3. 构建和谐医患关系的措施

医患关系发展趋势呈现出的新特点，使得当前影响医患关系的因素变得多元化，如医方的管理因素、医德因素、技术因素、语言行为因素、法规因素、服务观念因素等，以及患方的素质因素、需求因素、心理因素等，这些因素是相互联系、相互作用的。要处理好医患关系，就必须正确认识和处理各种影响因素，从政府、医院、病人三方入手，多管齐下，综合治理。

（1）政府方面

1）增加卫生经费投入，增强医院发展活力：经济基础决定上层建筑，要改善医患关系，就必须有物质基础作保障。这就首先要求政府部门进一步完善财政补偿机制，加大对卫生经费的投入，并保证定项补助经费的到位，切实解决因投入不足导致的医疗设备设施落后、福利待遇低等矛盾，从而为医院发展注入活力。

2）优化资源配置，缓解医疗供需矛盾：当前从总体上说，国内卫生资源总量不少，但分布不平衡，主要都集中在大中城市，基层卫生资源相对不足。政府要加强宏观调控，积极实施区域卫生规划，调整存量；控制增量，坚持以需求方为导向的资源配置原则，构建合理的三级医疗服务体系，并建立完善的双向转诊体系，使医疗服务市场供求关系平衡，努力缓解医疗供需矛盾。

3）深化卫生体制改革，加强医疗保障体系建设：政府要进一步加快推行和完善农村合作医疗和城镇职工基本医疗保险制度。通过实行大病统筹、合作医疗，努力保证低收人者的基本医疗。要从根本上改变农村缺医少药、城市社区医疗救助明显不足的状况，使各种疾病的病人都能得到及时有效的救治。要把医疗保障的重点放到基层去，建立健全基层医疗防病治病体系，使老百姓都能看得上病，看得起病，由此才会在全社会范围内建立起平等尊重、信任和谐的医患关系。

4）加快卫生立法，规范医患行为：在医疗活动中，规范医患双方的行为，对于维护正常的医疗秩序是必不可少的。特别是当医患之间发生冲突性矛盾时，用带强制性的卫生法规来调节就更显其权威性和有效性。高科技和生命科学技术的出现，尤其是市场经济的发展，也给医患关系带来许多新情况和新理念。这些医患关系新问题的出现，迫切需要尽快完善卫生行政立法，用法律手段来规范和调整医患关系。

（2）医院方面　构建和谐的医患关系，需要社会各方的共同努力，但首先应从医院和医务人员自身做起。只要坚持"以病人为中心"的工作思想，坚持一切以病人利益为出发点的原则，充分尊重病人、关爱病人、理解病人，以精湛的医疗技术救治病人，就一定能赢得广大群众的信任、理解和尊重，医患关系也一定会走上和谐之路。

1）深化内部改革，加强内涵建设：医院要遵循市场经济和医学自身发展的规律，主动加强质量管理和内涵建设，不断强化服务功能，满足人们日益增长的预防、保健、医疗多层次的需求。要树立正确的发展观念，加强科学管理，建立健全各项规章制度，改革旧的模式和体制。要严把质量关，向管理要效益，以质量求生存，凭优质赢信任。只有坚持以质量效益取胜，坚持"优质、适价、高效"，才能维持良好的医患关系。

2）强化医德医风建设，提高服务水平：医院要建立健全自我发展与自我约束的双重机制，处理好经济效益与社会效益的关系，完善医德医风建设运行机制，落实好医德规范。医务人员要适应医改与医学模式的转变，真正落实"以病人为中心"的服务理念，把个人利益与病人利益、医院利益紧密联系在一起。针对医德医风滑坡现象，要强化教育引导，加强制度规范，建立内外监督机制，这是深化医院改革、保证医患关系健康发展的重要内容和必备条件。

3）加强对病人的教育和引导，密切医患关系：医院要加强对病人的教育和宣传，使他们尊重和信任医务人员，尊重和体谅医务人员的劳动，主动配合，参与治疗，遇到纠纷时要以科学为依据，以法为度，实事求是。通过适当方式宣传医德医风，通过主流思想的宣教，提高病人的就医观念和认识。

（3）病人方面　病人对市场经济大环境下的就医行为要有一个正确的认识，要理解医学的高风险性和探索性，尊重医务人员的劳动。当诊疗过程中出现意外时，病人及家属要通过医疗鉴定、法律程序等正常途径来依法解决，不能威胁恐吓、无理取闹、干扰医院正常工作程序。另外，医院的规章制度、运行秩序是经过科学的提炼和总结制定出来的，不能为方便某个人而破例，病人对医院的运作程序要予以理解和支持。只有病人保持正确的态度和清醒的认识，以理智的心态和科学的态度对待医患双方，医患关系才能逐步走上正常的轨道。

（4）新闻媒体　近年来，广大医务人员为人民的健康事业做出了卓越的贡献，涌现出了许多可歌可泣的先进人物和事迹，建议新闻媒体发挥正确的舆论导向作用，多从正面进行宣传，增进社会对医疗工作者的理解和支持。

（三）医务人员兼职管理

1. 医务人员兼职动因

市场经济体制的建立和完善，医疗行业改革的不断推进，卫生资源的合理化配置，医疗资源共享的趋势，是医生兼职的内在体制动因；待遇偏低，劳动价值与劳动收入不相称，追求金钱和利益是医生兼职的直接诱因。医生兼职的存在是社会转型时期国情所决定的——区域发展的不平衡、本身稀缺的卫生人力资源规划配置不合理，以及医生执业体制与经济发展、人群健康需求的不适应。

2. 医务人员兼职管理应该注意的问题

医务人员在外兼职之事，应该置于卫生事业改革和发展、医院纳入市场经济运行的大背景下进行理性的思考。医务人员在兼职过程中可以产生积极作用，但也会带来一定的负面影响。在处理这个问题时，既要把握其积极作用，以促进我国的医疗卫生水平，也要避免其负面效果，这才是解决问题的基本态度和宗旨。

（1）医务人员兼职的积极作用

1）广泛建立医院间的联系，提高医院知名度，拓宽医疗服务市场：随着医疗服务体制改革的逐步深入，医疗服务市场的竞争日趋激烈，医院在占有一定市场份额的情况下，要想获得更多的市场回报，必须拓展医疗服务的内涵、更新医疗技术，这在很大程度上取决于医院与其他医疗机构的信息沟通。医院允许或鼓励一部分有精湛医术的人员到院外进行医疗服务活动，也是医院从加强自身服务能力的角度出发的，目的在于建立并加强广泛的医院间的联系，获得信息和技术。在这个过程中，大医院和基层医院都在信息的交流中受益。大医院的受益主要表现在通过长期的医疗服务技术的交流，与基层医院建立了良好的、稳定的联系，基层医院有疑难病人，会自然而然地将其转诊到这所大医院；从功利的角度讲，等于是为大医院开辟了病源。基层医院的受益主要表现在通过技术培训，增强了技术实力，在本地与同级别的医院的竞争中有了强有力的技术。

2）传播知识，提高基层医院的整体实力：2015年9月8日国务院办公厅发布了《关于推进分级诊疗制度建设的指导意见》，这个文件为指导各地推进分级诊疗制度建设，围绕总体要求、以强基层为重点完善分级诊疗服务体系、建立健全分级诊疗保障机制、组织实施等四方面提出了意见，也促进了各级医技人员的流动和技术交流。在不同级别的医院中，由于人员素质、技术水平、经济环境、管理运行机制等方面的原因，基层医院的整体服务实力较大医院来讲，存在相当大的差距。因此，大医院的医务人员通过在基层医院开展医疗服务活动,给基层医院带来了具体实用的技术,基层医院通过这种方式学习到了前沿领域的知识;同时,大医院的管理理念在医疗服务的过程中,也逐渐地、潜移默化地在基层医院中形成。

3)了解基层医院的服务需求:大医院开展的研究课题,在一定程度上超前于目前医疗服务的实际。大医院将精力用在前沿研究领域,有可能忽视了卫生服务的实际和临床技能的培养,最终可能对临床工作带来负面影响。因此,大医院的医务人员在基层医院开展实际临床工作,有助于使他们了解基层卫生服务的实际情况。医学实践的最终目标是提供适宜的医疗服务技术,大医院医务人员到基层医院开展医疗活动,对于更好地了解基层医疗服务的实际需求大有裨益。

4)增加医务人员的收入:从卫生经济的理论角度讲,这种收入是市场进行平衡的终极手段,是对劳动价值的肯定,即劳动的社会价值一定需要通过某种形式或途径表达出来。如果正常的表达途径受阻,则一定会通过非正常的途径表达。在日本,医院的医生和私立医院的医生实际收入基本接近,但政府给予医院医生的工资水平却很低。由于医院有良好的社会形象和声誉,有社会平民阶层的广泛认可,因此,每到周末和节假日,来自基层医院、私立医院的邀请信、传真如雪片般飞到医院的每个科室的桌子上,医院科室主任根据下属的技术专长分配不同的医生到不同的基层或私立医院。绝大部分医生在周末到私立或基层医院从事医疗服务活动,而这部分收入是相当可观的,这是医院医生的收入与私立医院基本持平的主要原因。

(2)医务人员兼职的不良结果

1)医生盲目追求经济回报,职业素质下滑:由于兼职的收入可观,一些医生一味强调个人利益。他们进行院外医疗服务活动的目的不是提高基层医院的技术,不是解决基层医院病人的疑难病症,而是为了创造经济收益。有些医生将病人介绍到自己兼职的基层医院以谋取好处,往往造成病人的治疗时机延误,由此又引发出新的医疗纠纷。

2)兼职对正常的医疗服务秩序造成冲击:首先,医生兼职大多占用休息时间,无法保证其体力、精力的恢复,从而影响到本职工作的数量和质量。其次,由于绝大多数医院缺少系统、科学的人员绩效考评体系,对医生无法有效管理,这必将给医院的业务开展、经济收入,乃至多年才树立起的良好声誉带来严重损害。医疗服务的特殊性决定了医院技术骨干需随叫随到,但由于目前的兼职缺乏规范管理,在应对突发事件和一些重大抢救时,医院抢救力量不足。

3)进一步导致医疗费用上升:医院聘请专家兼职,目的是提高本院医疗水平,提高声誉,继而增加经济收益。现阶段医院聘请高水平专家前来出诊,投入不是一笔小数目,但最终这些花费还是要转嫁到病人身上。如果缺乏收费标准,管理力度不够,将可能出现医院利用兼职专家违规牟利的现象。

3. 规范医务人员兼职的措施

(1)加强法律法规的约束 《中华人民共和国执业医师法》的实施对医务人员的兼职

管理提供了根本法律保障,中共中央组织部(中组部)、中华人民共和国国家卫生健康委员会(国家卫健委)等联合下发的《关于深化卫生事业单位人事制度改革的实施意见》明确了兼职的意义和兼职的操作原则。卫生行政部门应针对目前社会上出现的具体情况,出台相应的具体管理办法或操作细则,进一步规范医生的兼职医疗行为,使医院在制订有关管理条例时有据可依。

（2）强化医院内部管理机制的约束　　强化医院内部的管理办法,应有三大方面的原则需要把握:①医生兼职要遵守所在医疗机构的有关规定,确保完成本职工作,对病人负责,保证本院的医疗质量和医疗安全,并且不影响本院正常的医疗服务秩序;②医生兼职所取得的收入要有透明度,医院要有统一的兼职收入管理办法,明确个人收入的最高限和上缴医院的数额等,接受税务部门的监督,依法纳税;③需要明确本院、兼职医院和医生本人各自的责任。

（3）加强道德的约束　　尽管道德的约束与法律法规相比力量略显薄弱,但是道德约束所释放出来的长久性、广泛性、文化相融性、社会可接受性,又是法规和条例所不能及的。人们对医疗卫生事业的崇高、敬仰之情由来已久,“白衣天使”是人们对医务人员的美赞,宣传这一精神将会对医务人员起到良好的道德约束作用。

第二章　医院文化管理

　　医院文化是医院管理的一项重要内容,搞好医院文化建设对于提升医院的整体管理水平具有决定性的意义。

　　医院文化管理的主要内容包括对医院的表层物质文化、浅层行为文化、中层制度文化和深层精神文化进行全面的规划设计和组织实施。其中,特别重要的是医院的形象塑造和品牌战略问题。良好的医院文化将为医院的不断发展和完善提供精神动力。

第一节　概　述

一、医院文化的含义

　　文化是一个有着丰富内涵的概念,有广义与狭义之分。广义上的文化,是指人类在实现自身独特存在方式的历史过程中所创造出来的物质成果和精神成果的总和,可以分为器物、制度和观念三个层面。狭义上的文化则主要是指人类精神活动的结果,如人们的价值观念、行为规范、社会制度、生活方式,以及宗教信仰、审美情趣等。医院文化是医疗机构所拥有的一种特殊的文化形态,也有广义和狭义之分。广义的医院文化,是指医院在医疗实践过程中所创造的物质成果、制度规范和精神观念的总和,包括医院的建筑形态、管理制度、价值观念等。狭义的医院文化,是指医院所拥有的价值取向、医院精神、医院形象、管理制度、技术理念、职业道德等精神层面的成果。

二、医院文化的意义

　　医院文化是医院物质活动和精神活动在文化层面的高度凝结,体现了医院各项工作的文化特征和水平。医院文化的意义在于,一方面是医院自身价值的象征,一方面也是医院不断发展完善的指南。

(一)医院文化是医院自身价值的象征

　　医院作为维护人民的身体健康的专业性机构,具有崇高的社会地位和宝贵的社会价值。每一家医院在自身的发展历程中,都在为维护人民身体健康方面发挥过重要的作用,都取得了各种重要的成就。这些历史与成就是医院宝贵的物质和精神财富,久而久之就会变成医院特殊的外在形态和精神内涵,从而也就表现为医院的文化成果。医院文化的意义首先在于其凝结了医院的各项经验与成就,是医院在不断发展过程中所取得的各项结果的集中体现。医院文化体现了医院存在的意义和重要性,是医院自身价值的象征。

(二)医院文化是医院发展进步的指南

人类作为一种文化的存在,无论是思想还是行动都会受到文化因素的重要影响。同样的,医院文化对于医院的未来发展也具有重要的影响。良好的医院文化具有历史性特征,是医院成功的物质成果、制度规范和精神观念的总和,证明医院的各项建设是符合医学目的和管理要求的,是一种成功经验,因此可以依据这种经验指引医院的进一步发展。另一方面,良好的医院文化还具有批判性特征,能够依据医学目的和医学道德的要求发现医院各项工作中存在的不足,因此同样也会对医院未来的发展和进步具有指导性意义。

三、医院文化的结构

依据文化要素外显程度的不同,医院文化可以分为表层物质文化、浅层行为文化、中层制度文化和深层精神文化四个层次。这四个层次相互联结、相互影响、相互作用、相互渗透,共同构成了医院文化的整体结构,共同实现医院的功能。

(一)表层物质文化

表层物质文化是指医院以物质形式表现出来的文化形态。物质形态是医院存在的载体,同时也能够体现出医院文化的内涵。在医院的各种物质条件要素中,大到医院的整体建筑结构、空间布局、环境装饰,小到医院在仪器设备、生活设施等方面的安排,都可以体现医院的文化精神和文化追求。甚至在医院的各种资料档案,如病案资料、图书资料、技术资料、财务资料等的安排与管理上,也可体现出医院的文化倾向。上述医院的物质形式之间构成的有机联结的网络,成为医院文化中的物质文化的基础载体。

(二)浅层行为文化

医院的浅层行为文化是指医院的管理人员、医务人员在医疗实践过程中通过语言和行动所体现出的医院文化形态。除了物质形态之外,病人主要接触和关注的就是医院行为文化,这是人们对医院进行评价的最直观的标准。医院行为文化主要通过医务人员的精神风貌、服务态度、专业能力、道德礼仪、群体风尚等表现出来,也可以在医院的公关交流、自我宣传和文体活动,以及医院管理者的决策方式和决策行为中展现出来。医院行为文化也是医院文化建设的重点内容,是展现医院文化内涵的最佳方式。

(三)中层制度文化

医院制度是指医院为了维护医院的工作秩序而制定的由各项行政规章、技术规范、管理体制、行为准则等组成的规则体系。医院制度是医院文化的一个重要组成部分,主要包括三个方面的内容。①医院的领导体制:领导体制会对医院组织结构、管理制度等产生重要影响,制约着医院管理的各个层面,是医院制度文化中的核心内容;②医院的组织结构:医院的组织结构是指医院的内部各组织之间的体系安排,医院的组织结构也是医院制度文化的体现;③医院的管理制度:医院的各种技术规范、岗位责任制度等管理制度构成了医院制度文化中最复杂的部分。文化会对医院的日常运转和发展方向产生实质性的影响,需要给予特别的重视。

(四)深层精神文化

深层精神文化是指医院在实践过程中形成的较为稳定的价值倾向和文化理念。深层精神文化会在医院的表层物质文化、浅层行为文化、中层制度文化上都得到体现,并影响上述文化形态的实现。医院精神文化主要包括四个方面的内容。①医院价值观:医院价值观是医院和医务人员对于医学职业相关事物进行价值评价的标准和观念,分为医务人员个体价值观和医院群体价值观两种形态;②医院精神:医院精神是全体医务人员在共同的价值取向的指导下表现出来的医院整体性的理想追求、精神面貌和行动方式;③医院哲学:医院哲学是指医院在管理过程中提升凝练出来的世界观和方法论;④医院道德:医院道德是医院道德规范、道德意识、道德活动等的整体性道德现象。医院的深层精神文化是由诸多要素组成的网络式联结,左右着医院文化整体的发展态势,往往较为稳定。

四、医院文化的内容

医院文化的内容是一个多层次的体系,主要由以下几个方面构成:

(一)医院价值观

医院价值观是指医院作为主体所持有的价值观念,是医院作为一个人格化的社会机构在实践中对于行动目标及其相关行为的根本看法和评价,是处理事情、判断对错、做选择时的根本标准。医院价值观是医院文化的核心内容,是医院在多年的运营过程中,经过经验积累而升华提炼成的是非观念。医院价值观具有稳定性、持久性、选择性、主观性等特征,对医院的各项工作具有指导的意义,反映了医院作为主体的认知和需求状况。

(二)医院精神

医院精神是医院在发展过程中逐步形成的全院医务人员共同的心理趋势、精神风貌和行动方式,是医院在长期的实践中体现出的卓越品质。医院精神是医院群体意识的展现,有着坚实的群众基础。医院精神体现的是医院品质的积极方面,越是在医院发展过程中遇到困难和挫折时,医院精神越能强烈地表现出来并产生重大的作用。医院精神的形成一方面需要管理者的正确引导,另一方面也需要在日常工作中不断加以总结和提升。要通过各种手段让全体医务人员了解和践行医院精神,只有这样,医院精神才会逐步强化和完善。

(三)医院哲学

医院哲学是医院在医疗实践过程中形成的整体性的世界观和方法论。医院工作涉及一系列的重大哲学问题,如医学的目的、技术的应用、生命的价值、社会的正义等。此外,医疗实践还涉及一系列辩证思维问题,如局部和全体、内在与外在、内容与形式等,这些都是医院哲学所要解决的问题。在日常实践和制订医院发展战略的过程中,医院哲学都起着决定性的作用。如果缺乏正确的医院哲学的指导,医院管理者就没有办法从纷繁复杂的现象中认识到问题的实质并找到处理问题的方法,那么医院的管理和运行就很可能会陷入混乱无序之中。因此,医院哲学也是医院文化的重要组成部分。

(四)医院道德

医院道德是医院全体员工在医疗实践过程中所表现出来的道德规范、道德意识、道德活动等现象的总和。医院道德具有直观显现性,是人们评价一家医院好坏的重要标准。医院道德对医院的生存和发展具有重要的影响。如果一家医院没有建立起良好的道德文化,不仅会严重贬损医务人员形象,削弱医院的生存和发展能力,更会导致医疗服务质量的降低,直接损害广大病人的利益。医院道德与医院价值观、医院精神、医院哲学有着密切的联系,共同构成医院文化的基本内在结构。

(五)医院制度

医院制度是保证医院在临床、教学、科研等方面工作的正常运转,协调医院内部和外部各种关系的重要手段。良好的医院制度可以激发职工的积极性,保障医院各项工作的整体性和稳定性,促进人际关系的和谐,反之,则会造成医院经营管理混乱、医疗服务质量低劣和人际关系紧张等一系列问题。医院制度应依照国家的有关法律法规、卫生工作方针及政策来制订,还要在遵循医疗工作的客观规律、结合医院实际情况的基础上,不断对医院制度进行修改和完善。要特别注意制度的贯彻实施问题,努力使医务人员自觉遵守医院的各项规章制度,使医院制度的约束和激励功能都得到有效发挥。

(六)医院物态

医院物态是指医院各种用于维护人民健康权益的物质财富的总和,主要包括三个方面的内容。①医院的环境:主要指医院的结构设计、建筑布局、环境美化等;②医院的医疗设施:主要指医院医疗设备、药品材料及其他物质资源等;③医院的文化载体:主要指医院娱乐文化、信息文化的设施等。

物态文化具有相对的稳定性,但也会不断演进。医院物态不仅反映了医院提供医疗服务的物质基础,也体现了医院的文化内涵。这种物质财富不是无价值倾向的,而是深深浸透着医院的价值观念和价值理想的。

五、医院文化的功能与特征

(一)医院文化的功能

1. 导向功能

医院文化反映的是医院整体的精神追求及其成果,是一种价值理念的体现,因此会对医院管理和医务人员产生思想和行动上的导向功能。

这种导向功能作用在两个层面:一个层面是对医院中个体成员的影响。医院文化会对医院职工的价值取向、思维方式和行为习惯等产生导向作用。当医务人员接受了一种医院文化,就会自觉地遵循其所指明的价值方向来调整自身的思想观念,并将这种医院文化作为自身行为的指针,由此改变医务人员的思想观念和行为方式。第二个层面是会对医院的发展战略、管理方式及其他具体性工作起到导向作用。医院文化所蕴含的价值标准、道德准则、哲学理念等会不可避免地渗透到医院的各项工作中去,使医院的管理活动和其他具体工作依据医院文化的价值取向来开展,因此也会产生引导性的作用。

2. 凝聚功能

医院作为一个组织系统,组织的凝聚力是医院实现良好运转的重要保证。凝聚力的产生主要源于成员的心理认同,也就是医院全体人员对于医院的管理制度、工作氛围、人际关系等方面实现了心理认同后所产生的向心力。

良好的医院文化符合人性的需要和卫生事业的本质规律,能够促使医院员工获得共同的理想和信念,最大限度地化解人与人之间的隔阂和矛盾,在医院内部形成和谐的工作氛围,从而有利于提高工作效率和工作质量。良好的医院文化会对医院全体人员产生强大的凝聚力量,使全体员工自觉地树立爱院、兴院的责任感,对实现医院的良好运转和不断发展具有重要作用。

3. 激励功能

激励是重要的管理手段之一,主要分为物质激励和精神激励两种方式。激励功能可以从个体与群体两个方面发挥作用:从个体看,激励可以使个体在接受外部鼓励性刺激之后产生一种积极的意志和行动;从群体上看,激励通过号召和影响等方式使某一群体接受激励目标并采取主动行为。

医院文化具有激励功能,这一激励功能主要体现在精神层面,是通过对医院中的个体员工和整个群体的引导,使之对医院产生荣誉感和责任感,激发出他们的主人翁意识和工作热情,产生出一种为了医院发展而努力拼搏的精神。特别是医院文化中的人性化因素,如"以人为本"的管理理念等,会使医院员工感受到自我价值的实现,从而更加努力为医院的发展做贡献。

4. 约束功能

医院文化是一个包含医院道德和医院规章制度等内容的综合体,这些内容会对相关主体产生行为上的制约作用。医院的价值倾向和道德规范会对医务人员产生深刻的心理影响,并通过社会舆论、内心信念、社会习俗等方式制约他们的行为。与之相比,医院规章制度的强制性就更加明显,制约着医务人员在工作中的各项行为。医院文化的整体性氛围是一种无形的控制力量,会强化医务人员自律,促使医务人员根据医院文化的要求进行自我管理、自我规范、自我塑造和自我教育。

5. 辐射功能

医院文化除了会对医院内部员工产生影响之外,还具有辐射功能。也就是说,医院文化会对相关的社会人群产生一定的影响。

医院是一个开放性的组织系统,由于其服务对象的非特定性,医院要进行频繁的人际接触。良好的医院文化会通过医院优美的外在环境和医务人员良好的医疗服务等途径获得社会的认同,吸引更多的病人来院就医,从而提高医院的知名度,使医院获得良好的社会效益和经济效益。另外,良好的医院文化也会影响相关人群的医疗认知和就医行为,从而有利于医学事业的进一步发展。

(二)医院文化的特征

1. 医院文化是历史性和时代性的统一

医院成为一个完善的社会组织是比较晚的事,但人类的医学文化传统却非常悠久。我国传统的医学文化非常重视"医乃仁术""大医精诚"等道德观念。中华人民共和国成立后,医疗卫生行业大力弘扬"救死扶伤"的医学人道主义精神。同时,各家医院在自身的发展过程中也积淀了不同程度的文化底蕴。这些都使医院文化不可避免地带有历史性的印记。另外,医院文化也带有时代性的特征。我国正处在一个激烈变革的时代,政治、经济、文化等各方面正在发生巨大的变化。新的医学技术不断出现,新的医学模式开始得到推广和实践,特别是自20世纪80年代以来我国不断进行的医疗卫生体制改革,使得医院文化与时代精神密切相关。因此,可以说,医院文化是历史性和时代性的统一体。

我们应处理好医院的历史文化和时代文化的关系,建设既具有历史性又具有时代性的医院文化。

2. 医院文化是社会性和职业性的统一

医院文化作为社会文化的组成部分,社会文化的趋向肯定也会反映到医院文化中来。无论是医院的管理者、普通医务人员,还是病人及其家属都是社会中的一分子,社会文化观念肯定会影响上述主体的思想观念和行为准则。另外,医学职业又是一种特殊的专业技术工作,医院特殊的道德要求、管理方式、技术行为等都具有特定的内容,这又与一般性的社会文化相区别。因此,医院文化是社会文化和职业文化的统一体。我们需要认识到医院文化和社会文化的区别与联系,处理好医院文化的社会性和职业性的关系,使之成为一个相互联系、相互作用的有机整体。

3. 医院文化是普遍性与特殊性的统一

医院文化具有普遍性特征。医生的美德、医学人道主义、医学的社会责任意识等是整个医院文化的普遍性文化内涵,任何一家医院都必然会在自己的文化内涵中体现出这一普遍性的特征。另外,不同的医院由于社会环境、历史传统、管理方式等的不同,又会形成自身独特的文化特点,各家医院必定要根据自身的特点来建设自身的医院文化。因此,医院文化是普遍性和特殊性的统一体。我们既要注意医院文化的普遍性,也要注意挖掘不同医院自身的独特内涵,创造出具有生命活力的医院文化。

4. 医院文化是技术性和人文性的统一

医院工作具有知识密集、技术含量高的特征,对于技术问题的关注会贯穿在医院工作的各个方面,因此,医院文化必然带有技术特征。另外,医院文化还具有人文性的特征。医院的一切活动都以病人为中心,尊重病人的文化理念是医院文化的核心内容。因此,医院文化是技术性和人文性的统一。我们要处理好技术性和人文性的关系,将注重技术规范和尊重病人的观念贯穿医院文化的始终。

5. 医院文化是内在性和外在性的统一

医院文化主要体现于内在的精神领域,如医院道德、医院哲学、医院精神等都是在精神层面上对医务人员产生影响。另外,医院文化又会通过医院物态、医院制度等直观外显出来。因此,医院文化又是内在性和外在性的统一。在医院文化的建设过程中,既不能认为医院文化只是精神层面的,不注意外部手段,也不能只注意外在形式,忽视了医院文化的内在特征,应当努力使医院文化实现内在和外在的和谐统一。

六、医院文化的建设与管理

(一)加强医院文化建设与管理的意义

医院文化对医院的生存和发展至关重要。因此,加强医院文化建设与管理就具有了重要的意义。

1. 加强医院文化建设与管理有助于提升医院管理水平

当前医院管理水平虽然有了很大的提高,但仍然存在着一系列重大问题,尤其缺乏一种能够从根本上激发人的积极性和创造性的内在动力机制,从而导致医院管理过程中频繁出现效率低下和程序混乱等问题。主要原因在于,除了现行卫生体制存在的不合理因素之外,许多医院管理者将工作重心放在医学技术和医院经营方面,自觉或不自觉地忽视了医院文化建设。良好的医院文化具有引导、凝聚、激励、约束等功能,是医院的价值倾向和道德标准的体现,有助于从源头上做好医院管理的规划和实施工作,并能有效激发医务人员的积极性和创造性。加强医院文化建设与管理可以使医院的各项管理制度落到实处,有助于真正提高医院的管理水平。

2. 加强医院文化建设与管理有助于提升医务人员素质

医务人员的技术和道德水平对于实现维护人民的身体健康具有最重要的意义。医务人员只有具有良好的技术水平,才能正确地诊断和治疗疾病,最大限度地减少病人的痛苦。与之相关的,医务人员还要具有良好的医德,如此才能真正地关心、爱护病人,并做到在工作中严谨、敬业。良好的医院文化符合人性化的要求,因此可激发医务人员的积极性,使他们能从内心深处热爱医学职业,不断努力提高自己的技术水平和道德水平,以便更有效地为病人服务。加强医院文化建设和管理可增加医院的凝聚力,有助于规范医务人员的行为,进而对提升医务人员的各项职业素质产生积极的影响。

3. 加强医院文化建设与管理有助于提升医院形象

随着我国医疗卫生体制改革的不断深入,医院的服务模式开始了新的变革,医疗行业中实际存在的竞争使得医院的医疗质量、服务信誉、人员素质等问题显得越发突出。良好的医院文化能够明确医院的核心价值,弘扬医院精神,提升医务人员素质,增强医院在发展过程中的活力和实力。良好的医院文化一旦形成,就会成为医院软实力的重要体现,从而也有助于提升医院的形象,增强竞争力。因此,医院管理必须上升到文化管理的层面,不断加强医院文化建设与管理,这样才能推动医院的持续、健康和稳定的发展。

(二)加强医院文化建设与管理的具体措施

经过一个时期的工作,当前我国医院文化建设已经取得了一些成绩,这些文化建设正在各级各类医院广泛开展,并取得了一定的实效。但同时还存在诸多问题,需要采取具体措施进一步改进医院文化的建设与管理工作。

1. 提高对医院文化的重视程度

医院管理人员应当进一步提高对于医院文化的重视程度。医院管理者是医院文化建设的关键,对医院文化建设的成败起着决定性作用。医院管理者自身的价值观念、思想内涵、性格气质、决策水平都会对医院文化建设和管理工作产生直接的影响。可以说,有什么样的领导,就有什么样的医院文化。医院的管理者应当不断学习有关医院文化的知识,端正管理思想,不断地提高自己的文化业务素质和综合管理水平。与此同时,医院的医务人员也应当意识到医院文化的重要意义。医务人员是医院文化的主要实践者,医院文化建设的成果也主要通过医务人员的行为显现出来。只有普通的医务人员都重视了,医院文化才能落到实处。此外,医院的其他员工也应当重视医院文化工作,只有通过所有人的共同努力,良好的医院文化才能够全面建立起来。提高对医院文化的重视程度是做好医院文化建设和管理工作的前提。

2. 制订并执行医院文化发展战略

医院战略是针对医院发展的长远的、总体性的目标而做出的计划和基本对策。在制定或修改医院发展战略的同时,应当制订或修改医院文化的发展战略。医院文化发展战略是在综合医院的内外部条件、历史和现实等各方面因素基础上制定的医院文化的发展方向和目标。制订合理、有效的医院文化发展战略,可以有效避免医院文化发展中的盲目性、短期性,使整个医院文化分步骤、分阶段地深入开展。这样做的结果是,即使遇到短时期的挫折,也不至于中断医院文化的发展进程;即使遇到领导者的变更,也不至于打乱医院文化建设的基本程序。医院文化战略也不能是完全固定不变的,也要随着医院发展战略的变化而做出一定调整。特别要注意的是,一旦制定了医院文化发展战略,就要在医院的各项相关工作中贯彻下去,并切实有效地执行。这是医院文化建设和管理工作的基础。

3. 建立有效的医院文化运行机制

医院的文化建设和管理必须运用科学的方法,构建一套合理的运行机制。只有这样,才能使医院文化在当今复杂多变的形势下不断发展,产生真正的影响力。首先要深刻认识医院文化的精神性特征。无论采取什么手段,都应当使医院文化在人的精神层面产生影响。其次要进行严密的组织安排。应当在医院的组织结构上进行相应的调整,成立医院文化建设领导小组并设立文化建设办公室,用来筹划、组织、协调医院文化建设的各项工作。第三是采取积极的具体措施建立健全医院文化的运行、监督、制约、奖罚制度,并明确检查评估指标,定期或不定期检查,奖励先进,督促后进。最后要给予一定的资金投入,如此才能实现医院文化的健康发展。通过上述努力,才可以建立有效的医院文化运行机制,这是医院文化建设和管理工作的保证。

4. 协调好医院各文化要素间的关系

医院文化是各种文化要素的集合体。医院文化的物质层、行为层、制度层和精神层虽然相互联系,但也有一定的区别。由于认识上的偏差,一些医院只注意其中某个或某些要素的建设。如只注意医院制度建设,而不注意医院物质文化的完善;或者只注意医院物质实体的建设,而忽视医院文化中精神层面的提升等。这样做的结果只能是医院文化结构不成体系、支离破碎,不能使医院文化获得整体性的全面发展。因此,要在文化建设的过程中注意医院各文化要素的协调共进,处理好各文化要素之间的相互关系。这是医院文化建设和管理工作的基本路径。

七、医院的精神文明建设

(一)医院精神文明建设的含义和意义

1. 医院精神文明建设的含义

精神文明是人类在改造客观世界和主观世界的过程中所取得的精神成果的总和,主要表现为两个方面。①科学、文化方面:包括社会的文化、教育、科学、艺术、卫生、体育等各项事业的发展成果;②思想、道德方面:包括社会公众的政治思想、道德水平、社会风尚等方面的状况。医院的精神文明在这里主要指医院员工在政治思想、道德水平、职业风尚方面的积极状态和优秀成果。医院精神文明建设是指采取各种手段,不断提高医院员工精神文明水平。

医院的精神文明是与医院文化既有联系又有区别的概念。

二者的联系表现在四个方面。①作用的对象:都是人,都是意在解决人的思想、观点、行为问题;②作用的机制:都是通过对医院员工精神世界的影响而使他们形成正确的价值观念、行为准则和良好的精神风貌;③运作的载体:都是主要通过管理制度、教育学习、报告演讲、文体活动等方式进行;④建设成果的相互影响:一旦医院的精神文明得到了提升,那么医务人员就会严于律己、认真负责、精益求精,这也是医院文化建设的应有之意。

二者的区别表现在三个方面:①医院文化是一个更大的范畴,具有物质、行为、制度、精神多个层面,而精神文明的内涵则较为狭窄,主要是医院员工在思想方面的状态和成果。②在生成机制上,医院文化除了有意地创造之外,还有自然形成的方式。自然形成的医院文化既有健康先进的因素,也有消极落后的因素。而医院精神文明只能是人为的积极创造,而且只包括积极意义的成果,消极落后的因素被排除在精神文明成果之外。③医院文化是普遍性和特殊性的统一体,每家医院应当努力形成具有自身特色的医院文化。而医院精神文明建设却不能过多追求特殊性,应当符合普遍的价值准则和要求。

2. 医院精神文明建设的意义

(1)医院的精神文明建设是社会精神文明建设的组成部分　整体来分析,当前医疗行业中存在着大量问题,诸如收受红包、滥开药物、缺乏科学精神等,这些都是医疗行业精神文明缺失的重要表现,已经引起了社会公众的强烈不满。医院精神文明是整个社会精神文明的重要组成部分,医院精神文明的提高同时就是社会精神文明的提高。因此,我们需要大力加强医院的精神文明建设,这是处理好医疗行业中各种问题和矛盾(如社会效益与经济效益的矛盾、医患之间的矛盾等)的关键所在。而当医院精神文明的水平得到提高,各种问题和矛盾得到有效解决之后,会进一步促进全社会的精神文明建设,从而为建设一个和谐、文明的社会做出积极的贡献。

(2)医院精神文明建设是塑造和提升医院形象的重要途径 医院精神文明水平的提升,即医务人员在政治思想、道德品格、职业风尚方面的提升,肯定会通过外在的形式,如医疗质量、服务态度、精神风貌等方式表现出来。当病人和其他社会公众接触到这样的医务人员群体之后,肯定会将医务人员的良好形象与医院的形象联系起来,从而有效提升医院的整体形象。因此,医院精神文明建设是塑造和提升医院形象的重要途径,也是医院管理中不可或缺的一项重要内容。

(二)医院精神文明建设的具体途径

1. 加强思想政治和职业道德教育

随着改革开放进程的不断加快,一些医务人员在某些不良社会思潮的影响下,其价值取向、道德标准、行为方式都发生了较大的变化,甚至出现了道德滑坡的现象。此外,医院管理中的经济竞争机制也使医务人员的道德观念发生了转变,产生了某种趋利倾向。鉴于此,医院应当在日常管理中开展多个层次、多种形式的思想政治和职业道德教育活动,提升医务人员的政治觉悟和职业道德水平,同时改变不合理的管理措施,促使医务人员形成正确的价值观念,真正实现医务人员精神文明水平的不断提高。

2. 努力在医院内部形成良好的人际氛围

医院精神文明建设的另一个重要途径就是要在医院内部形成良好的人际关系氛围。这种氛围是无形的,但是人们却能够通过医院管理和日常工作中的许多细节感受到它的存在。为建立良好的人际关系,医院领导者应当以身作则、言行一致、廉洁自律,为医院的发展积极工作。医务人员之间应当相互理解和支持,相互尊重和帮助。一旦医院内部形成了良好的人际关系氛围,医院员工就会安心本职工作,钻研技术业务,诚恳对待病人,这同时是医院精神文明成果的体现。因此,实施人性化管理,努力构建良好人际关系氛围,这是医院精神文明建设的应有之意。

3. 实施有效的约束机制和激励机制

医院的精神文明建设还应重视医院各项管理制度的建立和完善。完善的管理制度必定是符合医院实际需要的,也必定是符合全体医务人员和广大病人根本利益的。缺乏合理有效的管理制度,就会使政令不通、程序混乱、奖惩无度,严重影响医院员工的工作积极性。因此,要将医院的各项工作纳入医院制度化管理的轨道中来。具体包括四个方面:①强化约束机制,对那些违反制度规定者要给予严肃的处理,有效抑制不正当行为。②完善监督机制,形成有效的监督网络。③激励优秀的员工,使他们获得充分肯定和自我实现。④构建实施激励、引导与约束相结合的制度体系,有效促进医院精神文明水平的提高。

4. 切实提高医院的医疗服务质量

医院作为健康服务机构,工作的核心是为病人提供高质量的医疗服务。医务人员需要不断提高专业技术水平和职业道德水平,以便有能力提供高质量的医疗服务。医疗服务质量的衡量指标既包括医务人员的技术水平、服务态度、行为举止等方面,还包括医院环境和医疗费用等方面,这些指标同时也是医院精神文明成果的重要标准。因此,加强医院精神文明建设的一个重要途径就是要切实重视提高医疗服务质量。医院的医疗服务质量水平的提高,实际上就是医院精神文明水平的提高。

5. 实现医院精神文明和医院文化建设相结合

医院精神文明建设与医院文化建设是两个有着密切联系的主题。医院精神文明和医院文化作用对象的一致、作用机制的相同、运作载体的重叠、建设成果的相互影响,可使医院精神文明建设和医院文化建设结合起来,做到统筹规划,共同推进。在医院文化建设和医院精神文明建设过程中应当充分利用二者间的这种有机联系,发挥二者的资源重叠优势,促进医院文化和医院精神文明共同发展。

第二节　当前医院文化管理存在的问题

由于医院文化管理还处于一个初级探索阶段,甚至绝大多数医院尚停留在文化建设实践过程之中,因此,要真正意义上发挥出文化管理的效能,还需要认真分析当前医院文化管理的现状,找出问题并加以研究解决,然后才能顺利地推进工作,取得成效。

一、当前医院文化管理现状及主要问题

(一)国内医院文化管理概况及特点分析

自 20 世纪 90 年代以来,我国的医院文化建设不断深化,并经过多年的探索实践,在不同程度上取得了一些成效,不少医院在原有医院历史积淀的基础上不懈追求和探索,加大医院文化体系构建力度,深入持续推进,已经形成了独具特色的医院文化。甚至有的医院通过医院文化管理有效提高了医院的社会影响力和知名度,极大促进了医院经济效益和社会效益的提高,对医院整体的发展与进步起到了举足轻重的作用。

随着医疗卫生体制改革逐步深入,人民群众就医需求不断增长,整体医疗技术水平和服务能力不断提升,医院文化管理机遇与挑战并存。近年来,国内通过引进国外先进的企业文化理论,结合我国优秀的传统文化和社会主义先进文化,初步建立了医院文化理论体系,对医院文化进行了系统研究和理论阐述。同时,在不断深化的过程中,医院文化研究具有由单学科向着多学科、跨学科发展的趋势,理论视角广泛涉及管理学、经济

学、政治学、伦理学、心理学等多方面,医院文化建设实践成果突出。越来越多的医院管理者开始将医院文化与医院管理结合起来,进行医院文化建设的有益探索与实践。尽管在医院文化管理方面已经有了一些较好的案例,但与国外许多医院相比,我国医院文化管理差距是明显的。主要表现为当下突出的医患矛盾、迷茫的医护队伍和无序的文化建设,医院文化管理呈现出一种"理念很美,形式很甜,行动很难"的窘境。

当前我国医院文化管理主要呈现如下特点:

1. 不平衡性

当前,根据现有情况分析,我国医院文化管理仍然处于一个探索阶段。虽然说医院文化管理的可行性意义突出,医院管理界广泛对医院文化管理的前景存在共识,但是具体到个体,各医院对医院文化管理仍存在较大分歧,医院文化建设与发展呈现出明显的不平衡状态。少数的医院凭借着良好的医院历史、雄厚的技术力量和先进的文化理念,不断创新医院文化理念,培育文化战略品牌,显示出较强的生命力和竞争力,引领着医疗卫生行业发展的前进趋势。而大多数的医院对医院文化管理仍是一知半解,雾里看花,要么是主观方面未引起足够的重视,要么是条件和能力所限,仅仅只是从形式上进行简单的模仿和抄袭,致使医院文化建设和管理只是昙花一现,浅尝辄止,无法充分发挥出该有的优势和作用,医院的文化管理发展步伐较为缓慢。

2. 无序性

作为一种新兴的管理理念,文化管理对医院而言,仍然属于新鲜事物,缺乏系统、有效的理论和实践指导,导致医院文化管理发展存在着较大的无序性。有些医院每每看到其他医院的杰出文化建设成就,就只会拿来主义,照抄照搬,未能考虑医院自身的发展实际,致使医院文化管理"水土不服",而且存在看到好的学一点,搞一点,东一榔头西一棒子,没有一个先后顺序和条理性;有些医院文化建设流于形式,片面地将医院文化建设理解为文体活动或者思想教育工作,并未真正将文化融入医院管理工作之中,存在医院文化管理重形式轻内涵、重一般轻差异、重一时轻平常的现象,不能做到让医院文化管理深入持久地开展。

3. 断裂化

由于缺乏医院文化管理的科学理论指导和具体实践示范,加上对医院自身的具体实际和条件认识不足,医院文化管理发展呈现出明显的断裂化现象。即在医院文化建设过程中,常常是一时兴起,盲目地跟随潮流,进行一些短暂尝试,失败后便放弃了继续纠正和努力推进的信心,一旦有新的模范出现,又会再次进行跟风建设;常常是要么只关注文化建设表面形式忽视内涵要素、要么只关注精神层面建设忽视基础建设的意义;常常因为医院领导的更迭而引起文化建设和文化管理的断层,医院文化管理普遍缺乏长期、系统、持久的规划,往往是断裂化、碎片化式的发展,致使医院文化管理发展畸形、营养不良,很难获得医院内外的普遍认同,无法发挥出医院文化力的能动效应。

（二）我国医院文化管理存在的主要问题

医院文化管理不仅仅是一种先进的管理意识形态，同时也是改善医德医风、深化医院改革、提高服务质量、发展医院经济，以更好地为广大人民群众身心健康服务的切实需要。由于卫生事业的深化改革，我国逐步出现了多种所有制性质的医院，但绝大多数仍然属于社会主义国有事业单位，也就是医院。医院的性质，决定了医院文化的社会主义性质，也决定着我国的医院文化建设中的医院精神、医院宗旨、医院形象、价值取向、医德医风等的具体内涵，决定着医院文化建设和管理同西方发达国家的医院及其他的企业单位有明显的区别。

我国的医院在确保公益性和为民服务性的前提下，其文化管理实践需要积极向西方发达国家的医院和一些优秀的企业学习的，要将它们在文化管理方面的先进理念和好的做法，试着指导现实，为我所用，只有这样才能真正地开展好我们的医院文化建设与文化管理，真正实现医院的现代化和国际化目标。国际上，特别是欧美等经济发达国家，医院文化的发展进程已经有了很长的历史，它们在长久的实践中积累了丰富的理论和实践经验，值得我们认真借鉴与参考。自20世纪90年代以来，我国医院文化建设不断深入，经过多年的探索与实践，取得了一些成效，不少医院锐意进取，开拓奋进，打造出自身良好的医院文化与品牌形象。

当然，大多数的医院还处于茫然探索阶段。与发达国家的先进同行，以及国内优秀的名医院、名企业相比，我国医院文化管理问题突出，差距明显，下面就重点分析我国医院文化管理普遍存在的主要问题。

1. 认识偏差，具体表现为文化管理理论实践片面

当前，我国的医院改革仍在逐步深入的阶段，大多数的医院发展仍处于一个被动观望的缓慢前进状态。尽管医院各项制度和管理得到不断的完善和推进，但细究事实不难发现广大医院仍普遍缺乏高效科学优质的管理体系，文化建设的作用并未能得到充分有效的发挥。具体表现为医院文化建设本身缺乏系统性、整体性、持久性，目前我国大多数的医院在文化建设方面所做的工作普遍还显得比较零散，医院员工对文化建设内容的认识较为肤浅不够清晰；许多医院对医院文化理念并没有进行有效的提炼，缺乏统一的价值观引导，员工在医院工作的自豪感归属感不强烈，对医院工作环境的满意度低，员工的幸福感低，困惑较多；医院的制度和流程较不健全，虽在逐步完善，但缺乏对制度的落实力度和执行力度；医院在对员工的学习培训和职业引导、素质提升方面的投入仍显得相对较少，医院的人文气息还不够浓。我国医院文化管理普遍较为随意，流于形式，执行空洞，不够固态、常态、系统化，难以深入人心、有效贯彻，很难让员工形成高度的文化自觉，很难能外化为医院的文化竞争力，应该说，没有发挥医院文化建设应有的效能与作用，根本谈不上实现文化管理。如，自学习型组织理论传入我国以来，学习型组织的建设在很多的企事业单位和政府部门得到开展,也曾一度大有席卷之势。但是,开展至今十多年来,很多单位建设学习型组织收效甚微,每每提及学习都是问题一堆。究其原因,主要是存在形式主义现象,常常是一阵风,开展工作人云亦云,鹦鹉学舌,或者三分钟热情过后无疾而终。更重要的是,很多单位并没有真正认清学习型组织的实质,对学习型组织相应的管理方式未能发现或运用。可以说,如果没有管理思想、管理方式的改变,那么,所谓的文化建设和文化管理最终必然是流于形式的。同时,还有其他很多方面的问题,如在医院文化管理的职能等方面,也存在着诸多值得完善和提高的地方。而这些问题存在的最根本的原因,就是由于认识层面的偏差导致的,这些偏差必须得到扭转和更新。

2. 导向不明,具体表现为医护人员职业信仰迷失

早在 2009 年中国医师协会发布的"医患关系调研报告"显示:①74.29% 的医师认为自己的合法权益不能得到保护;②认为当前医师执业环境"较差"和"极为恶劣"的医师分别达到 47.35% 和 13.28%;③近 3 年来,平均每家医院发生医疗纠纷 66 起,发生病人打砸医院事件 5.42 起,打伤医师 5 人;④单起医疗纠纷最高赔付额达 300 万元,平均每起赔付额为 10.81 万元。很多医护人员不愿再让自己的子女从事医疗职业。医院倡导"病人至上、真诚关爱"的价值观念,现实却是很多医务人员只忙于满足于正常的服务,对微笑服务、亲情服务的深入实践不到位,对待病人,常常是应付了事,常常存防备心理,与主动服务、感动服务的层次相差较远。这就要求我们一方面要高度重视加强医院医护人员队伍的职业道德教育,尤其是加强人文精神教育,强调在医疗服务过程中,要注重人性、理性和超越性,提升医护工作者的人文素质、职业道德与职业素养;另一方面要重视强化医院组织文化建设与管理,包括完善符合组织文化的标志物、工作环境、规章制度、经营管理行为等显性组织文化和包含组织哲学、价值观念、道德规范、组织精神等内容的隐性组织文化,强化病人到院就医的人文关怀感受。

3. 形式主义,具体表现为医患矛盾突出、关系紧张

病人到医院就诊,医院的人文环境、医生的人文关怀,将直接影响病人的就医体验,影响病人满意度与信赖度。当前,由于医院文化建设和管理仍处于一个浅层次的范畴,很多工作只是流于形式,往往是口号叫得响,墙上贴得多,纸上写得多,实际做得少,行动落实无力。现实中,医患沟通不畅,医患矛盾激化的现象愈演愈烈,医疗纠纷和医患矛盾成为当前社会热点问题之一。可以说,一边是医院改革不断深入推进,医院建设管理不断科学化,一边是医患关系日趋紧张化,医患矛盾日趋激烈化。产生该问题的原因众多,情况复杂,但很明显的一点,跟医院文化建设和文化管理浮于表面、形式主义,不无关系。医院的文化建设、文化管理并没有很好地深入人心,没有内化到医务人员的思想中、外化到医务人员的行动上。当前医患信任危机加剧、医患关系日趋紧张的状况显然是不正常的,将严重制约我国的医学实践和探索,这种恶劣的局面最终损害的将是身处这个大环境中的每一个人。因此,通过进一步深化以人为本的医院文化管理来缓解当下的恶劣医疗服务环境显得十分必要。

4. 执行不力,具体表现为文化管理不够系统常态

当前,医院文化建设的现状往往是领导干部和党群组织一头热,领导抓一抓促一促就好一点,不抓不管,文化建设和管理就松懈无力,缺乏常态化固态化;医院管理层抓一方面就好一方面,职能方面有的强化有些弱化,抓的方面有的突出有的忽视,不够系统和全面。例如有些医院注意对显性组织文化进行强调,重视对可以直观感受到的组织标志、工作环境、规章制度等的完善,而对隐性组织文化,如组织哲学、价值观念、道德规范、组织精神等这些更为重要的根本文化没有给予足够的重视,没有很好地挖掘、提升和管理。而有的单位可能倒过来,注意凝练出核心价值体系,重视精神层面的教育引导,却忽视硬件环境、建筑设计、科室布局、活动场所等人文底蕴,显得不相协调,不够规范,不能让员工产生幸福感和归属感。由于医院文化管理没有足够深入系统地推动,管理层往往也是执行不力,未能将领导决策贯彻到底执行到位,基层员工更是没有产生足够的共鸣,给予重视和落实,往往是有头无尾,无疾而终。

二、医院文化管理存在问题的原因分析

根据对公共管理中关于行为科学的重要理论以及管理学大师的相关论点,对比分析研究当前医院文化管理存在问题的原因,主要存在以下方面:

(一)主体认知狭隘

当前,医院许多的管理者对文化的理解要么处于高度抽象的层面,认为医院文化管理是医院管理者的一种思维基调,是用来到处张贴宣扬的高调的标语口号;要么偏执于一些肤浅的表象,如要求员工统一着装,规范行为,并定期组织学习,认为文化管理就是"对员工好""多搞点文体活动""管理注意以人为本"等等。这些都是对医院文化管理的简单化认识,使医院文化管理在无形中变得流于形式。同时,医院管理者也存在着对医院文化管理的重要性理解不足的问题,往往是三分钟热度,没有很好的规划,也不能将医院文化管理常态化,甚至止步于口头上宣传,没有深入到日常工作中。当然,医院由于其自身的"公益性"目标,难以完全照搬企业文化管理的成功经验,医院之间也存在着历史、地区等方面的长久差异,决定了对文化管理的机械模仿势必会造成医院文化管理"水土不服"。另外,医院文化管理普遍停留在决策层领导层,多是以行政命令的方式上传下达,基层职工主观能动参与显得不足,医院文化管理难以在医院全体员工之间取得共鸣,达成共识,形成合力。

(二)文化环境束缚

医院实施文化管理步履维艰,一个普遍的重要原因在于文化环境的影响和束缚。推

进医院文化管理,主要面临着两种文化环境障碍。从时间角度看,主要是受到传统历史环境的束缚。作为公共医疗卫生服务的主体,医院是在过去的计划经济条件下发展并成长起来的,受传统政治经济体制的影响较大,具有一定的机关官僚作风。表现为组织僵化、因循守旧,对待新生事物具有本能的抵制,以维持一直以来的传统强势地位。从空间角度看,众多的医院在所在地区、建院历史、建院规模、基础设施、思想观念、文化底蕴、人员构成等方面存在着一定差异,使得医院之间的环境适应性差异明显。少数医院拥有雄厚的技术力量和先进的文化理念,注重管理理念的创新和医院文化的培养,有着较强的组织生命力,能在行业发展中发挥领头羊的作用。而大多数医院的工作中心仍然集中于经济建设、内部建设等问题,并不重视或无力挖掘医院文化管理的有效影响力,无法充分地发挥医院文化建设的优势作用,医院事业发展缓慢,进而又影响医院的文化培育,形成了一种恶性循环。越是发展迅速的医院,其医院文化管理越来越好,而发展缓慢的则越来越差,陷入"马太效应"的循环圈,对实现医疗卫生事业的均衡发展十分不利。

(三)沟通机制受阻

医疗卫生行业属于专业性很强的行业,其服务工作具有较强的专业技术性,加上医院工作压力繁重,导致医院文化管理普遍面临着内外双重的沟通机制障碍,主要表现为:一是在医院的自身内部,其管理者与科室、科室与科室之间的沟通与交流有限。医院内部诸多分工明确的岗位上的员工由于学历背景不同和所处地位不同,话语权拥有程度不同,越到基层其话语权越小。对工作效果的检验,唯一标准就是看员工的工作表现是否突出,医院管理者对影响员工工作表现的客观因素关注较少,员工对上层的决策关心不足,医院管理者与基层员工存在着明显的沟通障碍。此外,广大员工的思想意识千差万别,在医院内部,许多非正式群体自然生成,医院内部多元化思想并存。各个层面各个条块之间的沟通障碍的自然存在,多元化思想难以统一的状态,使得医院文化要在所有员工间形成共同的"心理契约"具有难度,这也会对员工在医院文化培育中参与的积极性产生影响。二是在医院外部,行业内的各个医院之间的竞争要多于合作,特别是发展处于相对劣势地位的医院,对外交流学习的观念较为缺乏,实行自我封闭式发展,很难适应新形势的需要。三是突出的医患矛盾也影响着和谐医院文化管理的实现。医疗服务很强的专业技术特点,导致医患双方不得不处于一种信息严重不对称的状态。相对而言,为了保证自身利益不受侵害,病人往往会对医务人员提出较多的疑问或更高的要求;而从医院医务工作人员的角度来说,面临着繁重的诊疗任务,他们身心压力较大,自身的情绪难以释放,要做到在任何时候都提供最贴心的服务也存在难度,这显然又与病人的期望存在着距离。医患双方都是从自身角度出发,缺乏有效的沟通交流,不能做到相互理解,导致医患矛盾大有愈演愈烈之势。医院文化管理要实施开展好,必然是一个系统的全面的深入的工程,需要各个层面群策群力合力而为。医院的内外沟通机制障碍也将影响医院管理的整体效果。

(四)组织体制滞后

医院的组织体制,与西方的医院以及企业相比,具有明显的不同,多了政府机关的作风和特点,部门较为笼统庞杂,组织架构随意,缺乏统一、持久、科学的规划。医院文化管理作为一种先进的现代化管理方法,首先要保障其顺利有效推进,其次要克服落后的医院的组织体制障碍,主要表现在两个方面。①医院传统的组织惯性影响医院文化培育的有效影响力:医院文化管理的规划和方案只有切实得以贯彻落实才能真正发挥其有效的作用。然而,医院文化管理这一新兴事物在传统的医院实施过程中,必然会遭遇"组织惯性",影响计划的有效实施。即无论是医院的管理者还是普通的员工,都很难做到在较短时间内彻底转变固有的思维方式和制度规范,并在日常工作中切实遵循新的文化管理方式。这往往也并不全是因为大家不愿接受医院文化,而是长期的习惯使然。②管理体制下的各种不顺致使医院文化管理"失控":从宏观上来看,医院进行文化管理的方向全国医院文化委员会已经明确。然而,从医院内部微观分析,医院文化管理专门机构仍然处于缺位状态,医院文化管理相关工作一般是由医院的管理者提出决策,医院的党群部门承担起主要的文化建设责任。执行过程中医院各个部门各自为政,文化管理权限模糊不清,一旦出了问题,往往弃之不用,继续沿用老一套,医院文化管理的成本无人问津和承担。这使得医院文化管理处于"失控"状态,文化管理进程缓慢。

第三节　医院文化管理的实施对策

古语云:他山之石,可以攻玉。推进医院文化管理进程中,积极借鉴国外先进同行的成功经验,不失为提升我国医院管理水平的一条捷径。虽然存在国情差异,但是国外同行在先进的文化管理理念打造、优质服务推广等方面的一些做法,为我们提供了参考和帮助。"取其精华,为我所用",医院可在借鉴和总结好经验的基础上,结合单位实际情况,不断挖掘自身潜能,完善各项工作,最终实现跨越发展与快速进步。

一、国外先进医院文化管理经验借鉴

(一)美国医院的文化管理特点

美国的医院非常重视医院文化建设,每所医院都有非常清晰明确的使命,它们追求高水准的服务质量,尤其对细节的要求近乎苛刻。美国医院对于核心价值观的认知与实

践基本上体现出这个医院的文化特点。医院的核心价值观定位为"平等博爱、关爱生命、服务健康"。医院在日常工作中处处体现出其核心价值观所包含的意义。医院追求卓越与安全的医疗质量,很多注重细节的护理制度(如快速反应小组制度、病人早期预警制度等)都切实关乎病人安全。美国医院的尊重与同情是医院服务文化的突出亮点,绝不是流于表面的形式与口号,体现在医院服务病人的每一个细节之中。如医生与病人陈述病情后的握手,来回走动护理输液病人的护士,帮助病人洗头、洗澡等,甚至宠物爱好者还能得到宠物狗的陪伴与安慰,这些细节无不体现出医院方尊重病人的人性化服务。这些细致入微的诊疗服务,显得更加富有人性关怀,更加细致,更为贴近现实,比口号式的文化宣传更易让病人感知与接受。所以,美国医院的文化管理具有"注重使命与细节,切实尊重与同情"的特点。

(二)德国医院的文化管理特点

德国医院文化特点可以凝练成四点:①流水线式的工作流程,紧密、无缝的合作关系;②医护人员极度爱岗敬业的精神;③严谨的科学精神;④以病人为中心的服务理念。德国大多数医院每天早上7:15会准时进行医生交班,医院所有的医生都要到场,低年资医生还需要提早到病房了解相关病人的情况以便提交至全科进行讨论,教授和高年资医生要到重症监护室进行特别查房,低年资医师则每周要轮流处理病房事务,如查房、处理医嘱等,轮到的医师在这一周内需要全面负责病房事务,不必为病房里的其他琐事分心,同时确保手术在8:15左右准时开始。通常每天的手术持续到下午两三点,手术医师不吃午餐,仅在两台手术间歇用些点心和咖啡。下午2:45,所有医师(除了手术未结束的医师外)都要准时参加由教授和放射科医生主持的读片讨论会,内容包括第二天手术病人的资料、疑难病人及近期手术过病人的资料回放等,讨论结果由教授审核签字。讨论会结束后各级医师再返回病房进行下午查房并准备第二天的手术。每一天德国医务人员的工作都体现出井然有序的特点,由于分工明确,个人工作敬业,虽然显得忙忙碌碌,却有条不紊,基本没有浪费时间、精力的现象,医疗工作规范有序,医师认真严谨。德国医院的文化管理向我们展示出了"合作、敬业、严谨,以病人为中心"的特点。

(三)新加坡医院的文化管理特点

在亚洲,新加坡医院文化建设与管理走在国际前列。新加坡的每家医院都有着属于医院自身的服务宗旨和价值观。在新加坡就医,病人能强烈感受到其人性化服务,从环境设施、公共环境、服务人性化等方面均能够给病人带来超值的感受,而这超值的医疗服务的背后其实是各种制度和规范的支撑。新加坡的医院都有严格的行为规划,并以此作为培养医务人员职业素质的抓手。同时,新加坡医院还很注重专业外的知识培育,注重把员工从职业的医疗人转化为具备医疗专业背景的社会人。新加坡所有医院和大部分私立医院都获得 ISO9000 和 ISO14001 国际标准质量体系认证,从而使医院质量管理达到制度化、标准化、规范化。在法制规范的良好环境背景的熏陶下,新加坡医务人员特别注重依法、依制度办事,注重病人及自身权益的尊重和保护,从而形成了良好的医护、医患、护患关系。新加坡医院文化管理给我们的深切感受就是具有"人性服务,制度支撑"的特点。

(四)梅奥医学中心的文化管理特点

梅奥医学中心是一所拥有悠久历史的综合医学诊疗、科研机构,于 1863 年由梅奥医生在明尼苏达州罗切斯特市创建,并逐渐创立形成富有自身特色的一套现代医院管理新模式、新理念和治疗手段,成为一家多专科协作管理医院。梅奥医学中心作为一所历经百年、服务精良的医疗组织,堪称世界医学和护理领域的圣地。梅奥对于高水准服务质量的追求,对于细节近乎苛刻的要求,对于招聘员工价值观的重视程度,都表明梅奥是一所具有丰厚组织文化和价值观底蕴的医疗组织,病人至上的核心价值观和经典传承的文化管理理念是梅奥经久不衰的源泉。

二、医院文化管理的指导原则

由于所在地域、建院历史和所属环境等因素的不同,医院文化管理的方式各有不同,但其培育原则基本一致。

(一)培育核心价值原则

医院文化只有体现医院员工共同的价值观,才能形成一股合力,才有共同推动的可能。医院文化必须要体现出医院全体员工的普遍价值信仰、行为准则和道德规范。医院的核心价值体系不但为全体组织成员提供了需要共同遵守的价值准则和日常行为准则,还是实现医院文化管理的必要条件。在医院文化建立实施的过程中,要在"为病人服务"这一总的价值观指导下,首先选择适合本医院特点的价值观,即既符合医院建设发展的实际需要,又能反映出集体成员的现实需求,形成医院上下共有的价值观;其次通过强化医院全体员工的职业认同感,形成成员共有的思维模式和行为规范,从而使医院与广大员工、医院员工与员工之间形成一股股强大的合力,切实提高医院工作效力。

(二)培养人文内涵原则

建立发展医院文化、实施医院文化管理需要一个适宜的人文环境底蕴存在,即良好的医院外部环境和医院内部环境,其中建立一个团结进取、温馨有序、充满人文精神内涵的医院内部环境显得更为重要。要着力通过尊重、信任、理解、包容,建立一种相互支持、彼此鼓励、积极合作的良好工作氛围;要着力借助院内各种文化宣传媒介,如医院网络、职工餐厅、活动室等各种与职工息息相关的平台,建造一个充满人文底蕴、和谐宜人的工作环境。这样不仅有利于提高医院内部绩效,也使得医院内部员工能够获得精神上的满足感。

(三)激励全员参与原则

医院推行文化管理,必须要充分重视且尊重全院干部职工在医院文化培育中的主体地位、个人价值观和心理要求,要促使全体员工能积极自觉自愿自发地参与到医院文化建设和管理各个方面的推进过程中来。同时,要充分尊重医院外部相关利益团体的发言权,广泛征求意见,主动寻求监督支持,实现对医院文化管理的效果进行客观公正公开地评价,从而保证医院文化管理的有效性和科学性。

(四)激发创造创新原则

开拓创新、追求卓越、永不满足是组织文化得以可持续发展的必然要求。在市场经济大环境的冲击之下,医院践行文化管理也必须遵循创新发展这一原则,不断地对自身进行调适,纠正一直以来的官僚作风和固守的观念认识,强化学习,更新思维,积极创造进取、有序、和谐、民主的良好发展氛围,为医院员工实现创造性的工作,为员工实现自身的发展需要提供充分有利的条件,使医院在日新月异的发展环境下始终能够占据优势地位。

(五)营造个性品牌原则

医院文化是共性和个性的统一。要做到具备医院自身特色和优势,体现医院独立的品牌特点和鲜明的文化特征,让医院在病人众多的选择中出类拔萃引人瞩目,医院就必须紧密结合自身实际,打造与别院不同的医院文化,走与众不同的文化管理文化强院之路,实现有效且强于别院的管理。富有医院个性的文化管理更有助于强化医院广大员工对自己医院文化管理理念及行为的理解和支持,更能有效发挥出医院文化管理的应有作用,是医院获得核心竞争力的一种有效且强有力的手段。

三、医院文化管理的实施路径

(一)更新固有思维方式,找准医院文化管理定位

人的认识思维决定其具体的行动,思想认识的高度影响行为的结果。社会发展日新月异,只有不断学习先进经验和好的理论,及时更新认识和理念,才能实现行动上的创新与超越。要科学地实现医院文化管理,必须积极借鉴西方发达国家好的理念和做法。首先是要更新传统的固有思维方式,实现思想认识上的科学化,切实找准医院文化管理定

位,唯有此,才能确保医院文化管理方向正确,实施有效。重点要做好领导决策层、干部执行层和员工贯彻层三个层面的工作。在医院文化管理的整个过程中,医院的领导决策者是关键,组织是保障。由于受传统观念和计划经济的影响,医院管理者的思维方式、管理方式和经营方式没有发生明显变化,未能及时更新和转化。尽管医院的管理层逐渐具有了文化管理意识,但和现代企业发展现状相比,医院领导者的管理观念和理念仍显得较为保守和落后,加上自身能力所限,对于管理创新往往是感觉无从下手。因此,医院领导者首先应强化自身学习,更新思想认识和管理观念,准确把握文化管理的先进内涵和重要作用,并积极践行到医院管理工作的每一个细节上。医院领导者的认识和行为在医院的建设发展过程中必然会起到举足轻重的示范作用,必然会引导全体医务人员在潜移默化中逐步认识并接受医院文化管理新理念。同时,要强化医院的各种学习培训,帮助干部职工不断更新知识更新思维,形成与管理要求相符合的认识水平,切实提升医院的学习力、创新力,积极打造学习型医院、创新型医院、现代化医院,从而为实施文化管理做好充分的前期准备,塑造医院文化管理的良好环境。文化管理能够在一个医院内部扎根并且得到长远的发展,需要这家医院本身有一个良好的人文环境。加强学习创新是文化培育得以快速融入并得到认可的有力前提,可从两方面入手:其一,加强学习型医院建设。不断学习新知识是新形势的迫切需要,先进的专业知识储备是医院文化管理的基础。因此,医院必须大力抓好各项继续教育,有计划地对医院员工进行系统专业培训,保证医院内员工学习机会均等,通过推动员工不断学习掌握新知识和新技能,实现医院医疗服务能力和水平不断提升,从而更好地为病人服务。同时,采用"结对互助"的方式推动医院团队建设,推动医院形成一种有序健康的竞争环境,奠定医院文化管理良好的院内发展环境基础。其二,鼓励交流与创新。要保证医院文化管理取得良好的效果,就要把医院真正推向市场,加强与其他同行的竞争与合作,吸取优秀的医院文化管理经验,弥补自身存在的不足。同时,加大资金和技术投入,鼓励员工实施新的好的想法,支持医院员工在自己的岗位上进行创新探索与研究;通过舆论宣传和典型引导,对医院有创新贡献的员工进行奖励,在医院内部形成一种良好的创新文化氛围;求真,求实,求新,全力围绕病人的需求和职工的愿想,打造更具公益性、现代化、创造力特点的医院新形象。

(二)强化医护人文教育,培育仁心济世先进价值理念

孙思邈指出"欲为大医,须涉猎群书",强调了从医者应当具备的修养,认为"仁爱、博学"是为医者必备的品质。在近代,随着西医的逐步渗透扩张乃至成为现今医学的主流,以及中医日趋西医化,当代医护人员的职业精神随着传统医学的日益势微而走向迷失,呈现出医学技术过度使用和医师人文精神渐失的局面。国际平民教育之父晏阳初曾提出"医生需要一个科学家的头脑和一颗传教士的心灵",道出了医学职业精神的极端重要性。新时期的医务人员,在具备扎实的医学知识的同时,必须具备良好的人文素质,只有

在伦理道德修养、文明礼仪修养、行为举止修养、语言文字修养、美学艺术修养等方面达到与专业技术素质相适应的水准，才是具有专业精神、专业态度的职业医师。文化是智慧，是希望，是影响，更是关怀。广大医务人员属于高级知识分子，是医院建设发展的主体和生力军，而医院服务的对象是其负责的病患群体，要真正实现医院的文化管理，就必须高度重视人文医院的建设，充分关注和维护病人与医护人员双主体的切身利益，建设具有高度人文性、合作性和极强适应力的可持续发展战略，以"病人利益至上"的核心价值观驱动医院人文管理模式构建。要学习实践美国医院的人性关怀理念，注重细节体现，不断精益求精，切实让医患双方感受更为人性化的就医体验。再通过医院内部完善的人文管理，不断增强医护人员的职业认同感、使命感、尊严感与荣誉感，从而形成追求"病人利益至上"的价值目标和标准的自觉性，并外化为医院的人性化服务和人文关怀，提高病人的就医满意度，构建和谐医患关系。要着力塑造广大医护人员爱岗敬业的职业道德和仁心济世的世界观、人生观和价值观，要充分重视医护人员生理、安全、社交、自尊和自我实现等"五个需要"的实现，通过系统的教育培训和完善的职业素养测评体系，强化医护人员的职业伦理和专业水平。同时，通过公平公正的医院文化强化医护人员对医院的满意度和归属感。要系统推动医院在硬件环境塑造和人才队伍培养方面的建设发展，合理建立针对医护人员的激励机制和使用机制，科学构建大爱、感恩、互助的精神文化和安全、便捷、舒适的物质文化，重塑医护人员的职业信心和信仰，推动实现互相尊重、彼此信赖、环境宜人、沟通顺畅、程序便捷、融洽温馨的崭新医患关系。

（三）坚持管理以人为本，构建和谐医院环境及医患关系

实现医院文化管理，必须积极借鉴国外同行的先进文化管理经验，善于从文化管理的角度认真观察和认识医院发展过程中所面临的各种问题；要善于"以人为本"，运用文化的手段做好医院管理中的各项工作，建设"以人为本"的文化管理平台，并借助该平台把握时机做出具有战略意义的医院管理决策。对于当前业内表现最为突出的医患关系问题，更要从文化的角度设法巧妙化解，切实树立"以人为本"的服务理念，始终强调医院的社会责任与自身价值追求。关键在于处理好包括与社会各利益群体间、医院之间、医院内部科室人员间等全方位的关系。作为社会公益组织，医院必须勇于承担社会责任，始终注重将治病救人、公益惠民作为医院文化管理的宗旨和目标。按照全心全意为病人服务的理念要求，全新定位好自身角色，改变传统的思维方式，变行政命令型、工作型角色为现代服务型角色。要积极学习德国医院严谨的服务体系，学习新加坡医院的依法依制度办事，站在为民服务的角度规范开展医疗工作，摒弃那些不应有的高高在上的冷漠态度和做法，让员工都能认识到改进服务对于医院出效益、提质量、长水平的重要意义，以良好的服务来完成自己的本职工作，形成优质服务的良性循环。医院大目标与个体员工小目标的和谐统一，既保证了医院"公益性"的实现，也强调了医院职工的个人价值，有利于医务人员"积极性"的调动。同时,医务人员和病患都是承受巨大身心压力的群体,为此,医院在文化管理的过程中,还要充分考虑"以人为本",积极创造张弛有度、舒适宜人的硬环境和软环境,通过构建健康的物质文化、制度文化、行为文化、精神文化,实现真正意义上的医院内外和谐。

(四)强化系统组织建设,逐步提升医院文化竞争力

实施医院文化管理,不能仅限于某一点某一面进行,而必须是一个系统工程,全方位抓起和推进。首先要构建一个有力的组织领导体系作为保障。要保障文化管理得以有效进行,就要将医院内部的主要领导干部全部纳入进来,成立专门的医院文化管理机构,并积极地审时度势,结合宏观的政策指导、现实社会需要,充分考察医疗市场竞争的压力,并结合医院自身发展实际,制订出恰当的科学的医院文化管理的基本方案,对医院文化管理的规划、实施和持久推进等进行合理有效的计划安排。医院文化管理机构要在全院范围内进行文化宣传动员,浓厚医院文化管理氛围,倡导先进的文化管理理念,让全院员工都主动参与到文化管理中来,并定期针对医院文化管理面临的各种现状和难题进行深入细致的讨论研究,及时提出富有针对性和可行性的解决路径,进一步推动文化管理发展的科学举措,激发医院文化在医院管理中的重要推动作用。同时,还要强化医院的物质文化建设。物质文化是医院人本文化有形的外在表现形式,是基础,是最能被人感知的部分。医院要坚持为员工打造舒适温馨的工作环境,建设能满足员工文化活动的场所,不断丰富员工文化生活,培养员工人文才艺,陶冶员工的道德情操,强化集体团结意识和战斗能力,使医务人员在紧张工作之余,愉悦身心,放松心情,更加积极地投入到各项医疗工作中。要更新各种现代化医疗设备,确保医院诊疗工作高效、便捷、科学、准确。还要完善医院制度文化建设,建立具有医院人本文化特色的各种规章制度、道德规范和行为准则,并切实贯彻落实到医院日常工作之中,强化指导和监督,确保执行到位。只有紧密联系员工的切身利益,建立健全一套能有效约束员工思想和行为的机制,才能使职工在严格遵守医院各项规章制度过程中形成统一的意志。加强医院制度文化建设,也便于精细规范医疗护理秩序流程,提高医护人员专业技术水平和临床工作效率,从根本上减少医疗服务差错和医疗纠纷投诉。另外,还要强化医院的行为文化建设。行为文化是医院全体人员在履行各自职责过程中产生的动态文化,集中反映出医务人员的觉悟、素质和教养。医院要注重人性化建设,通过以教育人、以文化人、以情感人的方式,引导员工把"以人为本"的服务理念与职业道德相结合,将全心全意为病人服务的思想内化为个人思想品德修养,促使员工在服务工作中做到语言文明、举止得体、服务规范、态度热情、优质高效,自觉维护医院的声誉,避免违反医德医风等违纪行为。通过亲情服务、科学诊疗、入微关怀把爱心奉献给每位病人。当然,还要高度重视强化医院精神文化建设。精神文化是医院生存发展的潜在决定性力量,是医院人本文化的本质所在。精神文化包括

医院医务人员普遍的价值理念、行为意识和道德观念等,要努力通过积极的引导帮助员工树立爱岗敬业的思想,将个人的价值实现和医院的集体发展有机结合,实现公立医疗卫生事业的长足发展与进步。

第三章 医院制度管理

第一节 医疗质量安全核心制度要点

2016 年,国家卫计委颁布施行《医疗质量管理办法》,进一步建立完善医疗质量管理长效工作机制,明确了医疗质量管理各项要求,促进医疗质量管理工作步入制度化、法治化管理轨道。在《医疗质量管理办法》的基础上,为指导地方和医疗机构进一步理解和贯彻落实核心制度,保障医疗质量和病人安全,国家卫健委又组织制定了《医疗质量安全核心制度要点》并于 2018 年 4 月 21 日发布实施。自此,我国在医疗质量安全核心制度方面有了全国统一的标准。

一、首诊负责制度

1. 定义

首诊负责制度,指病人的首位接诊医师(首诊医师)在一次就诊过程结束前或由其他医师接诊前,负责该病人全程诊疗管理的制度。医疗机构和科室的首诊责任参照医师首诊责任执行。

2. 基本要求

(1)明确病人在诊疗过程中不同阶段的责任主体。

(2)保障病人诊疗过程中诊疗服务的连续性。

(3)首诊医师应当做好医疗记录,保障医疗行为可追溯。

(4)非本医疗机构诊疗科目范围内疾病,应告知病人或其法定代理人,并建议病人前往相应医疗机构就诊。

二、三级查房制度

1. 定义

三级查房制度,指病人住院期间,由不同级别的医师以查房的形式实施病人评估、制订与调整诊疗方案、观察诊疗效果等医疗活动的制度。

2. 基本要求

（1）医疗机构实行科主任领导下的三个不同级别的医师查房制度。三个不同级别的医师可以包括但不限于主任医师或副主任医师－主治医师－住院医师。

（2）遵循下级医师服从上级医师，所有医师服从科主任的工作原则。

（3）医疗机构应当明确各级医师的医疗决策和实施权限。

（4）医疗机构应当严格明确查房周期。工作日每天至少查房 2 次，非工作日每天至少查房 1 次，三级医师中最高级别的医师每周至少查房 2 次，中间级别的医师每周至少查房 3 次。术者必须亲自在术前和术后 24 小时内查房。

（5）医疗机构应当明确医师查房行为规范，尊重病人、注意仪表、保护隐私、加强沟通、规范流程。

（6）开展护理、药师查房的可参照上述规定执行。

三、会诊制度

1. 定义

会诊，是指出于诊疗需要，由本科室以外或本机构以外的医务人员协助提出诊疗意见或提供诊疗服务的活动。规范会诊行为的制度称为会诊制度。

2. 基本要求

（1）按会诊范围，会诊分为机构内会诊和机构外会诊。机构内多学科会诊应当由医疗管理部门组织。

（2）按病情紧急程度，会诊分为急会诊和普通会诊。机构内急会诊应当在会诊请求发出后 10 分钟内到位，普通会诊应当在会诊发出后 24 小时内完成。

（3）医疗机构应当统一会诊单格式及填写规范，明确各类会诊的具体流程。

（4）原则上，会诊请求人员应当陪同完成会诊，会诊情况应当在会诊单中记录。会诊意见的处置情况应当在病程中记录。

（5）前往或邀请机构外会诊，应当严格遵照国家有关规定执行。

四、分级护理制度

1. 定义

分级护理制度，指医护人员根据住院病人病情和（或）自理能力对病人进行分级别护理的制度。

2. 基本要求

（1）医疗机构应当按照国家分级护理管理相关指导原则和护理服务工作标准，制定本机构分级护理制度。

（2）原则上，护理级别分为特级护理、一级护理、二级护理、三级护理 4 个级别。

（3）医护人员应当根据病人病情和（或）自理能力变化动态调整护理级别。

（4）病人护理级别应当明确标识。

五、值班和交接班制度

1. 定义

值班和交接班制度,指医疗机构及其医务人员通过值班和交接班机制保障病人诊疗过程连续性的制度。

2. 基本要求

（1）医疗机构应当建立全院性医疗值班体系,包括临床、医技、护理部门以及提供诊疗支持的后勤部门,明确值班岗位职责并保证常态运行。

（2）医疗机构实行医院总值班制度,有条件的医院可以在医院总值班外,单独设置医疗总值班和护理总值班。总值班人员需接受相应的培训并经考核合格。

（3）医疗机构及科室应当明确各值班岗位职责、值班人员资质和人数。值班表应当在全院公开,值班表应当涵盖与病人诊疗相关的所有岗位和时间。

（4）当值医务人员中必须有本机构执业的医务人员,非本机构执业医务人员不得单独值班。当值人员不得擅自离岗,休息时应当在指定的地点休息。

（5）各级值班人员应当确保通讯畅通。

（6）四级手术病人手术当日和急危重病人必须床旁交班。

（7）值班期间所有的诊疗活动必须及时记入病历。

（8）交接班内容应当专册记录,并由交班人员和接班人员共同签字确认。

六、疑难病例讨论制度

1. 定义

疑难病例讨论制度,指为尽早明确诊断或完善诊疗方案,对诊断或治疗存在疑难问题的病例进行讨论的制度。

2. 基本要求

（1）医疗机构及临床科室应当明确疑难病例的范围,包括但不限于出现以下情形的病人:没有明确诊断或诊疗方案难以确定、疾病在应有明确疗效的周期内未能达到预期疗效、非计划再次住院和非计划再次手术、出现可能危及生命或造成器官功能严重损害的并发症等。

（2）疑难病例均应由科室或医疗管理部门组织开展讨论。讨论原则上应由科主任主持,全科人员参加。必要时邀请相关科室人员或机构外人员参加。

（3）医疗机构应统一疑难病例讨论记录的格式和模板。讨论内容应专册记录,主持人需审核并签字。讨论的结论应当记入病历。

（4）参加疑难病例讨论成员中应至少有2人具有主治及以上专业技术职务任职资格。

七、急危重病人抢救制度

1. 定义

急危重病人抢救制度，指为控制病情、挽救生命，对急危重病人进行抢救并对抢救流程进行规范的制度。

2. 基本要求

（1）医疗机构及临床科室应当明确急危重病人的范围，包括但不限于出现以下情形的病人：病情危重，不立即处置可能存在危及生命或出现重要脏器功能严重损害；生命体征不稳定并有恶化倾向等。

（2）医疗机构应当建立抢救资源配置与紧急调配的机制，确保各单元抢救设备和药品可用。建立绿色通道机制，确保急危重病人优先救治。医疗机构应当为非本机构诊疗范围内的急危重病人的转诊提供必要的帮助。

（3）临床科室急危重病人的抢救，由现场级别和年资最高的医师主持。紧急情况下医务人员参与或主持急危重病人的抢救，不受其执业范围限制。

（4）抢救完成后6小时内应当将抢救记录记入病历，记录时间应具体到分钟，主持抢救的人员应当审核并签字。

八、术前讨论制度

1. 定义

术前讨论制度，指以降低手术风险、保障手术安全为目的，在病人手术实施前，医师必须对拟实施手术的手术指征、手术方式、预期效果、手术风险和处置预案等进行讨论的制度。

2. 基本要求

（1）除以紧急抢救生命为目的的急诊手术外，所有住院病人手术必须实施术前讨论，术者必须参加。

（2）术前讨论的范围包括手术组讨论、医师团队讨论、病区内讨论和全科讨论。临床科室应当明确本科室开展的各级手术术前讨论的范围并经医疗管理部门审定。全科讨论应当由科主任或其授权的副主任主持，必要时邀请医疗管理部门和相关科室参加。病人手术涉及多学科或存在可能影响手术的合并症的，应当邀请相关科室参与讨论，或事先完成相关学科的会诊。

（3）术前讨论完成后，方可开具手术医嘱，签署手术知情同意书。

（4）术前讨论的结论应当记入病历。

九、死亡病例讨论制度

1. 定义

死亡病例讨论制度,指为全面梳理诊疗过程、总结和积累诊疗经验、不断提升诊疗服务水平,对医疗机构内死亡病例的死亡原因、死亡诊断、诊疗过程等进行讨论的制度。

2. 基本要求

(1)死亡病例讨论原则上应当在病人死亡 1 周内完成。尸检病例在尸检报告出具后 1 周内必须再次讨论。

(2)死亡病例讨论应当在全科范围内进行,由科主任主持,必要时邀请医疗管理部门和相关科室参加。

(3)死亡病例讨论情况应当按照本机构统一制订的模板进行专册记录,由主持人审核并签字。死亡病例讨论结果应当记入病历。

(4)医疗机构应当及时对全部死亡病例进行汇总分析,并提出持续改进意见。

十、查对制度

1. 定义

查对制度,指为防止医疗差错,保障医疗安全,医务人员对医疗行为和医疗器械、设施、药品等进行复核查对的制度。

2. 基本要求

(1)医疗机构的查对制度应当涵盖病人身份识别、临床诊疗行为、设备设施运行和医疗环境安全等相关方面。

(2)每项医疗行为都必须查对病人身份。应当至少使用两种身份查对方式,严禁将床号作为身份查对的标识。为无名病人进行诊疗活动时,须双人核对。用电子设备辨别病人身份时,仍需口语化查对。

(3)医疗器械、设施、药品、标本等查对要求按照国家有关规定和标准执行。

十一、手术安全核查制度

1. 定义

手术安全核查制度,指在麻醉实施前、手术开始前和病人离开手术室前对病人身份、手术部位、手术方式等进行多方参与的核查,以保障病人安全的制度。

2. 基本要求

(1)医疗机构应当建立手术安全核查制度和标准化流程。

(2)手术安全核查过程和内容按国家有关规定执行。

(3)手术安全核查表应当纳入病历。

十二、手术分级管理制度

1. 定义

手术分级管理制度,指为保障病人安全,按照手术风险程度、复杂程度、难易程度和资源消耗不同,对手术进行分级管理的制度。

2. 基本要求

(1)按照手术风险性和难易程度不同,手术分为四级。具体要求按照国家有关规定执行。

(2)医疗机构应当建立手术分级管理工作制度和手术分级管理目录。

(3)医疗机构应当建立手术分级授权管理机制,建立手术医师技术档案。

(4)医疗机构应当对手术医师能力进行定期评估,根据评估结果对手术权限进行动态调整。

十三、新技术和新项目准入制度

1. 定义

新技术和新项目准入制度,指为保障病人安全,对于本医疗机构首次开展临床应用的医疗技术或诊疗方法实施论证、审核、质控、评估全流程规范管理的制度。

2. 基本要求

(1)医疗机构拟开展的新技术和新项目应当为安全、有效、经济、适宜、能够进行临床应用的技术和项目。

(2)医疗机构应当明确本机构医疗技术和诊疗项目临床应用清单并定期更新。

(3)医疗机构应当建立新技术和新项目审批流程,所有新技术和新项目必须经过本机构相关技术管理委员会和医学伦理委员会审核同意后,方可开展临床应用。

(4)新技术和新项目临床应用前,要充分论证可能存在的安全隐患或技术风险,并制定相应预案。

(5)医疗机构应当明确开展新技术和新项目临床应用的专业人员范围,并加强新技术和新项目质量控制工作。

(6)医疗机构应当建立新技术和新项目临床应用动态评估制度,对新技术和新项目实施全程追踪管理和动态评估。

(7)医疗机构开展临床研究的新技术和新项目按照国家有关规定执行。

十四、危急值报告制度

1. 定义

危急值报告制度,指对提示病人处于生命危急状态的检查、检验结果建立复核、报告、记录等管理机制,以保障病人安全的制度。

2.基本要求

(1)医疗机构应当分别建立住院和门急诊病人危急值报告具体管理流程和记录规范,确保危急值信息准确,传递及时,信息传递各环节无缝衔接且可追溯。

(2)医疗机构应当制订可能危及病人生命的各项检查、检验结果危急值清单并定期调整。

(3)出现危急值时,出具检查、检验结果报告的部门报出前,应当双人核对并签字确认,夜间或紧急情况下可单人双次核对。对于需要立即重复检查、检验的项目,应当及时复检并核对。

(4)外送的检验标本或检查项目存在危急值项目的,医院应当和相关机构协商危急值的通知方式,并建立可追溯的危急值报告流程,确保临床科室或患方能够及时接收危急值。

(5)临床科室任何接收到危急值信息的人员应当准确记录、复读、确认危急值结果,并立即通知相关医师。

(6)医疗机构应当统一制订临床危急值信息登记专册和模板,确保危急值信息报告全流程的人员、时间、内容等关键要素可追溯。

十五、病历管理制度

1.定义

病历管理制度,指为准确反映医疗活动全过程,实现医疗服务行为可追溯,维护医患双方合法权益,保障医疗质量和医疗安全,对医疗文书的书写、质控、保存、使用等环节进行管理的制度。

2.基本要求

(1)医疗机构应当建立住院及门急诊病历管理和质量控制制度,严格落实国家病历书写、管理和应用相关规定,建立病历质量检查、评估与反馈机制。

(2)医疗机构病历书写应当做到客观、真实、准确、及时、完整、规范,并明确病历书写的格式、内容和时限。

(3)实施电子病历的医疗机构,应当建立电子病历的建立、记录、修改、使用、存储、传输、质控、安全等级保护等管理制度。

(4)医疗机构应当保障病历资料安全,病历内容记录与修改信息可追溯。

(5)鼓励推行病历无纸化。

十六、抗菌药物分级管理制度

1.定义

抗菌药物分级管理制度,指根据抗菌药物的安全性、疗效、细菌耐药性和价格等因素,对抗菌药物临床应用进行分级管理的制度。

2. 基本要求

(1)根据抗菌药物的安全性、疗效、细菌耐药性和价格等因素,抗菌药物分为非限制使用级、限制使用级与特殊使用级三级。

(2)医疗机构应当严格按照有关规定建立本机构抗菌药物分级管理目录和医师抗菌药物处方权限,并定期调整。

(3)医疗机构应当建立全院特殊使用级抗菌药物会诊专家库,按照规定规范特殊使用级抗菌药物使用流程。

(4)医疗机构应当按照抗菌药物分级管理原则,建立抗菌药物遴选、采购、处方、调剂、临床应用和药物评价的管理制度和具体操作流程。

十七、临床用血审核制度

1. 定义

临床用血审核制度,指在临床用血全过程中,对与临床用血相关的各项程序和环节进行审核和评估,以保障病人临床用血安全的制度。

2. 基本要求

(1)医疗机构应当严格落实国家关于医疗机构临床用血的有关规定,设立临床用血管理委员会或工作组,制订本机构血液预订、接收、入库、储存、出库、库存预警、临床合理用血等管理制度,完善临床用血申请、审核、监测、分析、评估、改进等管理制度、机制和具体流程。

(2)临床用血审核包括但不限于用血申请、输血治疗知情同意、适应证判断、配血、取血发血、临床输血、输血中观察和输血后管理等环节,并全程记录,保障信息可追溯,健全临床合理用血评估与结果应用制度、输血不良反应监测和处置流程。

(3)医疗机构应当完善急救用血管理制度和流程,保障急救治疗需要。

十八、信息安全管理制度

1. 定义

信息安全管理制度,指医疗机构按照信息安全管理相关法律法规和技术标准要求,对医疗机构病人诊疗信息的收集、存储、使用、传输、处理、发布等进行全流程系统性保障的制度。

2. 基本要求

(1)医疗机构应当依法依规建立覆盖病人诊疗信息管理全流程的制度和技术保障体系,完善组织架构,明确管理部门,落实信息安全等级保护等有关要求。

(2)医疗机构主要负责人是医疗机构病人诊疗信息安全管理第一责任人。

（3）医疗机构应当建立病人诊疗信息安全风险评估和应急工作机制，制订应急预案。

（4）医疗机构应当确保实现本机构病人诊疗信息管理全流程的安全性、真实性、连续性、完整性、稳定性、时效性、溯源性。

（5）医疗机构应当建立病人诊疗信息保护制度，使用病人诊疗信息应当遵循合法、依规、正当、必要的原则，不得出售或擅自向他人或其他机构提供病人诊疗信息。

（6）医疗机构应当建立员工授权管理制度，明确员工的病人诊疗信息使用权限和相关责任。医疗机构应当为员工使用病人诊疗信息提供便利和安全保障，因个人授权信息保管不当造成的不良后果由被授权人承担。

（7）医疗机构应当不断提升病人诊疗信息安全防护水平，防止信息泄露、毁损、丢失。定期开展病人诊疗信息安全自查工作，建立病人诊疗信息系统安全事故责任管理、追溯机制。在发生或者可能发生病人诊疗信息泄露、毁损、丢失的情况时，应当立即采取补救措施，按照规定向有关部门报告。

第二节 协调、调度管理制度

一、紧急情况及重大医疗事件报告制度

1. 制度

（1）医院接到重大灾害事故急救报告时，有关科室应立即报告 120 急救指挥中心，并及时调度全院急救力量参与抢救，并立即报告区（县）卫生行政主管部门。

（2）医院突然同时接收大批伤病员（10 人以上）时，应立即报告卫生行政主管部门。

（3）严格执行传染病报告制度。医院内短期成批接诊传染病病人时，要及时报告。

（4）医院发生医疗事故及重大医疗纠纷时，有关科室应立即报告院办公室，院办公室再逐级报告院领导及卫生行政主管部门。

（5）需尽快做尸检以明确死因的医疗纠纷，应及时逐级报至卫生行政主管部门。

（6）医院内一周内发生同源性感染病例超过 3 例者，应按规定立即报告卫生行政主管部门。

（7）医院接诊救治一级速诊以上保健对象要及时向保健办及有关局领导报告。

（8）涉及医院安全、正常秩序受严重影响事宜要及时向上汇报。

2. 监督检查

（1）各有关科室对应报告的事件应有制度，做到责任落实到人，不得相互推诿，不得故意隐瞒不报。对报告不及时或隐瞒不报的人员应有处理措施。

（2）相关科室必须建立"紧急情况及重大医疗事件登记本"并认真登记。

（3）对不及时报告及隐瞒不报者按责任程度分别追究当事人责任，直至撤职、解聘。

二、医疗急救指挥调度工作制度

1. 制度

（1）医院各科室必须服从市急救医疗中心指挥调度室（电话 120）的统一调度。

（2）医院急诊室实行 24 小时值班制。值班人员必须坚守岗位，严格执行交接班制度，认真填写值班日志和交接班记录。

（3）值班人员必须严格执行《紧急情况及重大医疗事件报告制度》，并认真做好各项记录。

（4）与急救有关的人员必须保持 24 小时通讯畅通，确保急救指挥畅通无阻。

（5）严格执行急诊首诊负责制。确保院前急救设备齐全完好，人员到位，保证接到"120"急救指令后 5 分钟内出车。

（6）要严格实行就近、就地抢救的原则。急、危、重病人，生命体征不稳定时不得转院；因病床、设备和技术条件所限确需转院而病情又允许的病人，由首诊医生负责与转往医院联系，妥善安排后方可由专人护送至转往医院。双方医护人员必须书面进行病情交接。

（7）急救指令任务执行完毕后，要将出车情况、病人病情及抢救经过如实详细记录并及时电话反馈给市急救中心指挥调度室。

（8）急诊抢救领导小组每半年召开一次由医院各科室急救网络负责人参加的急救指挥调度协调工作会议，通报、研究、解决工作中存在的问题，并以书面材料上报区（县）卫生局业务部。

2. 监督检查

（1）加强急诊科的建设，要有固定的人员编制，充实技术骨干，配备必需的抢救设备，提高应急能力。

（2）建立健全急诊规章制度，制订急诊诊疗规范和技术操作规程。

（3）对违反规章制度及技术操作常规、推诿病人、不建立留观病历或记录不详细等违规人员要坚决给予行政或经济处罚。

（4）医院急诊抢救领导小组每年对各科室的急救调度工作和急救应急能力进行不定期抽查。

三、医疗事故及医疗差错内部通报制度

1. 制度

（1）各科室对本单位发生的医疗事故及医疗差错应及时上报医院管理委员会，并对当事人进行相应的处理。

（2）医院对发生的医疗事故及严重医疗差错作为医疗工作质控的一部分,以内部文件的形式通报。

（3）通报发至各科室。

（4）通报列为秘密级文件,可在医院内部会议宣读,但不得外传。

2. 监督检查

（1）被通报的科室应对自身存在的问题进行整改并在接到通报之日起 7 个工作日内将整改措施上报医院行政管理办公室。

（2）各科室应组织学习通报内容,认真讨论、总结经验教训,以利提高质量。医院管理委员会要定期抽查学习讨论情况。

四、医务工作例会制度

1. 制度

（1）医院每半年召开一次医务工作例会。

（2）医疗质量管理领导小组应提前两天通知开会内容和地点。

（3）会议主要内容 ①讨论制订、修订医疗质量管理计划。②医院医疗质量现状及存在的问题。③各种投诉及纠纷的处理情况。④日常医疗质量管理工作中存在的困难和对策。⑤医疗质量控制工作的开展情况。

（4）各参加人员必须根据会议通知的要求内容准备好书面总结或发言材料。

（5）医院对医疗质量管理领导小组的工作给予综合评价并通报。

2. 监督检查

（1）医疗质量管理领导小组相关人员要认真学习医疗质量、医疗安全有关文件及法规。对目前医院存在的问题应有客观公正的态度。

（2）医疗质量管理领导小组要有计划、有步骤地抓好医疗质量。

（3）医疗质量管理领导小组有关人员必须定期下科室督查,并有督查记录备案。

五、医疗质量通报制度

1. 制度

（1）通报制度 医院对各科室医疗质量状况实行不定期通报制度。

（2）通报内容 ①经市、区(县)医疗事故技术鉴定委员会鉴定,结果不是医疗事故,但院方确存在着医疗质量、医德医风或医院管理等方面的问题,这些问题虽然不是造成病人不良后果的直接原因,但事实上对病人的不良后果也负有一定责任的病例。②对于反映各医院有关医疗质量问题的投诉,经调查确定的病例。③院方与病人家属协调解决而未提请医疗事故技术鉴定的医疗纠纷。④经卫生行政主管部门检查或由其他途径发现的医疗安全隐患。⑤经本院检查或由其他途径发现的医疗安全隐患。

（3）通报形式　以文件或会议形式通报。

（4）通报范围　医院各业务科室。

2. 监督检查

（1）通报原则上每半年一期，特殊情况随时通报。

（2）发现上述有关问题后，必须由医院"医疗缺陷鉴定委员会"对事件的性质做出鉴定，对有关当事人做出严肃处理。并在接到通报后 15 天内将处理意见报医院管理委员会。

（3）组织有关部门及科室学习，吸取经验教训并有记录备查。

第三节　门、急诊管理制度

一、门诊工作制度

1. 制度

（1）门诊部主任应在主管院长领导下负责门诊的业务管理、组织协调、督促检查各科室的门诊工作。各科室主任则负责本科门诊的业务技术指导和考核。

（2）门诊部的医疗、护理、医技、收费等各类人员由各科派出并相对固定。各科应派有一定经验、责任心强、服务态度好的人员出诊。必须配置足够的医护人员，保证门诊病人的及时就医。门诊人员调换时由科室与门诊部共同商定。

（3）建立明确的岗位责任制，完善各种医疗、护理操作常规及首诊负责制、会议制度、"三查七对"制度、收入院制度、传染病报告制度等。要严格执行消毒隔离制度。门诊人员一律佩戴胸卡上岗。

（4）对重病员、65 岁以上老人、军人、残疾人等病员，优先安排就诊。

（5）应尽量简化手续，方便病人。要有解决门诊"三长一短"及节假日医护人员不足的措施。对病人要做好分诊工作，认真诊治，做到科学治疗，合理用药，尽可能减轻病人负担。要认真书写门诊病历、处方及门诊日志。对病员要做到关心体贴，态度和蔼，耐心地解答问题。对疑难重病人不能确诊，病人两次复诊不能确诊者，应及时请上级医生诊视。

（6）门诊检验、B 超、放射等各项检查结果，必须做到准确及时。门诊手术应根据条件规定一定的范围。医师需加强对换药室、治疗室的检查指导，必要时亲自操作。对病情不适于在门诊处置的病人要收入院或转院治疗。

（7）门诊各科与住院处、病房应加强联系，以便根据病床使用及病员情况，及时收容病人住院治疗。

（8）门诊禁止吸烟,保持环境整洁、安静、秩序良好。

（9）开展便民活动,为病人提供优质医疗服务。经常开展多种形式的宣传教育活动,向病员宣传卫生防病及计划生育等知识。

（10）门诊大厅公开设立病人意见本、意见箱及投诉电话;建立专门处理投诉的规章制度,接受群众的监督。

2. 监督检查

（1）医疗质量管理领导小组要协调、督查派赴门诊医护人员的落实,对不按协调要求保证门诊医护人员的科室负责人要追究责任,已派遣但漏岗误时的医务人员要承担相应责任。

（2）检查内容　①制度落实情况。②解决门诊"三长一短"及节假日医护人员不足的措施是否有效。③各种便民、利民服务工作开展情况。④环境卫生是否整洁、良好。

（3）医疗质量管理领导小组与门诊部主任、护士长必须每月一次检查门诊的医疗、护理质量,对存在的问题要及时登记处理。

（4）对病人的投诉和来访要热情接待,及时登记,并在一周内拿出处理意见。病人不满意度调查,门诊部每月进行一次,医院每季度进行一次。

（5）由医院管理委员会进行突击检查,每年不少于两次,并将检查情况在全院进行综合通报。

二、门诊导诊工作制度

1. 制度

（1）门诊导诊人员必须熟悉本院、本门诊各科就诊情况及常规开展项目情况,保证能正确引导病人就诊。

（2）导诊人员必须佩戴胸卡,做到仪表端庄,衣着整洁。必须准时上下岗,不串岗、不脱岗、不闲谈。

（3）要热情主动接待病人,礼貌待人,有问必答,百问不厌,主动介绍医院概况、科室组成、医院设备及门诊各科情况等。

（4）经常巡视大厅,引导病人挂号、候诊、检查。

（5）见残疾人、高龄老人、久病体弱病人应主动接待,免费提供车床、轮椅服务;对年老体弱,行动不便者应搀扶到诊室就诊,合理安排优先检查;对用担架抬来的急危病人,应立即协助送急诊科处理。

（6）负责发放病人意见表,及时收集病人对医院各级各类人员的意见,沟通好医患关系,随时为病人提供方便。

（7）为病人免费提供开水及一次性水杯。免费发送《就诊指南》《健康教育处方》等卫生宣教资料。

2. 监督检查

（1）检查内容 ①是否有导医人员工作制度及职责和言行规范。②劳动纪律、考勤情况。③医德医风、服务质量等。

（2）设立导诊人员检查登记本，公开接受病人监督。有奖惩措施及处理记录。

三、院前急救工作制度

1. 制度

（1）院前急救值班人员必须准时接班，并熟悉了解上一班救护情况。

（2）认真做好院前急救的准备工作，急救箱及常用急救器材完好率必须保证达到100%，并经常保持救护车车厢内的卫生。

（3）值班人员接到呼救电话后立即通知出诊医生、护士和司机在5分钟内出诊，不得拒绝出车。

（4）值班人员应坚守岗位，不得擅离职守。出车执勤时，对病人应有高度负责的精神，到达现场应立即检查病人，动作迅速，处理果断。对病人及家属要态度热情，文明礼貌，严禁争吵现象发生。

（5）根据病员情况可就地抢救，待病情好转后再送回医院。若病情允许应尽快将病员护送回医院进行抢救。

（6）出诊医生到达现场后，如病人已死亡，应详细询问病人家属或在场人员，了解发病情况及既往病史，做好记录，并明确通知其家属或在场人员。出诊医师不能开具死亡证明。

（7）急救出诊途中不准擅自改变救护对象，若出现新的救护对象且病情确实危急，须经科室同意后，方可改变。遇有救护车辆损坏或交通事故不能行驶时，应及时向科室或120指挥中心汇报，请求另派救护车。

（8）转送过程中，出诊人员应在病人身旁密切观察生命体征变化。如遇危急情况时，可送就近医院抢救。

（9）医护人员出诊后，由院内相应科室当班医生负责增援急诊。如全部出诊或非专科医师值班，人员安排有困难，白天报医务科，夜间报院总值班安排有关科室医护人员增援急诊。

（10）详细填写院前急救病历及已完成急救处理的措施，力求完整、清楚、准确、扼要，送转医院急诊室后应做详细交接。完成急救出车任务后及时向市急救中心指挥调度室（电话"120"）或有关部门报告。返回后及时做好补充抢救药物、更换物品等工作。

（11）若遇突发性灾害事故（如集体食物中毒、重大交通事故、塌方、火灾等），科领导应组织足够力量亲临组织抢救，并及时将现场情况报告急救中心指挥调度室，通知有关医院做好接诊准备，或要求现场增援。并与公安、消防等部门进行协调，尽力完成院前救护任务。

2. 监督检查

（1）院前急救人员要对照工作制度执行情况自查、自纠。

（2）科主任每周、护士长每日检查一次,发现问题及时解决,并建立检查登记制度。

（3）科主任、科护士长需经常随车出诊,了解实际运作情况,听取病人及家属要求、建议,以便改进工作。

（4）科领导要认真对待病人及家属的投诉或意见,妥善予以解决,并制订相应的奖惩措施。

（5）主管院领导需每月检查、指导院前急救工作。

（6）对各类人员定期进行技术考核,至少半年一次。

四、急诊室工作制度

1. 制度

（1）急诊室工作人员,应以高度的人道主义和责任心,严肃、认真、迅速、敏捷地救护病人。急诊医师须由具有 3 年以上临床经验的医师担任。

（2）急诊值班人员必须坚守工作岗位,不得擅离职守,如有正当理由需短时间离开时,应有人替班,并应向值班护士说明去向。

（3）护士接诊危重病人时必须要测量体温、呼吸、脉搏和血压。

（4）急诊病人到院后由分诊护士根据病情安排就诊。值班医师必须坚决执行首诊负责制,不得无故拒绝接诊。

（5）危重病人到院后,值班人员必须在 5 分钟内开始处置,需其他科室会诊时,可先口头邀请会诊,后补写会诊单及病历;需立即手术治疗的严重创伤病人应立即配血并直送手术室。

同时在转送过程中通知相关科室马上到手术室会诊手术。有手术条件的急诊科,应在急诊科就地处理。

（6）遇有危及生命的急诊,必须分秒必争,在最短时间内集中医院力量进行抢救,同时报告上级。当职人员有权决定抢救费用的签字。任何部门均不允许以任何理由延误抢救时间。

（7）病情较重的病人应由急诊值班医师决定收留观或收住院,相应科室不得拒收病人。急诊留观病人观察时间一般不超过 3 天,需住院者应在 24 小时内收入院。

（8）医护人员出诊后,由院内相应科室当班医生负责增援急诊。若人员安排有困难,或遇有大批急诊,须多方面配合抢救的,白天应向医务科报告,夜间则报院总值班,以便组织有关科室人员协助处理。

（9）严格执行交接班及查对制度。急诊及留观病人应在床旁交班。急诊病人及抢救病人的抢救经过都应及时详尽地进行登记,做到项目完整、字迹清楚、准确无误。

(10)护理人员应认真执行医嘱,严格执行"三查七对"等制度。值班护士交接班时,应检查一切急救用品的性能、数量及放置位置。如有缺损或不适用时应立即补充更换,并随时做好一切抢救病人的准备工作,确保急需。

(11)重危病人入院时,由护士亲自护送,并与病区护士做好交接班。

(12)多部位损伤或有多种疾病共存的病人,应先由病情最危重的科室负责诊治,其他科室密切配合。

(13)急诊抢救设备及药品应保证完好、充足;急救车必须保持车况良好,定时保养维修;并建立相应的规章制度。

(14)对传染病病人或疑似传染病病人,应做好登记及报告工作,并按常规做好消毒隔离。

(15)遇有交通事故、吸毒、自杀等病人涉及公安、司法情况时,应由值班人员报告院总值班,通知有关单位。

(16)任何部门或人员不允许以任何理由延误危及生命的抢救及拒收病人,违者承担相应责任后果。

2. 监督检查

(1)对急诊室各项制度执行情况,主管院长每月检查一次,急诊室主任每周检查一次;抢救设备、药品、救护车由护士长每天检查一次。必须建立检查登记本,及时记录每次检查情况。

(2)科主任、护士长或副主任医师每天必须进行一次常规查房,遇特殊情况随时查房。重点对危重病人及(或)留观病人的诊治做出明确指导,同时对值班医护人员的在岗情况、病历、处方质量、医嘱执行情况等进行检查。

(3)医院管理委员会进行突击检查,每年不少于一次,并将检查情况在全院通报。

五、急诊观察制度

1. 制度

(1)急诊观察室实行24小时医师、护士值班制。凡需留观病人应由接诊医生开出留观医嘱,建立观察病历。

(2)留观病人,应由值班医生负责观察处理,及时写好留观病历及填写观察记录,并向值班护士详细交代病情、观察项目和注意事项。值班护士应认真巡视病室,做好护理观察记录。病人结束留观时由当班医生写出留观小结。

(3)留观病人的医嘱,均须开具医嘱单(抢救时除外),不执行口头医嘱,抢救时执行的口头医嘱必须及时补开。

(4)严格交接班制度,交班时应在床旁共同查看病人。

（5）留观时间一般不超过 3 天,病情好转或加剧时应及时处理。

（6）留观期间必须严密观察病情变化,一经确诊立即收入院。留观病人诊断不明者要组织科院会诊,不允许因留观延误病情。

（7）凡确诊传染病、精神病病人不得收入观察室,应及时与有关科室或专科医院联系住院或转院治疗。对疑似传染病病人,应及时报告,并尽快确诊,同时按常规做好消毒隔离工作和登记报告工作。

（8）值班医生每天至少查房 2 次,重病人随时查房,科主任每天查房 1 次。

2. 监督检查

（1）科主任每周检查一次留观制度执行情况。

（2）医疗质量管理领导小组及主管院长应对观察室工作情况每月检查一次。

六、急诊抢救工作制度

1. 制度

（1）急诊抢救工作必须组织健全,分工周密,做到随时能投入抢救工作。院、科应根据实际情况逐步建立并完善各种急危重症的抢救程序。

（2）参加抢救的医护人员要严肃认真,分秒必争,工作紧张而有序。由在场的最高职称医生组织抢救,必要时科主任、院有关人员共同组织抢救。各级人员应听从指挥,明确分工,密切协作。当抢救需要有关科室支持时,有关科室必须积极、及时地给予配合。病人需要转入病房时,要及时收治,严禁推诿。

（3）抢救工作中遇有诊断、治疗、技术操作等困难时,应及时请示上级医师,迅速予以解决。医护人员要密切配合,口头医嘱要求准确、清楚,并及时记录。凡经抢救的病人,应有详细病案及抢救记录,抢救工作告一段落时,应做小结。

（4）抢救室是危重病人急救的场所,设备要齐全,制度要严格,一切急救用品必须实行四固定制度:定数量,定地点,定人管理,定期检查、消毒及维修,保证各类仪器材料性能良好。值班护士要详细交接班,并做好记录。

（5）抢救中急救药物的空安瓿、输液空瓶、输血空瓶等要集中存放,以便统计与核对。

（6）病人经抢救后,如病情稳定或允许移动时,应迅速送入病房、监护室或手术室继续治疗。若需继续抢救或进行手术者,应预先通知病房或手术室做好准备。病情不允许搬动者,应留在原地抢救治疗。

（7）抢救室物品使用后,要及时归还原处,清理补充,并保持清洁整齐。

2. 监督检查

（1）负责抢救室工作的护士每日清查各种急救药品、器材、抢救设备,确保完好、齐全。

（2）急诊科主任、护士长需经常到抢救室巡视,检查、了解抢救工作的开展情况,以便及时发现问题,解决问题,并建立检查登记制度。

(3)科主任每周,科护士长每日检查抢救室人员到位及工作情况,经常听取病人及家属的意见及建议,不断改进急救工作。

(4)主管院领导每月一次进行实地检查、指导急救工作。

七、门、急诊为民、利民、便民工作制度

1. 制度

(1)积极开展医德医风教育,树立高尚职业道德,严格执行医德规范。

(2)门、急诊大厅设有专职导诊人员,主动帮助病人联系解决有关问题。应准备糨糊、笔、纸张等,随时为病人提供方便。

(3)门、急诊大厅显眼处应张贴门诊专科、专家出诊排期表、专家介绍、就医指南,并公布各项医疗收费标准。

(4)门、急诊大厅应免费供应开水,免费为行动不便的病人提供借用车床、轮椅服务;候诊区要配备足够的候诊椅,各种标牌、须知一目了然;门、急诊场所禁止吸烟,配备有公用电话,安装电扇或空调,室内外环境美化整洁,为病人提供良好的就诊环境。

(5)急病人所急,想方设法解决门诊"三长一短"问题,如提供分科挂号及预约挂号、划价收费在同一窗口完成等,尽量减少病人等候时间。

(6)辅助检查应做到　①急诊化验检查项目2小时内出报告,平诊检查24小时内出报告(特殊检查项目除外)。②放射科普通平片,急诊30分钟内出报告,平诊2小时内出报告。③B超、心电图、胃肠镜等常规检查项目应尽量缩短预约时间,争取做到随到随检,并能在检查后2小时内出报告。

(7)开设方便门诊。

(8)收费备足零钱,不得拒收分币,做到唱收唱付。

(9)安装电视宣教系统,免费讲授及发放健康宣传知识和资料。

(10)设立病人投诉信箱及电话,建立专门处理投诉的规章制度。

2. 监督检查

(1)医院领导班子应将"以病人为中心",开展为民、便民、利民服务的工作摆到重要日程。院务会至少每季召开一次专题会议,门诊则每月召开一次,重点研究优质服务,方便病人就医。主管院长每月检查一次,门诊部主任每周检查一次。

(2)检查内容　①是否有便民、利民服务措施及登记本。②门、急诊是否有专职导诊人员,有没有为病人提供咨询、导诊服务。③解决门诊"三长一短"措施是否有效,各项检查结果能否按规定时间出报告,并保证质量。④是否认真执行各项规章制度,言行规范是否文明礼貌。

(3)建立为民、利民、便民工作登记本,接受病人的监督。

八、救护车管理制度

1. 制度

（1）救护车必须保持车况良好，车容车貌整洁，并随时处于应急状态。值班司机接到急救指令后5分钟内必须出车。

（2）使用救护车时值班护士必须详细登记出车时间、事由、人员等。

（3）救护车的数量、车牌号和车载通信设备必须报市急救中心指挥调度室（电话"120"）登记，以备检查和调配。

（4）各单位救护车只作医疗救护专用，不得挪作他用。

（5）救护车发生故障时，必须立即报告本单位医疗质量管理领导小组和急救中心指挥调度室，同时应尽快排除故障。

（6）救护车每行驶5000公里必须进行一级保养（间隔保养），并按规定进行年审、二级保养和车辆的报废。

（7）各医院必须服从急救医疗中心指挥调度室的调度，不得以车况为借口拒绝出车。

（8）救护车上必须携带必要的抢救设备。

（9）救护车离开本院执行任务，须报本院医疗质量管理领导小组同意并上报急救医疗中心指挥调度室，以便指挥中心随时掌握全市救护车动向。

（10）救护车出动执行120急救任务返回单位时，须向急救中心指挥调度室报告。

（11）救护车在执行任务时，应自觉遵守交通法规，按规定使用警报器和任务灯。

2. 监督检查

（1）护士长、司机每天检查救护车的车况、车容、抢救设备和药品，科主任每周检查一次，医疗质量管理领导小组每月检查一次，医院管理委员会随时抽查。每次检查均须登记并由相关人员签名。

（2）救护车发生故障时，急诊室主任要督促检查司机及时排除故障或进厂维修。

（3）救护车每行驶5000公里，科主任须督促检查司机进行一级保养。

（4）科主任、护士长必须随时检查救护车的使用情况，并严防挪用救护车的情况发生。

（5）使用救护车违规的人员，将在全院通报，情节严重者根据有关规定给予相应处罚。

（6）医院管理委员会每年至少一次对各医院救护车装备及应急能力进行检查。

九、门诊分诊工作制度

1. 制度

（1）门诊分诊人员必须由有一定临床经验的护士担任。

（2）分诊人员应仪表端庄，衣着整洁，佩戴胸卡，准时上岗，不串岗、不脱岗、不闲谈。

（3）要热情主动接待病人，礼貌待人，有问必答，百问不厌，热情做好解释工作。

（4）每天协助医师做好开诊前准备工作，如备好血压计、压舌板、各种检查申请单及整理诊台、诊床，并准备好糨糊、笔、纸张，随时为病人提供方便。

（5）维持就诊秩序，编写就诊排队号码，依次叫号就诊，指导帮助病人填写病历封面，合理安排就诊及检查，尽量缩短候诊时间。遵守保护性医疗制度，尽量维持一医一患，保持诊室安静及良好的就诊环境。

（6）对重病员、65 岁以上老人、军人、残疾人等病员，要优先安排就诊。

（7）每天登记专科、专家门诊出诊时间、工作量及其他统计工作。

（8）发放病人意见表，及时收集病人对医院各级各类人员的意见，沟通好医患关系，随时为病人提供方便。

（9）严格执行消毒隔离制度，每天下班前要用消毒剂擦洗台面、清理杂物，每天中午用紫外线消毒 2 小时，并做好登记，防止交叉感染。

（10）下班之前必须关好各诊室、候诊室的电灯、风扇、空调、门窗及各种电器。

2. 监督检查

（1）护士长应进行一次分诊工作检查。

（2）检查内容　①是否有分诊人员工作制度及职责和言行规范。②劳动纪律、考勤情况。③医德医风、服务质量等。④消毒隔离及统计工作情况。

（3）设立分诊人员检查登记本，公开接受病人监督。有奖惩措施及处理记录。

第四节　医疗行政、技术管理制度

一、会议制度

（一）医疗质量自查通报会

1. 制度

（1）医院每季度召开一次医疗质量通报会。

（2）通报会由院长或业务副院长主持。办公室负责会议的组织准备，做好会议记录、会议签到并及时通报到会人员情况。

（3）正、副院长和各职能、临床、医技科室主任、护士长参加。

（4）主要通报医院一个季度以来医疗质量情况，研究和解决医疗质量方面存在的问题。

（5）医疗质量管理领导小组要对会议通报问题提出整改意见并发出整改通知书。

2. 监督检查

（1）医疗质量管理领导小组会后要及时会同有关部门认真检查本次会议通报问题的整改落实情况,要有文字记录。

（2）院领导每半年至少检查一次召开会议情况及所通报问题整改落实情况。

（二）管理工作例会

1. 制度

（1）医院每月召开一次。

（2）由院长或党支部书记或指定副院长主持。医院办公室负责会议的组织准备,做好会议记录和会议签到工作。

（3）全体院领导和全院各科室、班组等有关负责人参加。

（4）主要传达上级指示和院长办公会决定的事项,小结和布置有关工作。

2. 监督检查

（1）院办公室每季度通报一次应到会人员情况,随时检查上级指示、医院决定事项及会议有关精神的落实情况。

（2）院领导要随时抽查各科室贯彻落实会议精神情况。

（三）晨会

1. 制度

（1）医院各科室每天上午上班后,工作前 15 分钟内召开。

（2）由科主任、护士长或指定负责人主持,当天在班全体工作人员参加。

（3）主要进行交接班工作,听取值班人员汇报晚夜班工作情况,解决医疗、护理以及管理工作中存在的问题,布置当日工作。

2. 监督检查

（1）科主任应经常参加晨会,了解本科室工作情况,检查本科工作人员有无迟到、脱岗现象及晨会质量。

（2）医疗质量管理领导小组每月至少检查一次各科室晨会情况。

（四）科务会

1. 制度

（1）每月召开一次。

（2）由科主任主持,本科室全体工作人员参加。

（3）主要检查本科室一个月来对上级指示和医院下达的各项工作落实情况以及各项

工作制度和技术常规执行情况;小结、考核、考评和安排科务工作;表扬好人好事。

2. 监督检查

(1)科主任要全面了解本科室工作情况,检查本科工作人员参会情况。

(2)院办公室每季度至少检查一次全院各科室科务会召开情况。

(五)医务例会

1. 制度

(1)医院原则上每月召开一次。

(2)由院长或业务副院长主持。医院办公室负责会议的组织准备,做好会议记录和会议签到工作。

(3)有关职能科室及各临床、医技科室负责人参加。

(4)主要传达上级有关医政工作方面的指示,研究、通报和协调医疗、护理工作中存在的问题。

2. 监督检查

(1)办公室每季度通报一次参会人员情况,及时检查会议精神落实情况。

(2)院领导每季度至少检查一次会议召开情况及会议精神执行情况。

二、院总值班制度

1. 制度

(1)院总值班由医院管理委员会成员承担,由院办公室统一管理、排班,实行医院非办公时间轮流值班制,值班室应配备专用值班电话。

(2)值班人员应严格履行总值班工作职责,按时到岗,坚守工作岗位,做好值班记录。认真处理好医院非办公时间的医务、行政和临时事宜,及时传达、处理上级指示和紧急通知,签收机密文件及承接未办事项。对某些重大问题的处理要及时向院长请示汇报或与有关职能科室负责人联系协调解决,并按规定报告上级卫生行政主管部门。

(3)凡遇医疗方面的紧急情况,如院外急救及会诊等,值班人员有权直接与有关科室负责人联系并指派参加医疗抢救和会诊人员,同时按规定逐级向院领导及卫生行政主管部门报告。

(4)院内的医疗抢救和科与科之间的急会诊,原则上由各科自行负责联系,必要时可由总值班协调解决。

(5)值班人员的轮换交班时间一般在上午上班后,对未解决的问题应向院办公室或有关科室交班,以便及时解决。

2. 监督检查

(1)院办公室每周检查一次值班记录及值班人员履行岗位职责情况,对值班人员发现的问题或未解决的问题要及时会同有关部门解决。

（2）院领导每月至少检查一次值班人员在岗情况。

（3）总值班具有统一协调权,各单位要服从总值班统一协调,对不服从总值班调配延误抢救和处理者要追究责任。

三、院领导接待日制度

1.制度

（1）院领导每周定一个半天作为接待日。

（2）院领导(正、副院长,正、副书记)应按时参加接待,无特殊情况(如外出开会、紧急公务或病休外)不得缺席。特殊情况应另行派人。

（3）接待中认真听取群众意见,对群众反映的问题,能答复的尽量当面明确答复,不能答复的应转交有关科室调查研究或提交院长办公会集体研究,并将结果告知来访者。

（4）院外群众和本院职工均可在接待日面见领导反映问题。来访按先后次序及先院外、后院内接待的原则进行。

2.监督检查

（1）院办公室负责落实院领导接待日制度。

（2）有每月院领导接待日安排表。

（3）建立院领导接待来访记录册,对接待的来访者姓名、单位、地址、联系电话以及反映的问题、答复、处理意见均有记录。

四、请示报告制度

1.制度

凡有下列情况,科主任必须及时向医院有关职能科室(或总值班)及院领导请示报告。

（1）严重工伤、重大交通事故、大批中毒、甲类传染病及必须动员全院力量抢救时。

（2）凡重大手术,重要器官切除,截肢,首次开展的新手术、新疗法、新技术和自制药品首次临床应用时。

（3）紧急手术而病员的家属和单位领导不在时。

（4）发生医疗事故或严重差错时。

（5）收治涉及法律和政治问题及有自杀迹象的病员时。

（6）收治副局级以上干部及外宾时。

（7）病员病重、病危、死亡时,应填写"病重、病危通知书"或"死亡通知书",上报并通知家属或单位。

（8）病员死亡需要进行尸体解剖时。

（9）损坏或丢失贵重器材、贵重药品和发现成批药品变质时。

（10）科室主任外出、休假、离开工作岗位。

（11）医务人员院外会诊手术。

（12）院外人员来院参观、采访、讲学等。

（13）本院职工外出进修、学习、参观、考察等。

2. 监督检查

（1）有关职能部门及院总值班对请示报告的情况有记录和处理意见。

（2）医院对制度执行情况进行全程监控并每季度检查一次，凡发现科室或个人违反制度视情节轻重进行口头批评、全院通报、扣发奖金直至行政处分的处理。

（3）凡重大问题不请示报告，造成法律纠纷或医院经济损失的，由当事人承担责任。

五、查房制度

（一）院长查房制度

1. 制度

（1）每周确定半天为院长查房时间。

（2）由院办公室负责召集和组织。参加人员包括：院长、副院长、书记、副书记，院办公室、护理部、总务科、设备科、保卫科等职能科室负责人。

（3）查房时主要听取科室（部门）工作汇报，检查各项行政、业务规章制度执行情况，督促科室抓好医疗、护理质量和医德医风建设等方面的工作，同时也为科室解决存在的问题和困难。

（4）院长查房必须事先通知拟查房单位，有计划，有的放矢地解决实际问题。深入临床第一线，重点了解督促各单位执行制度的情况，避免流于形式。

2. 监督检查

（1）院办公室必须有每月院长查房安排表，内容包括查房时间、参加人员、查房科室等。

（2）建立院长查房记录册，重点记录查房中发现的问题，科室反映的情况以及院长的指示、建议、处理意见、解决时间。各职能科室也应建立相应的院长查房记录册，对涉及本部门有关的问题详细记录，并提出处理意见。

（3）院办公室每季度对院长查房情况进行一次汇总，并写出书面报告。

（4）实行院长不查房否决制。凡每年参加查房时间日少于60%，而又无正当理由的，年终考评视为"不称职"。

（二）三级医师查房制度

1. 制度

（1）科主任、副主任医师每周查房 1～2 次。重点解决疑难病例；审查新入院、重危病人的诊断、治疗计划；决定重大手术及特殊检查及治疗；决定邀请院外会诊；抽查病历和其他医疗文件书写质量；结合临床病例考核住院医师、实习医师对"三基"掌握情况；分析病例，讲解有关重点疾病的新进展；听取医师、护士对医疗、护理的意见。

（2）责任主治医师每日查房一次。对所管病人进行系统查房，特别对新入院、手术前后、危重、诊断未明确、治疗效果不佳的病人进行重点检查；听取指导住院医师及其他主治医师对诊断、治疗的分析及计划；检查医嘱执行情况；决定一般手术和必要的检查及治疗；决定院内会诊；有计划地检查住院医师病历书写质量及医嘱，纠正其中的错误和不准确的记录；决定病人出院和转科。

（3）非责任主治医师及住院医师每日查房至少 2 次。巡视危重、疑难、待诊断、新入院、手术后病人；主动向上级医师汇报经治病人的病情、诊断、治疗等；检查化验报告单，分析检查结果，提出进一步的检查和治疗意见；检查当日医嘱执行情况；开写次晨特别检查医嘱和给予的临时医嘱；随时观察病情变化并及时处理，随时记录，必要时请上级医师检查病人；了解病人饮食情况，征求病人对医疗、护理、生活等方面的意见。

（4）科主任、副主任医师、责任主治医师查房一般在上午进行。科主任（副主任医师）查房时，主治医师、住院医师、实习医师、进修医师和护士长参加；责任主治医师查房时，住院医师、实习医师、进修医师参加。

（5）对于危重病人，住院医师应随时观察病情变化并及时处理，必要时可请主治医师、科主任、副主任医师临时检查病人。

（6）上级医师查房时，下级医师要做好准备工作，如病历、影像学检查片、各项检查报告及所需用的检查器材。经治的住院医师要报告简要病历、当前病情并提出需要解决的问题。副主任医师或主治医师可根据情况做必要的检查和病情分析，并做出明确的指示。上级医师的分析和处理意见，应及时记录在病程记录中，并请上级医师签名。

2. 监督检查

（1）院办公室必须具有适合合理人才结构比例的各专业科室医师配备图表；必须有各临床专业科室科主任、副主任医师固定的查房日安排表。

（2）建立科主任、副主任医师工作手册。重点记录每周查房的情况和日常指导、处理危重、疑难病人的情况，每周记录一次，特殊临时工作情况随时记录，年终作为考核科主任、副主任医师工作业绩的重要依据。

（3）医疗质量管理领导小组每季度进行一次全院性的"三级医师查房制度"执行情况的专项检查，并写出综合性书面分析报告和对各专业科室执行情况的评价。

六、医嘱制度

1. 制度

（1）医嘱一般在上班后两小时内开出，要求层次分明，内容清楚。转抄和整理必须准确，一般不得涂改，如必须更改或撤销时，应用红笔填"取消"字样并签名。临时医嘱应向护士交代清楚，医嘱要按时执行。开写、执行和取消医嘱必须签名并注明时间。

（2）医师写出医嘱后，要复查一遍。护士对可疑医嘱，必须查清后方可执行。除抢救或手术中不得下达口头医嘱，下达口头医嘱，护士需复诵一遍，经医师查对药物后执行，医师要及时补记医嘱。每项医嘱一般只能包含一个内容。严禁不看病人就开医嘱。

（3）护士每班要查对医嘱，夜班查对当日医嘱，每周由护士长组织总查对一次。转抄、整理医嘱后，需经另一人查对，方可执行。

（4）手术后和分娩后要停止术前和产前医嘱，重开医嘱，并分别转抄于医嘱记录单和各项执行单上。

（5）凡需下一班执行的临时医嘱，要交代清楚，并在护士值班记录上注明。

2. 监督检查

（1）科主任、护士长每月至少一次对科室执行医嘱制度情况进行检查，对检查结果做出分析、整改、处理意见。

（2）医疗质量管理领导小组、护理部每季度至少进行一次全院性执行医嘱制度情况检查，并写出书面分析报告。

（3）对不执行医嘱制度酿成差错、事故或受到上级通报批评的科室和个人，视情节轻重分别给予行政和经济处罚。

七、病例讨论制度

1. 制度

（1）临床病例（临床病理）讨论制度　①医院应建立对在院或已出院（或死亡）的病例举行定期或不定期的临床病例（临床病理）讨论会制度。②临床病例（临床病理）讨论会，可以一科召开，也可以多科及与病理科联合召开，召开时由主治科室组织。③每次召开医院临床病例（临床病理）讨论会前，主治科室应将有关材料加以整理，尽可能做出书面摘要，事先发给参加讨论的人员，预做发言准备。④讨论会由主治科室的副主任医师或主治医师主持，负责介绍及解答有关病情、诊断、治疗等方面的问题并提出分析意见（病历由住院医师报告）。⑤讨论会应有记录，可以全部或摘要归入病历内。

（2）疑难病例讨论制度　①凡科内遇疑难病例，入院三天内未明确诊断、治疗效果不佳、病情严重及院内感染者均需讨论；②讨论会由科主任或主治医师主持，本科或邀请他科有关人员参加；③认真进行讨论，尽早明确诊断，修订治疗方案。

（3）术前病例讨论制度　①对重大、疑难及新开展的手术,科内必须进行术前讨论;②由科主任或主治医师主持,手术医师、麻醉医师、护士长、护士及有关人员参加;③制订手术方案、术后观察事项、护理要求等,讨论情况要记入病历。

（4）死亡病例讨论制度　①凡死亡病例,一般应在死后一周内召开,特殊病例应及时讨论;②尸检病例,待病理报告发出后讨论,但不迟于两周;③讨论由科主任主持,医护和有关人员参加,必要时请医疗质量管理领导小组派人参加,讨论情况记入病历。

2. 监督检查

（1）科室必须建立专门的病例讨论记录册,对每次讨论的时间、地点、参加人员、讨论内容、发言情况、主持人总结均有详尽的记录。

（2）医疗质量管理领导小组每季度至少进行一次全院性执行病例讨论制度情况检查,采取检查病例讨论记录册、参加讨论会、抽查病历等多种形式进行,并将检查情况做出书面分析报告。

（3）实行疑难病例、术前病例、死亡病例不讨论否决制。医院在当年的专项检查中,凡发现科室有一例不讨论,且又无法说明正当理由的,视科主任为"基本称职",发现有三例以上不讨论的,则视科主任为"不称职"。经管医师不向上级医师报告请求讨论者由经管医师承担责任。

八、会诊制度

1. 制度

（1）原则　凡遇疑难病例,应及时申请会诊。

（2）科内会诊　由经治医师或主治医师提出,科主任召集有关医务人员参加。

（3）科间会诊　由经治医师提出,上级医师签字同意,填写会诊单。应邀医师一般要在两天内完成,并写会诊记录。如需专科会诊的轻病员,可到专科检查。

（4）急诊会诊　一般急会诊,由经治医师填写会诊单,上级医师签字同意,并在会诊单上注明"急"字,应邀科室应在一小时内派医师前往。病情特别紧急可先用电话邀请,后补填会诊单,或在会诊单上注明"特急"二字,应邀科室必须立即派医师前往（20 分钟内到达）,不得延误。

（5）院内会诊　由科主任提出,经医疗质量管理领导小组同意,并确定会诊时间,通知有关人员参加。一般由申请科主任主持,医疗质量管理领导小组派人参加。

（6）院外会诊　本院一时不能诊治的疑难病例,由科主任提出,经医疗质量管理领导小组同意,并与有关单位联系,确定会诊时间。会诊由申请方科主任主持,必要时也可由申请方科主任携带病历,陪同病员到院外会诊,也可将病历资料,寄发有关单位,进行书面会诊。下级医院向本院提出会诊申请时,必须报院长批准后指派科主任或主治医师前往会诊,对于未经批准擅自外出会诊的,按相关制度处罚,因此出现医疗纠纷的,自行负责。

（7）科内、科间、院内、院外的集体会诊　经治医师要详细介绍病情,做好会诊前的准备和会诊记录。会诊中,会诊人员要详细检查,明确提出会诊意见。主持人要进行小结,认真组织实施。

2. 监督检查

（1）邀请会诊科室,必须严格掌握会诊指征,明确会诊目的,并认真填写会诊申请单,被邀请会诊科室,必须派主治医师以上人员前往,提出明确的会诊意见并认真填写会诊记录。

（2）医疗质量管理领导小组对全院执行会诊制度实行全程监控,督促各科室认真执行会诊制度。每季度至少一次通过抽查会诊记录、参加会诊等形式对制度的执行情况进行检查。

（3）对不执行制度延误病情,酿成差错、事故或受到上级通报批评的科室和个人,视情节轻重分别给予行政和经济处罚。

九、医师值班、交接班制度

1. 制度

（1）各科在非办公时间及假日须设有值班医师,可根据科室的大小和床位的多少,单独或联合值班。

（2）临床科室设一线值班、二线值班。一线值班由住院医师和低年资主治医师参加,二线值班由高年资主治医师或副主任医师参加。

（3）值班医师每日下班前在科室接受各级医师交办的医疗工作。交接班时,应巡视病室,了解危重病员情况,并做好床前交接。接班者未到时,交班者不得离开岗位。

（4）各科室医师在下班前应将危重病员的病情和处理事项记入交班簿,并做好交班工作。值班医师要认真阅读交班簿,对危重病员应做好病程记录和医疗措施记录,并扼要记入值班日志。

（5）值班医师负责各项临时性医疗工作和病员临时情况的处理;对急诊入院病员及时检查填写病历,给予必要的医疗处置。

（6）值班医师遇有疑难问题时,应请经治医师或上级医师处理。

（7）值班医师夜间必须在值班室留宿,不得擅自离开。护理人员邀请时应立即前往诊视,如有事暂时离开时,必须向值班护士说明去向。

（8）每日晨会,值班医师应将病员情况重点报告,并向经治医师交代危重病员情况及尚待处理的工作。

2. 监督检查

（1）各科室必须有医师值班排班表,保证 24 小时有人在岗;各科室必须建立医师交接班记录本,并每天由交接班医师认真填写交接班事宜。

（2）院领导、医疗质量管理领导小组每月至少查岗一次,检查值班医师在岗情况。医疗质量管理领导小组每季度至少检查一次全院各科室交接班记录本并将检查情况写出书面分析报告。

（3）对脱岗的个人视情节轻重分别给予行政和经济处罚。

十、手术管理制度

1. 制度

（1）医师对需要手术治疗的病员,需征得病员本人、家属或单位签字同意,并做好术前各项准备。住院期间,需行第二次手术的,需重新履行签字手续。

（2）复杂疑难和新开展手术需进行术前讨论,并报告医疗质量管理领导小组。

（3）择期手术,术前一天上午十时前将手术通知单送到手术室。

（4）手术医师必须于手术当日上午八时三十分前进入手术室。接台手术的医师应于病人送到手术室后 20 分钟内到达。

（5）严格术中会诊制。凡与术前诊断不符合,或有术中并发症、手术误伤及操作困难,术者技术上难以完成者,必须及时申请术中会诊,会诊人员包括本科室上级医师,必要时请其他有关科室,直至院外会诊。手术结束后,待病情稳定才可送出手术室,并向病房值班人员交代注意事项。

（6）严格遵循手术分级规定,根据手术复杂程度分为四级。①一级手术:普通常见的基本手术;②二级手术:中等手术;③三级手术:疑难重症大手术;④四级手术:新开展的重大手术、残废性手术、科研项目。医生根据技术水平高低施行不同级别手术。原则上一、二级手术由主治医师主持,住院医师参加;三、四级手术由副主任医师主持,主治医师、住院医师参加;禁止低级别医师做高级别手术。

（7）手术审批权限。①一、二、三级择期手术由科主任批准;②急诊手术由二值批准;③四级手术由医疗质量管理领导小组及主管院长批准。

（8）特殊感染如炭疽、气性坏疽等病人需要手术时,不得进入大手术室施行,应就地安排手术。其他开放性感染性手术,原则上应在特定手术间施行,术后严格消毒。

2. 监督检查

（1）手术科室应严格掌握手术指征,做好充分的术前准备,严格手术审批权限。手术医师应严格把握术中的各个环节。住院病历中必须有详细的记录。

（2）医疗质量管理领导小组每季度至少一次对科室执行手术管理制度情况进行检查,通过检查病历、手术通知单、手术登记册等方式做出评价并写出书面报告,提出整改意见。

（3）对违反手术管理制度,造成医疗差错、事故、法律纠纷或医院经济损失的由当事人承担责任。

（4）对复杂疑难、新开展手术不进行术前讨论，批准跨科手术、越级手术的科室主任，而又无法说明正当理由的视情节轻重进行批评教育、扣罚奖金、调离岗位或待岗的处理。

十一、首诊负责制度

1. 制度

（1）首诊负责是指第一位接诊医师（首诊医师）对所接诊病人特别是对急、危重病人的检查、诊断、治疗、转科和转院等工作负责到底。

（2）首诊医师除按要求进行病史、身体检查、化验的详细记录外，对诊断已明确的病员应积极治疗或收住院治疗；对诊断尚未明确的病员应在对症治疗的同时请上级医师会诊或邀请有关科室医师会诊，诊断明确后即转有关科治疗。

（3）诊断明确需住院治疗的急、危、重病员，必须及时收入院，如因本院条件所限，确需转院者，按转院制度执行。

（4）如遇危重病员需抢救时，首诊医师首先抢救并及时通知上级医师、科主任（急诊科主任）主持抢救工作，不得以任何理由拖延和拒绝抢救。

（5）对已接诊的病员，需要会诊及转诊的，首诊医师应写好病历、检查后再转到有关科室会诊及治疗。

2. 监督检查

（1）医务人员特别是急、门诊医师应认真学习和执行首诊负责制度，并作为考核科室和个人的重要指标。门诊病人入院应与收住科室预先联系好；急诊病人特别是危重病人入院应派专人护送并做好交接手续。

（2）医疗质量管理领导小组对全院执行首诊负责制度实行全程监控，发现问题及时通报和处理。

（3）凡不执行制度造成医疗差错、事故、医疗纠纷或医院经济损失，由当事人承担责任。

十二、转院制度

1. 制度

（1）医院因限于技术和设备条件，对不能诊治需转往外院诊治者，经科室组织会诊讨论后，由科主任提出，报院长或主管副院长，由院长或副院长与转入医院联系同意后方可转院。

（2）转院必须严格掌握指征。转院途中有加重病情导致生命危险者，不宜转院。

（3）转院应征求病人家属、单位意见，向其交代注意事项、是否护送等问题。

（4）转院时经治医师负责写好详细病历摘要，办好有关手续。

（5）未经科主任同意和院长或主管副院长批准,病人家属、单位要求转院者,按出院处理。

2. 监督检查

（1）医院和科室对病人转院应严格把关,必须是本着对病人负责的态度,组织医院的技术和设备力量,尽可能对病员明确诊断和治疗。医疗质量管理领导小组应及时组织对疑难、危重、复杂病人的抢救、会诊。确实需要转院的病人应做好妥善安排,防止转院途中病情加重和危及生命。

（2）院领导要加强对病人转院的监督,对那些以不正当理由推诿病人,未与转入医院联系同意自行转院的科室和个人视为对医疗工作不负责任,给予通报批评,直至行政、经济处罚。

（3）对本院确实无法解决的病例,医院不准截留,要主动提出转院,截留延误病人抢救者要承担责任。

十三、转科制度

1. 制度

（1）凡住院病人因病情需要转科者,经转入科会诊同意,并在会诊申请单上签署意见,转出科持会诊单联系好床位,方可转科。

（2）转入科对需转入病人应优先安排,及时转科。如急危重病人,转入科应尽快解决床位;如转科过程中有导致生命危险的可能,则应待病情稳定后,由转出科医师陪送至转入科。

（3）转科前由经治医师开出转科医嘱,并写好转科记录,通知住院处,按联系的时间派人陪送到转入科,向值班人员交代有关情况。

（4）转入科应及时诊治或抢救转科病人,写好接收等记录,并通知住院处和营养科。

（5）危重病人转科时,转出科医师应向转入科医师当面交代病情。

（6）如病情需两科共管者,应以原所在科为主,共同负责协商解决,定期按时查房。

2. 监督检查

（1）医疗质量管理领导小组必须及时协调解决转科过程中出现的问题。

（2）转入科无故拒绝接收本专科病人入科,并导致病人出现不良后果的按有关规定处理。

十四、危重病人抢救报告制度

1. 制度

（1）危重病人抢救工作由主治医师、科主任和护士长组织,并电话或书面向医疗质量管理领导小组报告。必要时院领导参加指挥。所有参加抢救人员要服从领导,听从指挥,严肃认真,分工协作,积极抢救病人。

（2）抢救工作中遇到诊断、治疗、技术操作等问题时,应及时请示和邀请有关科室会诊予以解决。

（3）医生护士要密切合作,执行口头医嘱时护士应复述一遍,核对无误后方可执行。

（4）做好抢救记录,要求准确、清晰、扼要、完整,并准确记录执行时间。

（5）新入院或病情突变的危重病人,应及时通知医疗质量管理领导小组或总值班,填写病情危重通知单一式二份,分别交病人家属和贴在病历上,病情稳定后,转贴到病历首页的后面。抢救结果及时通知医疗质量管理领导小组。

2. 监督检查

（1）科室必须设危重病人抢救登记本,抢救危重病人必须报医疗质量管理领导小组。

（2）医疗质量管理领导小组办公室必须设危重病人抢救报告登记本。

（3）医疗质量管理领导小组每季度检查一次病区抢救记录并向全院通报。

十五、麻醉管理制度

1. 制度

（1）手术者应全面、详细、准确填写麻醉申请单,于术前日上午十时以前送到麻醉科（较大的择期手术应在术前四天送出）。特殊病例应填送麻醉会诊单,由麻醉科主任或主治医师参加会诊。

（2）麻醉科接到申请单后,主任或主治医师根据手术种类、病人状况和麻醉医师的技术水平,妥善安排麻醉。负责麻醉者,在术前一天到科室熟悉手术病人的病历及各项检查结果,详细检查病人,确定麻醉方式,开好术前用药医嘱,做麻醉前小结,向家属交代麻醉过程中可能发生的意外情况,并与本人、家属或病人单位依次履行签字手续。紧急手术来不及征求家属或单位同意时,可由主治医师签字,经科主任或院长、业务副院长批准执行。

（3）麻醉医师术前诊视病人后,如对疑难病例不能单独处理时,应及时报告上级医师。对较大的择期手术应在术前三天提出术前讨论,充分估计手术和麻醉中可能发生的问题,提出相应的处理措施。

（4）麻醉前,应认真检查麻醉药品、器械是否完备,严格执行技术操作常规和查对制度,确保医疗安全。

（5）麻醉者在麻醉期间严格观察并记录病人的呼吸、血压、脉搏、血氧饱和度等生命体征,必要时监测心电图、中心静脉压、尿量、体温及其他特殊项目。控制和调整病人的生理活动,如手术中呼吸管理、控制性低血压等。防止并处理麻醉和手术对病人的生理扰乱,管理好术中输液、输血,调节酸碱平衡,遇有特殊问题可提示手术者注意,并商讨手术暂停或从简等问题。

（6）麻醉医师记录手术主要步骤及病人术中反应,详细记录麻醉用药和其他处理。

（7）麻醉期间如遇严重并发症及意外,应及时向上级医师乃至医院报告,积极组织会诊抢救。

（8）手术完毕,麻醉终止,麻醉医师要把麻醉记录单各项填写清楚,等病人神志恢复,生命体征平稳后才能送回病房。危重和全麻的病人,麻醉医师应亲自护送回病房,并向值班人员交代手术麻醉的经过及注意事项。术后48小时内应随访病人,检查有无麻醉后并发症或后遗症,并做相应处理,追踪观察,直至病情稳定。出现严重并发症时应及时向上级汇报。

（9）术后及时清理麻醉器械,妥善保管,定期检修,麻醉药品及时补充。

（10）麻醉科应从人员值班、操作技术、急救器械等方面做好随时参加抢救呼吸、心跳突然停止等危重病人的准备。

（11）除急诊抢救外,任何人员不允许在不具备条件的地方实施全麻和高风险麻醉。

2.监督检查

（1）麻醉前未查看病人导致麻醉失败或麻醉事故的,当事人按违规处理。

（2）不认真观察病情、不认真填写麻醉记录的当事人根据情节按有关规定处理。

（3）质控部和医疗质量管理领导小组每季度抽查麻醉记录单,危重、疑难手术术前讨论记录等。

（4）麻醉后因未向病房值班人员交班导致病人发生意外的,由当事人负责并按有关规定处理。

十六、病历书写制度

1.制度

（1）书写要求　病历记录应用钢笔书写,力求通顺、完整、简练、准确,字迹清楚、整洁,不得删改、倒填。医师应签全名。

（2）其他要求　病历一律用中文书写,无正式译名的病名、药名等可以例外。诊断、手术应按照疾病和手术分类名称填写。

（3）门诊病历的书写要求　①要简明扼要。必须填写病人姓名、性别、年龄、职业、籍贯、工作单位或住所。主诉、现病史、既往史,各种阳性体征和必要的阴性体征,诊断或印象及治疗、处理意见等均需记载于病历上,由医师签字。②每次诊察,均应填写日期,急诊病历加填具体时间。③请求他科会诊,应将请求会诊目的及本科初步意见在病历上填写清楚。④被邀请的会诊医师应在请求会诊的病历上填写检查所见、诊断和处理意见,并签字。⑤门诊病人需要住院检查和治疗时,由医师开具住院证,并在病历上写明住院的原因和初步印象诊断。⑥门诊医师对转诊病人应负责填写转诊病历摘要。⑦中医医师按中医病历书写要求书写。

（4）住院病历的书写要求 ①新入院病人必须填写一份完整病历,包括姓名、性别、年龄、职业、籍贯、工作单位或住所、主诉、现病史、既往史、家族史、个人生活史、体格检查、特殊检查、小结、初步诊断、诊断依据、治疗处理意见等,由医师书写签字。②书写时力求详尽、整齐、准确,要求入院后24小时内完成。急诊应即刻检查填写。③病历中必须明确体现三级医师查房,并有较详尽的查房内容和记录及各级医生的签字。④实习医师负责书写的病历需经住院医师审查签字,并做必要的补充修改。住院医师还需另写住院记录(入院日志)。如无实习医师时由住院医师书写病历。主治医师应于两天内对病历进行审查修正并签字。⑤再次入院者应写再次入院病历。⑥病程记录应包括病情变化、检查所见、鉴别诊断、上级医师对病情的分析及诊疗意见、治疗过程和效果。凡施行特殊处理时要记明施行方法和时间。病程记录一般应每天记录一次,对危重或病情突变病人应随时记录。病程记录由经治医师负责记载。主治医师应有计划地进行检查,提出同意或修改意见并签字。⑦院内或全院性会诊及疑难病症的讨论,应做详细记录。请他科医师会诊由会诊医师书写记录并签字。⑧手术病人的术前总结、术前讨论记录、麻醉记录、术后总结,均应详细列入病程记录内或另附手术记录单。⑨凡移交病人均需由交班医师做出交班小结记入病程记录内。阶段小结由经治医师负责记入病程记录内。⑩凡决定转诊、转科或转院的病人,经治医师必须书写较为详细的转诊、转科或转院记录,主治医师审查签字。转院记录最后由科主任审查签字。⑪化验报告单应按日期顺序呈叠瓦状粘贴整齐,并应在化验单顶端用蓝(黑)色笔注明日期和检查项目名称(异常结果须用红笔)。其他检查报告单应分门另类,另纸粘贴。⑫出院总结和死亡记录当日完成。出院总结内容包括病历摘要及各项检查要点、住院期间的病情转变及治疗过程、效果、出院时情况、出院后注意事项和随诊计划(有条件的医院应建立随诊制度),由经治医师书写,主治医师审查签字。死亡记录除病历摘要、治疗经过,还应记载抢救措施、死亡时间、死亡原因,由经治医师书写,主治医师审查签字。凡做病理解剖的病人应有详细的病理解剖记录及病理诊断。死亡病历讨论也应做详细记录。⑬凡有药物过敏史或皮试阳性者,应在长期医嘱单及病历首页上以红笔注明禁用药物名称。⑭病历纸每页均应填写病人姓名、住院号及页数。⑮各科认真检查病历书写质量,评定病历质量等级,不断总结经验,提高病历书写质量。⑯中医住院病历书写要求:内容要全面,要体现出理、法、方、药的系统性、完整性。

2. 监督检查

（1）医院有院、科两级的病历书写质量检查组织,评定病历质量等级。

（2）有关职能科室每月对病历质量进行检查并予通报。

（3）医院每年至少进行两次病历书写质量讲评和一次优劣病历展览。

（4）对病历书写甲级率达标的科室和个人给予奖励,对出现丙级病历的予以处罚。对病历书写甲级率未达标的科室主任与年终考评挂钩。

（5）对不能按时完成病历的应给予批评或相应的处罚。

（6）任何伪造病历的行为均要受到纪律处理。

十七、质量管理制度

1. 制度

（1）医疗质量放在首位，把质量管理纳入医院的各项工作中。

（2）建立健全质量保证体系，即建立院、科二级质量管理组织，配备专（兼）职人员，负责质量管理工作。

（3）院、科二级质量管理组织要根据上级有关要求和自身医疗工作的实际，建立切实可行的质量管理方案。

（4）质量管理的主要内容包括质量管理目标、指标、计划、措施、效果评价及信息反馈等。

（5）加强对全体人员进行质量管理教育，组织其参加质量管理活动。

（6）质量管理工作应有文字记录，并由质量管理组织形成报告，定期逐级上报。

（7）质量的检查与评优、奖惩相结合。对质量检查中出现的问题要进行认真研究，并制订相应的措施和对策。

2. 监督检查

（1）查阅"目标管理"和院班子的"会议记录"，及其他能够体现出医疗质量管理的资料。

（2）有健全的院、科二级管理体系，人员落实。

（3）制订有各科的质量标准。

（4）有定期和不定期院、科二级质量检查的记录、分析、评价及奖惩处理意见。

十八、危重病人、特殊情况家属谈话签字制度

1. 制度

（1）凡病人病情危重，或出现特殊情况（如手术、麻醉、输血、尸解等），在积极处理的同时，均应由主治医师或科主任找病人家属或单位负责人谈话，并由其家属或单位负责人在谈话记录上签字认可。

（2）谈话医师必须态度严肃认真，本着实事求是的原则，耐心、详实地向病人家属或单位负责人阐明病人目前的病情、治疗及愈后，或可能出现的各种情况，并将下一步治疗与处理做详细说明，征得家属或单位负责人的理解和支持。

（3）谈话医师在谈话前必须做好充分准备，并将准备谈话内容记录在案，谈话结束后要求病人家属在记录上签字。

（4）遇重大特殊情况，科主任应及时向院领导汇报，必要时请院领导参加与家属或单

位负责人的谈话。

（5）凡诊断不明或可能出现纠纷的死亡病例一律要求做尸检,尸检谈话要征求家属意见,不管愿意与否均需家属签字。

2. 监督检查

科主任、医疗质量管理领导小组、质控办、信息科每季度抽查本制度执行情况。

十九、医疗缺陷登记报告处理制度

1. 制度

（1）各科室均应建立医疗缺陷登记簿,对所发生的医疗缺陷应及时讨论,总结经验,吸取教训。

（2）发生医疗缺陷后应立即组织补救,并报告医疗质量管理领导小组、护理部和分管领导,同时做好善后工作。

（3）对发生的医疗缺陷应由专家组成的鉴定小组、鉴定委员会鉴定,分析原因,明确责任,严肃处理。

（4）医疗质量管理领导小组办公室、护理部应建立相应的医疗缺陷档案。对严重差错、医疗事故和医疗纠纷应及时向上级卫生行政部门报告。

2. 监督检查

（1）对所发生的医疗缺陷所在科室有记录有讨论,医疗质量管理领导小组办公室、护理部建有档案。

（2）对差错、医疗事故有鉴定委员会(鉴定小组)的讨论记录和鉴定意见及处理意见。

（3）对所发生的医疗缺陷均有院、科两级的处理记录。无记录的或出现严重差错、医疗事故而未上报的按有关规定给予当事人及科室相应处理。

二十、死亡病例报告制度

1. 制度

（1）各科室凡有死亡病例,科主任必须及时向医疗质量管理领导小组报告。

（2）必须在 24 小时内填写死亡证明,一式三份。一份交病人家属或单位负责人,一份送医疗质量管理领导小组备案,一份存档。

（3）凡涉及医疗纠纷案件及涉外死亡病例,科主任应向医疗质量管理领导小组、办公室、主管院长及上级主管部门汇报。

（4）外籍人士、重要功臣人员、知名人士或重要领导等死亡应及时报告医疗质量管理领导小组和院领导。

2. 监督检查

（1）凡不按报告者给予批评,造成后果者按有关规定处理。

（2）各科室和医疗质量管理领导小组办公室必须建立死亡病例登记本。医疗质量管理领导小组定期对各科室死亡病例报告制度进行检查,并向全院通报。

二十一、医技科室值班制度

1. 制度

（1）各医技科室应根据临床需要,安排足够的值班人员,并有每日值班人员表。

（2）值班人员必须能独立承担应做的检查项目和出具报告,进修、实习人员不得安排单独值班。

（3）医技科室应严格执行值班制度,不得发生空班、漏班和脱岗。

（4）值班人员应严格做好检查登记,按时完成检查报告,认真做好交接班,对本班内发生的重大事件,应及时向科室负责人报告,必要时应做书面交班。

（5）上班时应严肃认真,不得闲谈说笑,不得擅离工作岗位,工作需要时加班完成任务。

2. 监督检查

（1）对违反制度者追究科室和有关人员责任,对造成不良影响和产生后果者应予严肃处理。

（2）医疗质量管理领导小组办公室负责对医技科室值班制度的落实进行检查。

二十二、医技检查申请报告制度

1. 制度

（1）临床科室医师根据病人病情、诊治需要,认真填写医技检查申请单。

（2）大型检查项目按规定需由上级医师签字或有关部门批准方能进行。

（3）医技科室对病员进行检查后及时出具报告（各项检查报告应规范）。

（4）医技科室在对病员检查中有重要发现或与临床诊断不相符,应立即与临床医师联系。

（5）急诊检查结果可先电话通知临床科室后再出具报告。

2. 监督检查

（1）医疗质量管理领导小组和质控部每月抽查申请单和报告单,检查有无按规范填写,并定期向科室或全院通报。

（2）对不能按时出具报告和延误急诊检查结果,影响诊治造成后果者,应追究科室和有关人员的责任。

（3）对不认真填写申请单和不规范出报告者,应提出批评和相应的处罚。

（4）对不检查就出具报告或出具假报告者,应严肃处理。

二十三、急诊医技检查制度

1. 制度

（1）凡急诊病人可凭"急诊"申请单，进行急诊检查。

（2）急诊医技检查范围。①急诊检验范围：血、尿、粪常规，血型，出凝血时间，血液交叉配合，脑脊液常规，尿双胆，尿糖，尿酮体，血糖，尿素氮，酮体，二氧化碳结合力，血及尿淀粉酶，全血胆碱酯酶，钾，钠，氯，血气分析等。微生物学检查仅限于直接涂片染色镜检及一类传染病病原体培养检查等。疟原虫，潜血试验，3P试验（血浆鱼精蛋白副凝固试验），凝血酶原时间测定，血氨。②其他医技科室急诊范围：头部、颈、胸、腰椎和骨盆、腹部、四肢拍片，CT扫描（脑外伤、颅内高压危象和疑有肝、肾、脾挫伤或包膜下血肿的病人），胃镜和B超（限抢救、重症病人）。③除上述规定外，如有特殊病人要进行其他项目检查时，经临床医师与值班人员联系后可做特殊情况处理。

（3）值班人员应坚守工作岗位，对急诊病人或标本应及时迅速做出处理，及时回报结果。

2. 监督检查

（1）医疗质量管理领导小组负责考核急诊医技检查制度的落实。

（2）凡属急诊检查范围而无故拒绝检查，以致延误病人诊治的，按规定严肃处理并进行全院通报。医疗质量管理领导小组要有调查及处理记录。

二十四、病人入院、出院管理制度

1. 制度

（1）入院制度　①病人入院由本院门（急）诊医师根据病情决定，凭医师开具的住院证，按制度办理入院手续。由住院处通知病区。②病人经入院处办理入院手续后入院，如病情需要应安排护理人员护送。③在护送危重病人时应密切观察病情，注意保暖，防止输液或用氧中断。注意外伤者体位，以确保安全。④病房护士接到住院处通知后，应立即准备床位和用物，对急诊手术或危重病人，须立即做好抢救准备工作。⑤病房护士应向病人介绍住院规则及病房有关制度，协助病人熟悉环境。护士须及时测量病人的体温、脉搏、呼吸、血压，主动了解病人病情、心理状态和生活习惯等。⑥由护士通知负责医师检查病人并及时执行医嘱。⑦急危重病人可以由急诊科电话通知病区或手术室后直接进入病区（手术室）抢救或治疗后，再补办有关手续。

（2）出院制度　①病人出院由主治医师以上负责医师决定，护士应将医师决定的出院日期预先通知病人及其家属，以便做好出院准备。②病区护士根据医嘱给病人办理出院手续。③病区护理人员取得病人出院结账清单后，协助其整理物品，并清点收回病人住院期间所用的医院物品，将出院后需服药品的处方、出院证明书交给病人或家属。

④做好卫生宣教及出院指导工作,主动征求病人或家属对医疗、护理等方面的意见。⑤病情不宜出院而病人或家属要求出院者,医师应加以劝阻,如说服无效,应报上级医师和科主任批准,并由病员或其家属签字。应出院而不出院者,通知有关部门或所在单位接回或送走。⑥护士要及时清洁病人床位物品,传染病病人用物需进行终末消毒,注销各种卡片,整理病历。

2. 监督检查

(1)护理部每季度到住院处检查本制度落实情况。

(2)严禁不办理住院手续而入住病房进行诊疗活动,每发现一次根据情节轻重给予行政及经济处罚。

第五节　护理工作制度

一、消毒隔离制度

1. 制度

(1)医院工作人员着装整齐,不得穿工作服进入食堂、图书馆、会议室、行政办公室及其他公共场所。

(2)严格执行消毒隔离制度及无菌技术操作规程。诊疗护理处置前后要洗手,执行注射一人一针一管一使用,换药一人一份一用一消毒,晨间护理湿式扫床一刷,床旁桌做到一桌一巾,体温表使用前后分开浸泡消毒处理。

(3)常规器械消毒灭菌合格率100%,无菌持物镊浸泡符合要求,消毒液每周更换2次,无菌持物镊每周更换一次,注明更换日期、消毒液名称和浓度。

(4)无菌物品均要写明灭菌日期,有灭菌指示带,灭菌有效期为7天。

(5)消毒用碘酊及酒精注明浓度并每日更换,消毒瓶应加盖并每周消毒1次,无菌溶液注明开瓶时间及用法。

(6)消毒柜清洁干燥,柜内消毒液每周更换一次,要标明更换时间、消毒液名称及浓度。冰箱每周消毒保养1次,物品放置有序,无过期物品。

(7)治疗室、换药室区分有菌区和无菌区,无菌物品与污染物品分开放置,污物与垃圾分开。

(8)病室每天通风换气,地面每日用湿拖把拖地两次,每周大扫除一次,每周空气消毒一次。治疗室、产房、手术室、换药室及重症监护室每日空气消毒两次,每月空气细菌培养和监测一次。紫外线消毒要有时间登记与强度监测,监测不合格的要及时采取相应措施,超过1000小时更换。

（9）便器每次用后消毒,消毒池加盖,消毒液应保持有效浓度并有标牌。

（10）厌氧菌、绿脓杆菌等特殊感染的病人要严密隔离,使用的器械、被服、房间进行严格终末处理,敷料进行焚烧。

（11）凡一次性医疗卫生用品使用后,必须先浸泡、消毒后进行毁形和无害处理。

（12）医务人员及病人换下的脏被服应分别放入污物车并分开清洗消毒;凡出院、转院、死亡病人床单应进行终末处理。

（13）口腔科和放射科要求一律使用一次性漱口杯,口腔科的牙钻消毒必须采用对乙肝病毒有效的消毒方法。

（14）对麻醉机的螺旋管、呼吸气囊、呼吸机导管、吸痰器、雾化器等,均应进行严格消毒灭菌处理。

（15）各种内窥镜的清洗、消毒要彻底,并定期做细菌培养,接触乙肝病人的内窥镜应进行特殊处理。

（16）门诊化验单一律要经消毒后才能发出。

（17）门诊应设传染病隔离诊室,一旦发现或疑有传染病病人应立即就地隔离,按传染病报告程序上报。

2. 监督检查

（1）护理部设消毒隔离质控小组,由护理部主任或副主任担任组长,科护士长、护士担任组员,在医院感染管理委员会指导下开展工作,协助医院感染科对医务人员进行有关控制感染的消毒、灭菌、隔离技术培训,要有活动内容记录。

（2）各科室应有一名经过培训的医院感染监控护士,在护士长和医院感染管理专职人员领导下完成规定的各项消毒灭菌检测工作,并按要求做好记录。

（3）各科消毒隔离制度上墙,制定统一"消毒隔离质量检查评分表",按百分制计分,由护理部组织每月全面检查一次;有科护士长、病区护士长每周检查的重点内容及时间记录;对抽查、监测中存在的感染因素,薄弱环节有分析和改进措施,有"医院感染监测质量控制反馈表"。

（4）临床各科每月进行卫生学监测一次,每次监测不少于四种标本,其中必须有空气、手、消毒液物体表面监测项目(超标项目需有整改后达标报告)。每季度接受区、市防疫站进行卫生学监测,未达标者整改后必须达标。

（5）严格贯彻执行消毒隔离防范措施,对科室发生医院感染或暴发流行要及时报护理部及医院感染管理科,并协助做好调查、分析、提出有效控制方案,若隐瞒不报,则追究有关人员的责任。

二、分级护理制度

1. 制度

医生根据病人病情开具护理等级医嘱,护士根据医嘱实施分级护理。

（1）特级护理　适用于病情危重,需随时进行抢救的病人。

①急救药品、器材齐备,适用,保证应急使用。

②设专人昼夜守护,严密观察病情变化,应急处理及配合得力。

③制订执行护理计划,特别护理记录及时、详细、准确、完整、规范。

④做好各项基础护理及家属的安慰,无护理并发症。

（2）一级护理　适用于危重病员、大型手术后病员需重点观察的病人等。

①按病情需要准备急救物品,保证使用。

②满足病人需求,做好生理、心理及社会的整体护理。

③根据病情需要制订、执行护理计划,护理记录完整、准确、规范。

④每 15～30 分钟巡视病人一次,密切观察病情变化、药物反应及效果,监测体温、脉搏、呼吸、血压,发现病情变化及时报告医生并积极参加抢救。

⑤做好基础护理,无护理并发症。

（3）二级护理　适用于病情较重、生活不能完全自理的病人。

①卧床休息,根据病人情况,可做适当活动。

②每 1～2 小时巡视一次,注意观察病情及特殊治疗用药后效果。

③做好基础护理,协助翻身,加强口腔、皮肤护理,防止并发症。

④给予生活上必要的照顾,如洗脸、擦身、送饭、送便器等。

（4）三级护理　适用于病情较轻或恢复期病人。

①责任护士认真履行职责。

②严格执行疾病护理常规,按时完成治疗和护理。

③每日测量体温、脉搏、呼吸 1～2 次,经常巡视病情,发现病情变化及时处理。

④督促病人遵守院规,保证休息,注意病人饮食情况。

2. 监督检查

（1）护理部负责制订全院统一的"特护、一级护理质量检查评分标准",由护理部每月检查 1 次,病房护士长每周检查 1～2 次危重病人护理措施落实情况并记录于护士长手册上,作为护士长、护士工作质量考核依据。

（2）护理部负责制订全院统一的"急救物品质量检查标准",做好交接工作。若因护理工作失误,延误抢救时机,造成不良后果,参照医疗差错事故管理办法处理。

（3）责任护士能准确回答危重病人床号、姓名、性别、诊断、饮食种类、主要病情、治疗情况,若发现褥疮、口腔炎、烫伤、坠床等,参照医疗差错事故标准处理。

（4）危重、特别护理病人有护理计划、特别护理记录单,护理记录单按护理文件书写规范要求执行。

三、病区管理制度

1. 制度

（1）病区由护士长负责管理，科主任积极协助。

（2）定期向病人宣传讲解卫生知识，根据情况可选出病员小组长，协助做好病员思想、生活管理等工作。

（3）保持病房整洁、舒适、肃静、安全，避免噪音，做到走路轻、关门轻、操作轻、说话轻。

（4）统一病房陈设，室内物品和床位要摆放整齐，固定位置，未经护士长同意不得任意搬动。

（5）保持病房清洁、卫生，注意通风，每日至少清扫两次，每周大清扫一次。

（6）医务人员必须穿戴整洁，必要时戴口罩，病房内严禁吸烟。

（7）病员被服、用具按基数配给病员管理，出院时清点收回。

（8）护士长全面负责保管病房财产、设备并分别指定专人管理，建立账目，定期清点，如有遗失应及时查明原因，按规定处理，管理人员调动时，要办好交接手续。

（9）定期召开病区工休座谈会，征求意见，改进病区管理工作。

（10）查房时病房内不得接待非住院病人，不会客，医师查房时不接私人电话，病人不得私自离开病房。

2. 监督检查

（1）护理部必须有护理部主任、科护士长组成的质控组，定期或不定期检查病区管理制度执行情况，并记录保存，病区质控小组每周一次检查本病区管理制度执行情况，特殊情况随时记录，年终作为护理部主任、科护士长、护士长工作业绩的重要依据。

（2）护理部每季度进行一次全院性病区管理制度执行情况的专项检查，并写出综合性书面分析情况和对各病区护理组执行情况的评价，并把全院的情况进行综合报道。

（3）制定全院统一的病区管理制度执行情况量化评分表，实行百分制评分体系，在医院每季度检查中获优秀病区的应给予奖励，检查不合格的，参照医院有关规定处理。

四、查对制度

1. 制度

（1）医嘱查对制度　①转抄医嘱必须写明原医嘱及转抄医嘱日期、时间及签名。转抄医嘱后，须查对无误方可执行，并做到每班查对。护士长每周参加总查对 2 次。②临时即刻执行的医嘱，需经两人查对无误，方可执行。并记录执行时间，执行者签名。③抢救病人时，医师下达口头医嘱，执行者须重述一遍，然后执行。并督促医生及时补开。

（2）服药、注射、输液查对制度　①服药、注射、输液前必须严格执行"三查七对"（三查——操作前、操作中、操作后查;七对——对床号、姓名、药名、浓度、剂量、时间、用法)。②备药前要检查药品质量,注意有无变质,安瓿、注射液瓶有无裂痕,有效期和批号如不符合要求或标签不清者,不得使用。③摆药后必须经第二人核对方可执行。④易过敏药物,给药前应询问有无过敏史。使用毒、麻、限、剧药时,要经过反复核对,用后要保留安瓿,以便必要时查对。给多种药物时,要注意有无配伍禁忌。⑤发药、注射时,病人如提出疑问,应及时查清,方可执行。

(3)输血查对制度　①查采血日期,血液有效期,血液有无凝块和溶血,血袋有无漏气、裂痕。②查输血卡上供血者姓名、血型、血袋号与血袋上标签是否相符,交叉配血试验有无凝集反应。③查病人床号、姓名、住院号、血型、血袋号及申请输血量。④输血前需经两人核对无误方可执行。⑤输血完毕,短期内保留血袋,以备必要时检查。

(4)手术病人查对制度　①术前准备及接病人时,应查对病人床号、姓名、性别、年龄、诊断、手术名称、部位、术前用药,药物过敏试验结果,按要求摆好体位。②查无菌包内灭菌指示剂是否达到要求,手术器械是否齐全。

2. 监督管理

(1)护理部要建立以下登记本下发到各科室护理组并严格执行。①医嘱查对登记本。②抽血、送血、取血袋、核对血袋、输血单、输血者登记本。③接送手术病人登记本。④发药(血)卡。⑤发药(血)反应登记本。⑥体腔和深部组织手术纱布、器械登记单。⑦供应室无菌物品用后回收、包装、消毒、发放登记单。⑧护理差错、事故登记本。

(2)护理部必须有护理部主任、科护士长组成的质控组,每月一次检查全院护理组查对制度执行情况,并记录在案。各病区护士长、质控护士组成的质控小组,每周一次检查本病区查对制度执行情况,特殊情况随时记录,年终时作为评价护理部主任、科护士长、护士长工作业绩的重要依据。

(3)制订全院统一的护理查对制度、执行情况量化评分表,实行百分制评分体系,医院每季度检查,对优秀病区给予奖励,不合格者参照医院有关规定执行。

五、护理例会制度

1. 制度

(1)护理部例会　每周半天,由护理部正、副主任主持,护理部干事参加,讨论护理工作计划和近阶段工作内容,研究实施步骤。收集基层护理工作计划实施情况,反馈信息,部署本周重点工作。

(2)护士长例会　每月1次,由护理部正、副主任主持,全院护士长参加,传达上级指示,总结和安排工作,对护理质量进行分析及改进,统一护理标准,组织护士长学习、交流工作经验,表扬护理人员中的好人好事。

(3)科护士长例会　每两周1次,由护理部正、副主任主持,科护士长参加,小结评价上周工作,布置本周重点工作。

(4)全院护士大会　每年1~2次,由护理部正、副主任主持,全院护士参加,传达上级指示精神,护理工作计划和总结,介绍新业务、新技术和护理工作发展方向,开展学术交流和业务活动,护士素质教育,表彰先进。

2. 监督检查

(1)护理部有会议时间安排表。

(2)建立完善的护理部例会记录本、科护士长例会记录本、护士长例会记录本、记录开会时间、参加人员及主要内容。

(3)按时参加各种会议并做好记录,不迟到、不早退,有事请假时要安排他人代为开会,及时传达会议内容,认真贯彻落实工作任务,若因无故缺席或未及时传达、落实工作任务而影响工作质量,造成不良后果,追究其责任并与年终考核挂钩。

六、工休座谈会制度

1. 制度

(1)工休座谈会每月召开一次,由护士长或其指定的高年资护士召集,也可由经管医师召集。

(2)工休座谈会除向病人宣传医院制度及健康宣教外,着重听取病人对医疗、护理、饮食、服务态度和管理工作的意见和建议,病人和家属的意见要落实到具体人和事,并据此改善和提高工作质量。

(3)开会前两天召集人应通知病人代表收集意见、建议。

(4)临床科室应建立工休座谈会记录本,每次记录须有病人代表签字。

(5)对病人的意见及建议能够改进和采纳的应立即协调有关部门及人员解决。因故暂时不能改进和采纳的应向病人解释,并取得病人谅解。

(6)有关部门或人员接到临床科室送交的意见应在三个工作日内做出反应,并将处理情况书面反馈临床科室。由临床科室负责在下次工休座谈会上向病人代表反馈。

(7)医务人员不得因病人提出意见而以任何方式刁难及报复病人。

2. 监督检查

(1)本制度由护士长执行,护理部及相关职能部门负责人检查监督。

(2)护理部及其他职能部门及时检查工休座谈会制度落实情况,必要时向院领导申请跨部门、科室协调会议。

(3)护理部根据临床科室及有关部门、人员处理病人意见、建议的情况向院领导提出奖惩建议。

(4)要求工休会议记录本及临床科室与其他部门间就处理病人意见、建议的往来文字材料做到日期准确、有关人员签字,并保存备查。

七、护理查房制度

1. 制度

（1）护理查房,包括行政、业务、教学查房。

①护理行政查房:重点查病区管理、岗位责任制、规章制度的执行情况,服务态度及护理工作计划贯彻落实情况。

②护理业务查房(包括教学查房):查基础护理、专科护理工作及新业务、新技术开展情况,讨论重症护理或选择有指导意义的病例,从病人的诊断、治疗、护理效果及其互相之间影响,进行分析、评价,总结经验,找出差距,制订出新的护理计划。

（2）护理部主任每月查房两次(行政、业务查房各一次),科护士长和护士长每月行政、业务查房各两次,做好查房记录及资料保存,以便总结经验。

2. 监督检查

（1）护理部必须有护理部主任每月固定的查房日安排表。

（2）建立护理部主任查房记录表,科护士长、护士长工作手册,重点记录每周查房的情况,新业务、新技术开展情况及重症护理病例的查房讨论,每周记录一次,特殊情况随时记录,年终作为考核护理部主任、科护士长、护士长工作业绩的重要依据。

（3）制订全院统一的护理行政、业务查房制度执行情况量化评分表,实行百分制评分体系,优秀病区奖励,成绩少于 60 分,参照医院有关规定处理。

八、护士值班、交接班制度

1. 制度

（1）医院临床科和急诊科实行 24 小时三班轮值,门诊及医技科室的护理人员可实行白班制。护士长在正常情况下不值晚夜班。满 45 岁人员根据医院情况可不安排值晚夜班。

（2）当值人员应严格遵照医嘱和服从护士长安排,坚守岗位,履行职责,保证各项治疗护理工作准确、及时进行。未经护士长同意,护士不得擅自调换班次。

（3）严格按分级护理要求巡视病人,发现病情变化在职责范围内给予处置,并应向值班医生反映。遇重大问题及时向护士长和总值班汇报。

（4）每班必须按时交接班,接班者必须提前 15 分钟到科室阅读交班报告,交接相关物品。接班者未到时,交班者不得离开岗位。

（5）值班者必须在交班前完成各项记录及本班各项工作,处理好用过的物品。如遇特殊情况未完成工作,必须详细向下一班交代,并与接班者共同做好工作方可离开。

（6）每晨集体交接班,由夜班护士宣读晚夜班交班报告,护士长交代有关事宜及进行简单工作讲评,时间不宜超过 15 分钟。会后由护士长带领日夜班护士共同查看病房,检查病人病情及病房管理情况。

（7）中午班口头及床边交接,其他各班均要求书面、口头、床边交接。

（8）书面交班按病历书写规范的要求书写。口头及床边交接内容包括本班医嘱执行情况,各种处置完成情况,昏迷、瘫痪、一级护理等危重病人有无褥疮及基础护理完成情况,各种导管固定和引流情况等。

（9）各班对常备、贵重、毒、麻、限、剧药及抢救物品、器材、仪器等数量、效能当面交接,接班时发现问题由交班者负责,接班后如因交接不清,发生差错事故或物品遗失,应由接班者负责。

2. 监督检查

（1）本制度日常由护士长负责监督执行。有违章情况时由护士长做记录并请当事人签字,保留检查记录。护理部每月抽查护理人员交接班及在岗情况。

（2）护理人员迟到、早退、脱岗超过 15 分钟,并一年内累计超过 3 次,按旷工 1 天处理。

（3）未经护士长同意,护士之间擅自调换班次者,调换双方均按旷工 1 天处理。值班人员处理与工作无关事务、接打私人电话每次超过 5 分钟,可视为脱岗。

（4）不按规定巡视病人,无特殊原因未完成当班工作,延误病人治疗者,一经发现记录在册,作为年终考评参考。

九、护理文件书写制度

1. 制度

（1）各班护理人员按护理文件书写规范和要求认真执行。转抄医嘱和各种护理记录应使用蓝黑墨水笔,不得随意涂改,如有错误须划去并签名,以示负责。

（2）所有文件均需放置一定地点,用后立即归还原处,整份文件不得分散放置。

（3）任何文件未经批准不得携出、撕毁。

（4）所有医疗护理记录应按医疗保护原则妥善保管,不得随意交给病人、家属或无关人员翻阅。

（5）出院病人病历,应按规定排列整齐,由主管医师填好住院小结后,按规定时间由病案室收回保管。

（6）病区护士交班报告本按要求认真书写,用后保留一年备查。

2. 监督检查

（1）各级护理管理人员、护理部、科护士长、病区护士长要加强护士的法律意识教育,新护士岗前教育,护理文件书写规范化教育,明确护士对护理文件书写的责任。

（2）病区护士长每周抽查病区中护理病历 5 份,发现问题及时提出并纠正,护士长督促、保证护理病历按要求及时归档,科护士长对护理病历书写的管理作为科护士长年终考评工作业绩的依据。

（3）按统一的"护理病历表格"评分表，护理部每季度抽查护理病历一次，并写出综合性书面报告，在全院护士长会议上通报，对未达标病历与科室奖金挂钩。

十、饮食管理制度

1. 制度

（1）病人的饮食种类由医生根据病情决定。医生开写医嘱后，护士应及时通知营养室，做好饮食标志，并向病人宣传治疗膳食的临床意义。

（2）对禁食病人，应在饮食牌和床尾设有醒目标志，并告诉病人或家属禁食的原因和时限。

（3）开饭时，对生活不能自理的病人要给以协助。

（4）开饭时工作人员要洗手、戴口罩、保持衣帽整洁，并严格执行查对制度，避免差错。

（5）注意冬季的饮食保暖，配餐员要将饭菜及时送到病人床旁，保证病人吃到热饭菜。

（6）护理人员要关心病人饮食情况，加强巡视，对食欲不振的病人适当鼓励进食以增加营养。并随时征求病人意见，及时和营养室取得联系，加以改进。

2. 监督检查

（1）健全饮食通知单制度，一式两份，一份送营养室，一份交病人或家属。

（2）对不执行制度或开错饮食的护士、配餐员根据情节按护理缺陷处理。

（3）病区护士长设立每周检查制度，重点记录在护士长检查表上，年终作为考核护士长工作业绩的依据。

十一、护士长夜查房制度

1. 制度

（1）每班由1~2名护士长值班，一级医院每周一次，二、三级医院每周三次以上。由全院护士长轮流承担。

（2）值班时要认真检查各岗位责任制落实情况及各科室的护理工作情况，如发现较大问题要在值班记录本上做详细记录。

（3）如发现好人好事，要及时表扬以资鼓励，如遇到有个别责任心不强、劳动纪律差、不坚守工作岗位，或发生差错事故者，夜班护士长要给以帮助教育并弥补。

（4）夜间值班如遇到有科室护士解决不了的事宜，护士长要帮助解决。

（5）如有大型抢救，护士长要亲临现场协助院领导组织、指导，并参加抢救。

（6）值班护士长，当日下班前到护理部取记事本，次日上班时向护理部提交值班记录,并做口头汇报。

2. 监督检查

(1)护理部负责组织全院护士长代表护理部对全院护理质量进行连续性质量控制的夜查房工作,有每月查房安排表、重点检查内容及护士长查房原始记录表。

(2)护士长夜查房必须按要求进行,认真检查并记录查房中发现的问题,发现有护理缺陷需由当班护士签名。

(3)护理部每月做检查汇总书面报告,并向全院护士长通报检查存在问题,对质量不达标或护士个人违反医院规章制度者,按情节给予处理。

十二、探视、陪伴制度

1. 制度

(1)病人入院时,护士应详细介绍探陪制度,病情不允许探视者,医护人员应做好解释工作。

(2)探视病人应按规定时间,持门卫发给的探视牌进入病房,每次不超过两人,离开时将探视牌退还门卫,危重病人的家属持病危通知单可随时探视病人。

(3)患上呼吸道感染等流行性疾病的病人、酗酒者及学龄前儿童不得进入病区,探视者不得携带宠物进入病区。

(4)病人病情需要陪伴时,由医师决定,护士长发给陪伴证,不需陪伴时,将证收回。

(5)查房及治疗时间,陪伴人员应主动离开病房,对拒不离开者,医护人员应共同劝离。

(6)探视及陪伴人员应遵守病房制度,保持病房整洁、安静,不得吸烟、饮酒、高声谈话或坐卧于病床上,也不可串病房或翻阅病历,不得私自将病人带出院外,不得谈论有碍病人健康和治疗的内容,不得自请院外医生诊治及自行用药。

(7)探视、陪伴人员须爱护公物,节约水电,不得在病区内使用酒精炉、电炉、电热杯、充电器等器具,丢失和损坏物品应负责赔偿。

(8)为了保证医院内电子仪器、设备免受干扰,在某些特定区域内任何人员不得使用移动通信工具。

(9)医院所有工作人员均应自觉遵守并维护探陪制度,不得私自带人进病房探视,不得将门诊病人带入病房就诊。

2. 监督检查

(1)探陪制度由当班护士(白天由主班护士)负责落实,护士长随时监督。

(2)医护人员应随时向病人及家属宣传探陪制度。

十三、护理健康教育制度

1. 制度

（1）病人教育　包括病人入院的健康教育和出院指导。

①在临床护理中,对患有各种疾病住院需要做某些诊断性检查或治疗以及手术病人,责任护士按护理程序的方法,评估病人健康状况,系统地收集资料,根据病人及家属的需要和理解能力进行针对性教育,讲解有关疾病知识、饮食营养及服药指导,锻炼与休息方面的知识,使之很好地配合医疗和护理,减少疾病复发和并发症。

②出院指导:护士提供给病人出院后防止疾病复发的预防和护理方法,以及一些辅助器械的使用注意事项,必要时交代随访时间。

（2）集体教育　利用门诊候诊时间和病区工休会进行教育,讲解一般卫生常识、常见病、多发病、季节性传染病的预防以及计划生育、简单的急救知识,要做口头讲解或配合录像、幻灯、模型等进行宣教。

（3）文字教育　利用黑板报、宣传栏、科普小册子、图片、健康教育处方等进行卫生宣传教育。

2. 监督检查

（1）责任护士在病人入院后 72 小时内完成健康教育,护理部每月一次检查各病区护士完成健康教育情况,抽查病区 5 份入院评估表中"已做健康教育和出院指导"栏目内病人或家属的签字,并了解病人对健康知识理解的反馈信息,作为对责任护士工作行为评估考核依据。

（2）每月一次工休座谈会,有健康教育内容,记录于"工休座谈会记录本"中,作为每月质量检查项目。

第六节　医院感染管理制度

一、医院感染管理组织制度

1. 制度

（1）医院感染管理领导组织　医院设立医院感染管理委员会。

1）组成人员:①医院感染管理委员会设主任 1 人,由主管业务的副院长兼任;②副主任(副组长)1～2 人,分别由预防保健科科长、护理部主任兼任;③委员由内、外、妇、儿、传染科医师,检验科主任,药剂科主任,供应室护士长,手术室护士长及总务科科长等有关人员兼任。

2)任务和职责:①根据《中华人民共和国传染病防治法》《消毒管理办法》以及省、市卫生管理部门防止医院感染的有关规定,制订全院控制医院感染的规划、各项卫生学标准及管理制度。②负责医院感染发病情况的监测,及时发现问题,提出对策,考评管理效果,研究改进措施。③负责对新建设施进行卫生学标准的审定。④负责医院感染管理有关人员的业务培训,提供有关技术咨询。⑤负责按规定向卫生主管部门填报医院感染发病情况监测表。发生暴发流行时,立即向上级主管部门报告。

(2)医院感染机构

1)机构设置:医院在预防保健科内设置医院感染管理小组,医院感染管理小组由相关科室人员专(兼)职组成,具体负责医院感染各项计划的实施。

2)人员编制:①医院感染管理小组应设组长1人、专职或兼职医师和护师各1人、专职或兼职检验师1人,并经过相应的专业培训;②组长应具有中、高级技术职称;③担任感染管理的医师,一般应当是医学院校公卫系毕业或临床医师经专门训练者;④担任感染管理的护师,要求正规护校毕业,有丰富的临床经验,经专门训练的护师以上人员。

3)任务和职能:①在院长和医院感染管理委员会(小组)的领导下,具体负责拟定全院控制医院感染计划,并具体组织实施。②执行各项监控制度,每月监测、分析、报告发病情况和消毒效果。③对医院感染流行及时调查分析,向医院感染管理委员会(小组)报告,并提出改进措施。发现暴发流行时必须立即报告医院感染管理委员会,同时报告上一级卫生行政管理部门。④协调全院各科室的医院感染监控工作,提供业务技术指导和咨询。⑤开展医院卫生学管理的专题研究,推广新的消毒方法和制剂。⑥开展全员医院感染在职教育,组织对监控人员的培训,举办各种类型的讲座。

(3)各科室医院感染管理小组　为医院感染管理机构中的三级管理机构,由科(副)主任、病房监控医师、护士长和监控护士组成。在医院感染管理科的指导下做好本科室的感染管理工作。

主要任务是:①做好本科室住院病人医院感染的监测工作。经治医师对于医院感染病例应于24小时内以报告卡的形式上报医院感染管理科。一旦发现暴发流行,必须立即报告医院感染管理科。②做好本科室的消毒、灭菌、隔离工作,防止外源性感染。③遵守抗菌药物的合理使用原则,做好微生物监测工作。④落实各种消毒隔离和感染控制制度。⑤实施本科室职工的医院感染在职教育。

2. 监督检查

医院管理委员会每年组织检查,内容包括:

(1)设立医院感染管理各级机构的有关文件、培训证书、职称证书等资料。

(2)医院感染管理委员会的运作和医院感染管理科的日常工作情况,如会议记录、各项工作记录、医院感染病例监测、消毒隔离监测等资料。

(3)医院感染控制的各项制度、年度计划、再教育和培训等工作的文字资料,听取工作汇报,并给予效果评价。

二、医院感染监测报告制度

1. 制度

(1)临床医师发现所经管的病人出现医院感染时,须及时填写"医院感染病例报告卡(登记表)",并于两天内报告医院感染管理小组。出院时应在病历首页"院内感染名称"栏上填写医院感染部位的诊断。

(2)医院感染专(兼)职人员至少每两天下到病房和微生物室查阅、收集、核实感染病例一次。确系医院感染后填写"医院感染病例登记表"。

(3)医院感染专(兼)职人员每周到病案室查阅所有的出院病历,发现医院感染病例漏报应及时进行登记,并反馈给漏报科室。

(4)各病区(科室)加强环境卫生学的自检工作,每月定期做好七项标本的监测(灭菌物品、消毒物品、使用中的消毒液、物体表面、工作人员手、空气、紫外线灯管)。特殊科室加强特殊项目的监测(如:供应室对高压锅的监测,血液透析室对透析器、透析液的监测等)。

(5)医院感染专(兼)职护士每月对重点病区(科室)(如供应室、血液透析室、手术室、产房、爱婴区、外科病区、监护病房、治疗室等)进行微生物学监测,非重点科室每季度监测一次。

(6)为有效地控制医院感染,医院感染管理专(兼)职人员应每月对本院住院病人的医院感染发病情况进行统计及流行病学分析,内容包括全院的医院感染发病率、各病区(科室)的医院感染率、各部位的感染发生率、全院及各科室的医院感染病例漏报率,以及医院感染易感因素、医院感染病原体分布及药敏试验结果、医院环境卫生学监测等项目的统计、分析。

(7)医院感染专(兼)职人员每月把统计分析出来的结果及时反馈给各科室,并及时上报给主管院长和有关部门(如医疗质量管理领导小组、护理部等),并帮助不合格的科室查找原因,提出控制措施。

(8)每月的医务例会上主管院长应在会上通报上个月全院医院感染的情况,并提出进一步的要求。

(9)一周内发现同一病区(科室)发生三例同种病原体引起的感染,病区应在24小时内及时上报给医院感染管理科或相应职能部门,并进一步做病原体的分型鉴定。如确定为医院感染暴发流行,医院感染管理科或相应职能部门应在24小时内上报给医院管理委员会或小组,同时上报上一级卫生行政部门。医院感染管理委员会(小组)要立即召开紧急会议,制订控制措施。

(10)医院感染专(兼)职人员以及各病区(科室)如监测出灭菌物品、消毒物品、使用中的消毒液等出现不合格的情况时应在 24 小时内查找原因,并上报医院感染管理委员会(或小组)及时制订整改措施。

2. 监督检查

(1)各病区(科室)的医院感染管理小组要做好科室医院感染的日常监测工作。

(2)感染管理职能部门负责统计漏报率,漏报率应<20%。

(3)成立消毒隔离小组,每月不定期对全院各临床科室进行清洁、消毒、灭菌质量检查。

(4)发现医院感染暴发流行时,医院必须按规定逐级上报,对不报者将追究各级有关人员的责任。

三、一次性使用医疗用品管理制度

1. 制度

(1)医院感染管理小组或有关管理科室应对本院一次性医疗用品的采购、储存、发放、使用和销毁等环节实施监督管理,保证产品质量合格和使用安全。

(2)医院使用的一次性医疗用品,必须是获得省级以上卫生行政部门颁发的"卫生许可证"和"生产许可证"的产品。包装上应当注明批准文号、厂名、批号、消毒方法、消毒日期和有效期,并附详细使用说明,介绍产品保存条件和使用注意事项等。

(3)每次购置一次性医疗用品,必须进行质量验收,做到推销员证件、订货合同、发货地点及货款汇寄账号与生产企业相一致,查验每一批号产品的检验合格证、消毒日期、出厂日期和有效期,做详细登记并保存。

(4)一次性医疗用品的储存环境应保持整洁、干燥,要严格防止再污染。消毒供应室负责一次性医疗用品的发放工作,并做详细登记。各科室在领取后应按用途设专柜妥善保管。

(5)临床科室在使用一次性医疗用品前,应认真做好查对工作,凡包装破损或过期产品一律不得使用。对产品质量有怀疑时,应停止使用并及时报告设备科和医院感染管理科,监测其消毒效果。

(6)一次性医疗用品在使用后,必须及时进行消毒、毁形或焚烧,做无害化处理。受到严重污染的,应与生活垃圾分开存放,密封后直接进行焚烧处理。

2. 监督检查

(1)医院感染管理小组或有关管理科室每季度对设备科购置的一次性医疗用品进行"卫生许可证"和"生产许可证"等查验,持省级卫生许可证率须达100%,无不合格产品。

(2)医院感染管理小组或有关管理科室每季度对使用后的一次性医疗用品进行检查,是否做到及时消毒、毁形或焚烧。

(3)凡不按制度要求购买使用不合格一次性医务用品者按有关规定处理,造成感染者追究责任。

（4）医院感染小组每次检查到不符合标准物品要追查进货渠道，追究采购人员及主管人员责任。

四、消毒剂管理制度

1. 制度

（1）医院感染管理委员会负责审定消毒剂的使用品种，确定供货厂家。购置消毒液或更换消毒液生产厂家，必须经医院感染管理委员会同意方可执行。

（2）供货厂家应具有医药部门和省级以上卫生行政部门颁发的"生产许可证"和"卫生许可证"。

（3）药剂科每次购置消毒剂，必须进行质量验收，查验每一批号消毒液的检验合格证、批准文号、生产批号、浓度、有效期和使用说明等，并做详细登记。

（4）由医院制剂室配制的各种消毒剂必须标明批准文号、生产批号、有效浓度和有效期，并经过质检部门检测合格后方能投入临床使用。储存的各种消毒剂必须达到其相应的有效浓度，监测结果应符合国家标准。其他科室不得擅自配制和稀释消毒剂。

（5）科室领回消毒液后应存放于整洁、阴暗避光处，每次打开后应立即密封，避免挥发和污染，影响消毒效果。盛装消毒剂的容器在使用前必须经过灭菌处理。使用消毒液前必须两人以上查对浓度、有效期、出厂日期及领回日期，并有签字记录。

（6）临床医务人员应了解各种消毒液的性能、作用、有效浓度、作用时间、使用方法及影响因素，并严格按照对物品消毒与灭菌的要求程度选用合适的消毒剂和消毒方法，不得擅自更改。若遇质量问题，应停止使用并及时报告医院感染管理科和制剂室。

（7）医院感染管理小组负责监督消毒剂的购置和配制，并指导临床使用各种消毒剂。应每月监测使用中的消毒剂的消毒效果。临床上凡不符合《医院消毒卫生标准》的消毒剂，必须立即停止使用。

2. 监督检查

（1）医院感染管理小组或有关管理科室每季度检查药剂科购置的消毒剂，持省级卫生许可证率须达 100%，配制的消毒剂必须经过质检，标明批准文号、生产批号、浓度、有效期，无不合格产品。

（2）医院感染管理小组或有关管理科室每月对使用中的消毒剂进行检查，是否符合《医院消毒卫生标准》，有无使用不合格消毒剂。

（3）对特别的消毒剂要申请疾病控制中心负责定期进行检测，并向其索取检测结果。

（4）凡不按上述制度购买、配制、使用消毒剂者为失职，按有关规定处理，造成院内感染者依情节严肃处理。

五、医院污水、废弃物管理制度

1. 制度

（1）医院医疗废物的管理由护理部门负责。

（2）医院应有污水处理设施,并由专人负责管理。

（3）医院污水排放必须符合标准。

（4）无机废弃物应定点集中,定时清除外运。

（5）有机废弃物应采用焚烧处理。焚烧炉应专人负责管理,并有工作记录。

（6）焚烧炉排放的废气应符合国家环保标准。

（7）如将医疗废物交由集中处置单位处置,在将医疗废物交给回收单位时,应当查验回收单位的盖有单位鲜章的"医疗废物回收许可证"及其他相关资质证件复印件,并留存备查。

2. 监督检查

（1）现场检查污水处理设施,是否有专人管理,每日消毒工作记录,每日余氯和每季度消毒效果是否达标。

（2）检查医疗废物交接记录,核对领用数量与销毁数量是否相符。

（3）现场检查有机废弃物的收集和焚烧处理过程。

（4）焚烧炉应由专人管理,设备应运作完好,工作记录完整。焚烧炉排放的废气应符合国家环保标准。

六、医院感染在职教育与培训制度

1. 制度

（1）对医院感染科专业人员必须加强在职教育,提高医院感染专职人员的业务素质,每月科内组织业务学习一次,每季专题讲座一次,每年外出学习一次。

（2）对医院感染监控员的培训。由各临床科室挑选有实际工作经验、有威信的医师和护师担任医院感染监控员,由医院感染管理办公室对他们进行定期业务培训。

（3）做好全员医院感染知识再教育,每年对全院医务人员进行医院感染知识普及教育,强化医院感染预防意识。培训方式可采用学习医院感染管理的文件、书刊或讲义,观看医院感染控制教学录像片,请专家做专题讲座,举办学术报告,医院感染知识考试等。

（4）凡在临床科室任总住院医师或即将晋升主治医师者,均应到医院感染科短期学习一周。

（5）新分配来院的医护人员在岗前教育课程中应接受医院感染知识培训,未经培训不得上岗。

（6）有针对性地开展各种专业培训班,对其他人员进行培训。如医生抗生素学习班、护士消毒灭菌学习班、行政人员医院感染管理学习班、清洁工的保洁培训班等。

2. 监督检查

医院每年定期逐项检查医院感染科专业人员及其他各类人员在职教育的各种记录。

第七节　血液管理制度

一、输血治疗同意书制度

1. 制度

（1）输血治疗前,经治医生必须与病人或家属谈话　①告知病人病况需要输血治疗。②告知输血可能发生不良反应。③告知存在经血液传播疾病的可能性。

（2）为避免发生上述情况,经治医生应动员病人在可能情况下自身输血或家属、亲友献血互助。

（3）凡异体血液输注需征得病人及其家属或单位领导同意,并签订输血治疗同意书后方能实施输血。

（4）输血治疗同意书必须与病历同时存档。

2. 监督检查

（1）医院病案室检查各临床科室上交的经输血治疗病例的病历,如无"输血同意书"应做好记录,每月书面报告医疗质量管理领导小组。

（2）医疗质量管理领导小组每月向临床科室反馈上述情况,并督促临床科室按《病历书写规范》保证此项制度的落实。将该制度执行情况纳入对临床医生的年终工作考评内容。

二、临床输血工作制度

1. 制度

（1）医院的临床输血工作由检验室负责经办,其工作人员必须遵守劳动纪律,坚守工作岗位,如有特殊情况需暂时离开,必须向有关人员交接,说明去向、事由、时间并按时返回,杜绝脱岗现象。

（2）一般输血应预先填写血型申请单测定血型,需输血时再填写输血申请单,各申请单均应由医生逐项填写清楚（包括已测知的血型）。急诊输血亦应同时将血型申请单及输血申请一并送检验室,否则应拒收并立即通知有关医生补齐。

（3）检验室人员在收到申请单及血样后,应认真核对申请单上的病人姓名、性别、年龄、住院号、病区、床号及临床诊断,并与血样标签核对是否完全相符。如血样标签与申请单内容不符,应立即退回重送,经核实无误后方可进行血型及配血交叉试验。

(4)检验室人员应严格按操作规范操作,如确遇难以判断的结果,应向科室负责人或有关上级医生报告,并认真复查,直至结果明确无误,方可发血以确保安全。

(5)如发现采供血机构所发血液的血型标记有误,或标签内容模糊不清,应做好记录,然后通知采供血机构退回复核,并应及时向科室负责人及医疗质量管理领导小组报告。

(6)病员血型确定后,原则上应配发同型血。如急症输血,又一时无同型血,可酌情发给 O 型红细胞,最好是 Rh 阴性血。紧急发血时,血袋上应标明未完成配血试验,同时,应尽快完成配血试验,如发现配血不合,应立即通知临床医生停止输血。

(7)备用血液的申请,须按"输血申请和审批制度"严格执行。

(8)血液一经领出,原则上不得退回。如有特殊原因,且出库时间未超过半小时,血液保存完好,经检验室检查合格后方可酌情退血。

2. 监督检查

(1)检验室工作人员对本制度的执行情况应纳入年度工作考评内容。

(2)医院输血管理委员会(小组)定期检查。①检验室的各类登记记录本。②各临床科室对检验室工作的"不满意度调查"。③检查各临床科室"输血申请单"的书写情况和血样管留取是否规范。

三、检验室值班制度

1. 制度

(1)值班人员必须保证病区及急诊配、发血,同时担负血库的安全保卫工作。

(2)值班人员必须按规定时间提前 10 分钟接班。值班期间应坚守岗位,不得擅离职守或干与本职工作无关的事,如遇特殊情况需下病房时,应向院总值班报告,讲明去向、事由及时间,并按时返回岗位。

(3)值班人员应有强烈的责任感和良好的服务态度。工作时精力高度集中,认真细致地做好血型鉴定、交叉配血核对、记录、发血等工作。

(4)如遇多个病人同时申请急诊输血,应根据病情的轻重缓急、危重程度先后供血,并向临床用血科做好解释工作。若抢救病人过多,确实无力应对时,应向科主任及院总值班报告,请求支援。

(5)下班前应做好室内清洁及交班工作。特殊情况应口头和书面详尽地向接班人员交代清楚。

2. 监督检查

(1)医院输血管理委员会及行政办公室检查。①抽查检验室值班人员到位情况。②定期做好临床科室对检验室值班人员的"不满意度调查"。

（2）以上检查情况作为对检验室工作人员的年度考评依据。

四、血液入库、出库管理制度

1. 制度

（1）入库 ①根据全院用血情况，每周向采供血机构申请订血，以维持一定的库血量，确保及时供血。②检验室工作人员应配合采供血机构送血人员认真核对所送血液的数量及质量无误后，共同在送血清单上签字，并保留"送血清单"，以备月底结算。③检验室工作人员应及时将采供血机构送来的血液进行详细的分类登记或输入电脑存档。④及时将血液按血型、采血日期及批号分别依次排列存放于规定的冰箱内。⑤库血冰箱温度应控制在最佳温度环境中。⑥库血冰箱内不得存放其他物品。

（2）出库 ①工作人员应根据采血时间的先后依次发血。②发血时应认真核对血型、血袋编号、所需数量以及血液包装有无损坏或袋内有无异常。③做好详细登记及统计工作。④如遇特殊情况，除做好详细记录外，应及时向科室领导或有关部门请示汇报。

2. 监督检查

医院输血管理委员会（小组）定期检查：①血液出、入库程序。②电脑、资料管理，日报、月报等。③血液贮存管理情况。

五、临床用血的申请和审批制度

1. 制度

（1）严格控制600毫升以下的输血申请 检验室工作人员有责任提醒临床经治医生：失血量在600毫升以下的应原则上不输血。确因病情需要者须经科主任批准。

（2）申请输血大于600毫升，应由主治医师签字；大于2000毫升，须经检验室医生会诊，由科主任签字后报医疗质量管理领导小组批准。

（3）急诊输血大于600毫升，必须由主治医师签字；1000毫升以上须经科副主任或主任签字。

（4）严格按有关的输血适应证规定，掌握好各类输血指征，合理、科学地输用各种成分血和全血。

（5）做好本院用血量及成分血应用比例的统计和月报、年报，不断总结经验，提高临床输血水平。

2. 监督检查

医院输血管理委员会（小组）须定期检查：①检验室是否严格执行该项制度。②抽检"输血申请单"是否合乎输血指征，用血量是否经审批、签字后发出。③检查月报、年报等统计报表，宏观掌握节约用血及合理、科学用血情况。

六、输血前检查和交叉配血制度

1. 制度

（1）"输血申请单"的检查　①检验室须检查"输血申请单"的内容是否填写齐全、无误。②检查是否符合输血适应证，必要时与申请医生联系，并做出必要建议。③检查输血量是否按照"临床用血的申请和审批制度"经逐级审批。

（2）血液标本的检查　①检查血液标本的标签是否正确标记。②核对血液标本与"输血申请单"署名的受血者是否确实无误。③检查受血者的 ABO 血型（必须做正、反定型加以确认）。④检查受血者的 Rh 血型。⑤检查受血者是否存在有临床意义的抗体。

（3）供体血的检查　①检查、确认供体全血和含红细胞的血液成分的 ABO 血型。②检查是否标有 Rh(D) 血型，无误后方可选用。

（4）交叉配血　①根据受血者的血型和抗体检测情况，选择 ABO、Rh 等血型适合的供体血液，按正确的操作规程与受血者的血液进行交叉配合试验。②含红细胞的血液成分（包括血小板和粒细胞）须同样进行交叉配合试验，新鲜冰冻血浆和冷沉淀等血浆成分制品，应与受血者的 ABO 血型相容。

（5）其他　以上各类项检查均需有完备的登记和实验结果记录，登记与记录本须保存 10 年。

2. 监督检查

医院输血管理委员会（小组）须定期检查检验室的相关登记、记录本是否完备，存档保存是否齐全、清楚，可随时备查。

七、临床输血的监护制度

1. 制度

（1）临床输血的监护　①严格查对：由两名医护人员对"输血申请单"、交叉配血报告单和血袋标签上的内容逐一仔细核对；检查血袋有无破损、渗漏，血液有无凝块、变色等异常情况。②确认受血者：输血前，医护人员应面对受血者，核查受血者姓名、病床号（住院号）等资料，询问并让受血者或家属回答相关问题，以确认受血者并记录在案。③使用合乎国家标准的一次性输血器。④严格执行输血的无菌操作程序。

（2）输血中监护　①除生理盐水外，输血前和输血过程中，不得向血液内加任何药品。②严格控制一般输血的速度：输血的前 15 分钟应缓输（每分钟为 2 毫升，约 30 滴）；15 分钟后若受血者无不良反应，可酌情调整输注速度。③输血的全过程中应随时观察受血者情况，尤其是输血开始的 15 分钟内，医护人员应留在受血者床边严密观察，以便一旦出现异常症状能及时发现。对婴幼儿、意识不清、全麻、用大量镇静剂等不能表述自我感受的受血者，尤应注意有无输血不良反应。④若发现可疑的输血不良反应时，医护人员必须立即报告主管医生及检验室迅速采取措施,缓输或停输血液并做出治疗处理。

(3)输血后的监护 ①检验室对受血者的血型、交叉配血等原始记录必须保存 10 年以备查。②若发生输血不良反应,应由临床医护人员向检验室提交"输血反应卡"及留有残余血液的血袋,由检验室调查。如怀疑输血不良反应与采供血机构有关,必须书面报告采供血机构,严重的输血不良反应则应报告上级卫生行政部门。

2. 监督检查

(1)各临床科室护士长应注重临床输血监护的培训和考核;认真记录临床输血过程中不良反应的表现与经过;分析发生的原因和检查对不良反应的观察及处理是否及时。

(2)医院输血管理委员会(小组)应对每例输血发生不良反应者做出及时的调查,并责成有关部门迅速做出结论。如遇输血责任事故应及时做出治疗处理,并上报区(县)卫生局。

第八节 爱婴管理制度

一、爱婴医院管理制度

1. 制度

(1)爱婴医院应建立促进爱婴行动领导小组。正副组长由院长和主管院领导兼任,组员由妇产科、儿科、预防保健科、护理部、总务科等部门的人员及有关专家组成。爱婴行动领导小组下设办公室,负责日常工作,办公室主任由产科主任担任。爱婴医院要把爱婴行动的工作列入全院工作的管理目标,要有工作制度、年度计划和总结。

(2)爱婴行动领导小组办公室对全院所有接触母婴的医务人员每年进行一次有关母乳喂养新知识的培训,新上岗工作人员须按规定接受母乳喂养及哺乳管理培训,考核合格后方能上岗。

(3)从早孕建卡开始,就对孕产妇及其家属进行不少于 3 小时的母乳喂养健康教育,把母乳喂养的好处及处理办法告知孕产妇及家属,使其熟悉母乳喂养技巧。孕妇学校同时应讲授孕期的注意事项、孕产期营养和孕产妇系统保健管理的重要性、分娩的先兆等内容,并及时登记在《孕产妇系统保健管理手册》上。

(4)产妇进入待产室后,应进行母乳喂养知识复训和提问;新生儿出生后半小时内要进行母婴皮肤早接触,持续 30 分钟以上;当婴儿有觅食反射时,助产人员应协助做好早吸吮。剖宫产术产妇,在手术台上可先行母婴手拉手、脸贴脸,术后送回爱婴区,产妇能够做出应答后 30 分钟内,即开始母婴皮肤接触,持续 30 分钟以上,并帮助早吸吮。

(5)爱婴区工作人员要热情接待每一对母婴,母婴到爱婴区 2 小时内医护人员应指导母亲进行母乳喂养。爱婴区实行母婴同室,当母婴分离时应指导母亲如何保持泌乳,鼓励按需哺乳。

(6)爱婴区实行24小时护理责任制,医护人员每1~2小时至少应巡视母婴一次,要有专职人员协助母亲进行母乳喂养。

(7)坚持产科医生三级查房制度和新生儿科医生每日到爱婴区查房制度。对高危产妇及婴儿应严密观察,重点交班,发现异常情况,及时处理。

(8)除母乳外,禁止给新生婴儿喂任何食物或饮料,除非有医学指征。不要给母乳喂养的婴儿吸橡皮奶头或使用橡皮奶头作为安慰物。

(9)不接受任何代乳品的馈赠,不使用宣传代乳品的物件。

(10)出院后继续支持母乳喂养,医院设立母乳喂养咨询门诊和咨询热线电话,建立产后随访制度,将出院产妇转给母乳喂养支持组织。

2. 监督检查

(1)医院爱婴行动领导小组办公室每季度对本院母乳喂养工作进行检查,并做记录备查。

(2)爱婴行动的检查工作不事先通知,相关科室平时应坚持做好服务工作。

(3)检查内容主要是"五个坚持,一个提高"

1)五个坚持:①坚持早接触、早吸吮、早开奶。②坚持母婴同室及有关配套工作。③坚持对医务人员进行培训及对孕产妇开展健康教育。④坚持"三不准",即不准将奶瓶、奶粉、橡皮奶头带入爱婴区,不准接受奶粉商的馈赠,不得在医院范围内张贴婴儿奶粉广告和使用宣传代乳品的物品。⑤坚持母乳喂养的社区支持组织并适时开展活动。

2)一个提高:努力提高住院期间及出生4个月的母乳喂养率。

(4)工作人员及孕产妇的考核按爱婴医院评估复查问卷进行,重点考核爱婴区的管理。

二、围产儿、5岁以下儿童及孕产妇死亡病例报告制度

1. 制度

(1)出现围产儿、新生儿及5岁以下儿童死亡,一律由经治医师及时、准确地填写"围产儿、小儿死亡报告卡",该卡由所在科护士长收存,每月初由该院预防保健科人员核实、收取,并随月报表按时报区妇幼保健院。

(2)发生孕产妇死亡,一律由经治医师及时、准确地填写"孕产妇死亡报告卡",12小时内通知本院预防保健科;预防保健科人员及时派人收取"孕产妇死亡报告卡",24小时内电话报告区妇幼保健院。并按月将报告卡报区妇幼保健院。

2. 监督检查

(1)妇幼保健室每季度进行一次围产儿、5岁以下小儿及孕产妇死亡漏报自查,并做

记录。

（2）医院预防保健科每半年进行一次围产儿、5岁以下小儿及孕产妇死亡漏报检查，并与户籍登记、防疫、计划生育部门核实死亡人数，以防漏报。

（3）将围产儿、5岁以下小儿及孕产妇死亡报告列为妇幼保健年度考核内容之一，发现漏报，加倍扣分。

（4）经检查，对坚持报告制度，并达到准确、及时者，列为年度妇幼保健工作表彰的依据之一；如发现不执行报告制度者，对有关科室及单位领导按规定给予处理。

三、围产儿、5 岁以下儿童及孕产妇死亡评审制度

1. 制度

（1）凡出现死胎、死产、新生儿、5岁以下儿童及孕产妇死亡的，由经治医师及时、准确地填写有关报告卡，所在科室须在一周内组织死亡病历讨论，详细记录讨论经过，并将讨论意见填写在"科内自评"一栏中，科主任审核病历后送交预防保健科。

（2）预防保健科应审核病历，如发现有漏项、错项，有权责成所报科室补填和修改。

（3）预防保健科应在一周前将死亡病历提交医院孕产妇、围产儿死亡评审小组成员预审，然后，按时（每1~2月）组织一次孕产妇、围产儿死亡评审会议，最后由预防保健科将该院评审小组的讨论意见填写在"院内自评"一栏中。

（4）预防保健科将评审后的死亡病历及时上报，提交产妇、围产儿死亡评审小组审定。

2. 监督检查

每季度自查是否对孕产妇、围产儿死亡按期进行了评审，并由预防保健科做好记录。经检查，完成任务好的，列为年度妇幼卫生表彰项目；未按规定操作者，对有关人员及其领导按规定给予处分。

四、产房工作制度

1. 制度

（1）严格执行无菌操作规程，工作人员进行接生或阴道检查前必须按洗手规则刷手，并按消毒隔离制度进行监测。

（2）产房的抢救药品、物品必须定位、定数，并由专人负责管理，用后及时补充或更换，定期进行检查，以确保抢救工作顺利进行。

（3）产房实行24小时值班制，当班人员不得擅离岗位。

（4）产房严格执行床边交接班制度。交接班人员应按常规仔细检查产妇并做好记录。

（5）产房工作人员应认真负责，态度和蔼，关心体贴产妇；助产士要做好产妇的心理

护理,解除产妇的思想顾虑,鼓励产妇进食饮水,支持和保护自然分娩。

(6)密切观察产程进展,认真描绘产程图,严格按产程图时限处理其变化。

(7)产程中的干预措施,必须要有医学指征,特别要掌握计划分娩、催产素滴注和剖宫产分娩的医学指征。

(8)胎儿出生时必须有两名以上助产人员在产房;分娩过程中发现异常,产科医师必须到产房处理;危重产妇分娩,产科主治医师及主任应参与抢救工作;高危新生儿分娩,新生儿科或儿科医师也应在产房协助抢救。

(9)产房必须配备保温及降温设备,室温应保持在25℃~26℃。定期通风消毒。

(10)新生儿娩出并处理完毕后,先抱给产妇确认性别,仔细核对母亲床号、姓名、分娩时间及新生儿性别后方可给新生儿戴上手圈;正常新生儿应在产后半小时内进行早接触、早吸吮,并做好记录。产后2小时在产房观察期间,应让新生儿与母亲在一起。

(11)接产后,接生人员应严密观察产妇的子宫收缩情况及阴道出血量,完整填写分娩记录,并及时登记。填写时字迹要清晰、整齐。

2. 监督检查

(1)《产房工作制度》列为妇产科年度检查重要内容,妇产科每季度自查一次,并做好记录。

(2)抢救药品不足或抢救物品功能不全,导致丧失抢救时机者,参照《医疗事故处理办法》处理。

(3)对不重视、不执行产程监测产程图者,应追究责任,助产士、产房护士长及科主任应分别予以警告或其他行政处分。

(4)有高危产妇分娩或高危新生儿出生时,助产士未通知医师,由助产士负责;如医师接到通知未及时到产房参加救治者,由医师负责。

(5)随机抽查住院产妇是否实行早接触、早吸吮,并登记核对。如有不符,当事人负主要责任,产房护士长、产科主任负管理责任。

(6)随机抽查病历及登记本,对于第一次填写有缺漏项或字迹潦草者,给予批评教育;第二次发现同样问题者,则当事人应下岗培训,护士长或科主任视为"不称职"。

五、出生医学证明领发管理制度

1. 制度

(1)出生医学证明一律由财会室统一领取。

(2)领发数量参照上年活产数,每年分两次(2~3月和8~9月)领取。

(3)领证时应做到　①持本单位证明。②携带出生医学证明领发证。出生医学证明领发证由市卫生局监制,由妇幼处审批。③领证人必须受单位法人委托,方可领取出生医学证明。如更换领证人,应事先办理更换手续。④助产单位,不仅要将领取的出生医学证明编号记录存档,而且还要将签发出去的出生医学证明按规定统一登记,并有新生儿父母的领证签名;报废的出生医学证明,不能自行销毁,应定期交回发证单位,做到证、孩相符。⑤各发证单位应将领发时间、数量、证件编号等逐一登记,领发人均应签名,做到手续清楚。⑥助产单位的领证、打证、使用专用章三项工作,不得集中在一个科室或个人。产科负责打证;为了与儿童保健系统管理衔接,证件发给家属时应由保健科负责;领取证件及专用章管理均应由法人指定的、院办主管业务工作人员专人负责。如因出生医学证明管理不善而导致严重后果,将根据情节轻重,追究其当事人的行政或刑事责任。⑦出生医学证明应坚持实事求是原则,根据住院记录及产妇的签字打印。出生医学证明一经发出,一律不得重打或更改。

2. 监督检查

(1)医院不定期抽查执行情况,年底作为妇幼卫生工作考评内容,对成绩优良者给予表彰。

(2)经查实违反本制度造成不良后果者,视其情节轻重,对当事人和直接领导给予行政处分或追究刑事责任。

第九节　开展新业务及教学管理制度

一、开展新技术、新方法管理制度

1. 制度

(1)本单位没有开展,申请者没有操作经验的新技术、新方法,而该技术、方法有直接导致病人死亡和致残的可能,须经病人、家属同意并履行有关签字手续并向医疗质量管理领导小组提出书面申请,医疗质量管理领导小组会同科教科组织有关专家及相关科室进行论证,提出意见,报主管院长批准后方可开展。实施过程前申请者应将可能发生的意外情况向病人及其家属说明清楚,实施过程中,要随时向医疗质量管理领导小组汇报,以便采取各种防范措施。

(2)本单位没有开展,申请者有操作经验的新技术、新方法,而该技术、方法有直接导致病人死亡和致残的可能,或本单位没有开展,申请者没有操作经验的新技术、新方法,但该技术、方法没有直接导致病人死亡和致残的可能,需向医疗质量管理领导小组提出书面申请,经医疗质量管理领导小组组长批准,经病人及其家属同意并履行有关签字手续后方可开展。

(3)新技术、方法完成 3 例后需向医疗质量管理领导小组提交总结报告,医疗质量管理领导小组根据情况决定是否继续报批。

（4）申请表一式两份,分别留存于医疗质量管理领导小组和科室备查。

2.监督检查

科主任是施行新技术、新方法的第一行政领导和主要实施者,要密切关注施行新技术、新方法中可能出现的各种意外,积极妥善处理,做好记录,并主动向医疗质量管理领导小组、院领导汇报。医疗质量管理领导小组对经批准开展的新技术、新方法的执行情况要进行有力检查,了解进展情况,协调处理各种行政关系,记录在册备查。院领导批准开展的新技术、新方法,院领导是总负责人,要做好监督管理。

二、实习人员管理制度

1.制度

（1）实习人员在实习期间应服从组织领导,遵守各项规章制度,养成良好的医疗作风和服务态度。

（2）实习人员在带教老师指导下,从事规定的实习工作,接受带教老师的领导与监督,执行带教老师的指示,积极主动完成交给的各项任务。

（3）实习人员完成的各种医疗护理等文件,均应得到老师的审阅签名,才能有效,实习人员不得代替老师签名,凡无老师签名的实习人员书写的各种医护文件任何人都不能执行。

（4）实习人员在带教老师指导下,按操作规程实施各项技术操作,老师有责任监督实习人员执行各项技术操作,并视其熟练程度决定继续进行操作、及时纠正或亲自操作,实习人员必须接受老师的监督指导。

（5）积极参加院、科的政治学习和各项活动,实习期间一律实行二十四小时值班制。

（6）实习结束,由带教老师出具实习鉴定意见。

2.监督检查

（1）带教医师应认真履行带教职责,对实习人员严格管理,杜绝实习人员的差错事故发生。

（2）实习人员在实习期间的医疗行为由直接带教老师负责。

（3）实习人员擅自做主造成的差错事故由本人负责。

三、进修人员管理制度

1.制度

（1）进修人员在进修期间应服从组织领导,遵守各项规章制度,养成良好的医疗作风和服务态度。

（2）进修人员在带教老师指导下,承担相应的进修工作。接受上级老师的领导与监督,执行带教老师的指示,积极主动完成交给的各项任务。

（3）进修人员在医院学习阶段的前 3~6 个月,完成的各种医疗护理等文件,均应得到老师的审阅签名,才能有效。凡无老师签名的进修人员书写的各种医护文件任何人都不能执行,进修人员不得代老师签名。进修人员在医院学习 3~6 个月后,带教老师根据其工作能力、工作态度向科室领导建议授予其单独的签字权,科室领导审核并请示院有关部门批准,才可获得签字权。

（4）在带教老师指导下,按操作规程实施各种技术操作,老师有责任监督进修人员执行各项技术操作,科室根据进修人员的技术水平和操作能力,报医疗质量管理领导小组批准后方可让其独立操作。

（5）积极参加院、科的政治学习和各项活动,进修期间一律实行 24 小时负责制。

（6）进修结束时,由带教老师出具进修鉴定意见。

2. 监督检查

（1）带教老师应认真履行带教职责,对进修人员严格管理,杜绝进修人员的差错事故发生。

（2）进修人员在进修期间的医疗行为由直接带教老师负责。

（3）进修人员在获得签字权后或擅自做主造成的差错事故由本人负责。

第十节　药剂管理制度

一、门诊西药房工作制度

1. 制度

（1）门诊西药房负责门诊处方调配发药,为医护和病人提供药物咨询服务,检查并协助门诊科室做好抢救药品的保管和使用工作。

（2）收方后应对处方内容,包括病人姓名、年龄、住址、药品名称、剂量、剂型、服用方法、禁忌等,详加审查后方能调配。遇有缺药、药品用量用法不妥或有配伍禁忌等问题时,应与开方医师联系更正。

（3）配方时,应细心、迅速、准确、遵守调配技术常规和药剂科规定的操作规程,不得估计取药,禁止用手直接接触药品。

（4）严格遵守核对制度。调剂室有两人以上工作时,处方配好后应经另一人核对后发出,处方调配人及核对人均须在处方上签名;若只有一人,配方应自行核对,交班时由他人对处方复审后补签名。

（5）发药时应将药袋上的内容填写清楚,发出整瓶、整盒的药品要贴上用法标签,并向病人交代用法和注意事项。急诊处方随到随配。

（6）门诊西药房负责人定期组织检查药品质量，发现问题及时处理，防止发出过期、失效、霉变药品。凡是有效期在一年以内的药品要在警示牌上登记。

（7）往储药瓶补充药品时，必须细心核对，不同片型、颜色不可混放，药瓶储药不得超过九成满。

（8）含有麻醉药品、医疗用毒性药品、精神药品、贵重药品的处方调配，按相应管理办法执行。

（9）调剂室的衡器、量具要按照计量规定，定期检查，做好记录。

（10）定期检查门诊科室储备药品的质量、使用和管理情况，发现问题及时报告。

（11）工作人员要衣帽整齐，佩戴胸卡，保持室内卫生，物品摆放有序，遵守劳动纪律，坚守工作岗位。

（12）其他人员非公事不得进入药房。

2. 监督检查

（1）建立药房工作日志，记录每天工作情况，将其作为年终考核工作业绩的依据之一。

（2）调剂室每月至少检查药品质量一次，发现即将过期或有质量问题的药品，要区别不同情况及时处理，并做好记录。

（3）药房负责人每天抽查调配人员是否执行操作规程，要有检查记录，发现违规及时纠正，进行批评教育，按院规扣发奖金。

（4）差错事故、投诉登记内容完整，有当事人、事情经过、调查情况和处理结果，并按规定向上级报告。对出现严重差错或事故的责任人，调离现工作岗位。

（5）调剂人员必须具有药学专业技术职称，未经培训的其他卫技人员不得从事调剂工作，如发现上述问题，追究主管院长、院长责任。

（6）调剂室对急诊室等门诊科室的抢救用储备药品，每月检查一次，发现问题及时处理，要有检查记录。

（7）调剂人员每年体检一次，有体检档案，患传染病者不得上岗。

（8）药剂科每季度组织一次检查，内容主要是药剂管理、窗口服务、药品质量、调配质量及自查记录。检查结果作为考评的主要依据。

二、门诊中药房工作制度

1. 制度

（1）门诊中药房负责门诊中药处方调配发药，为医护和病人提供用药咨询服务，检查并协助门诊科室做好抢救药品的保管和使用工作。

（2）收方后应对处方内容，包括病人姓名、年龄、住址、药品名称、剂量、服用方法、禁忌等，详加审查后方能调配。遇有缺药、药品用量用法不妥或有配伍禁忌等问题时，应与开方医师联系更改。

（3）配方时应细心、准确、迅速，遵守调配技术常规和药剂科规定的操作规程。使用量具称量，不得以手代秤，估量抓药。调配一方多剂的处方，在分剂量时应分称递减，保证分量准确。对周岁以下小儿用药或剧毒药必须逐味、逐剂称量。

（4）对需要特别处置的药品要明确区分，如先煎、后下、冲服、烊化、包煎等，应另行包装，并注明煎煮方法。

（5）严格遵守核对制度。调剂室有两人以上工作时，处方配好后应经另一人核对后发出，处方调配人及核对人均须在处方上签名；若只有一人，配方应自行核对，交班时由他人对处方复审后补签名。

（6）发药时，应将药袋上内容填写清楚，对一些特殊用法的中药必须加以注明，并向病人交代使用方法和注意事项。急诊处方随到随配。

（7）门诊中药房负责人定期组织检查药品质量，发现问题及时处理，杜绝伪劣、霉变、虫蛀药物调配发出。

（8）补充药品时，必须细心核对，将原有药品置放在新补充的药品上面，不得超过九成满，以避免药品积压、串货。

（9）含有麻醉药品、医疗用毒性药品、精神药品、贵重药品的处方调配，按相应管理办法执行。

（10）药房的衡器、量具要按照计量规定，定期检查，做好记录。

（11）工作人员要衣帽整齐，佩戴胸卡，保持室内卫生，物品摆放有序，遵守劳动纪律，坚守工作岗位。

（12）其他人员非公事不得进入药房。

2. 监督检查

（1）建立药房工作日志，记录每天工作情况，将其作为年终考核工作业绩的依据之一。

（2）药房每月至少检查药品质量一次，发现即将过期或有质量问题的药品，要区别不同情况及时处理，并做好记录。

（3）药房负责人每天抽查调配人员是否执行操作规程，要有检查记录，发现违规及时纠正，进行批评教育，按院规扣发奖金。

（4）差错事故、投诉登记内容完整，有当事人、事情经过、调查情况和处理结果，并按规定向上级报告。对出现严重差错或事故的责任人，调离现工作岗位。

（5）调剂人员必须具有药学专业技术职称，未经培训的其他卫技人员不得从事调剂工作，如发现上述问题，追究主管院长、院长责任。

（6）药房对急诊室等门诊科室的抢救用储备药品，每月检查一次，若发现问题及时处理，有检查记录。

（7）调剂人员每年体检一次,有体检档案,患传染病者不得上岗。

（8）药剂科每季度组织一次检查,内容主要是药剂管理、窗口服务、药品质量、调配质量及自查记录。检查结果作为考评的主要依据。

三、住院药房工作制度

1. 制度

（1）住院药房负责全院各病区住院病人用药、出院带药、病区小药柜药品的领发和检查管理。

（2）收方时,对处方内容或领药单逐项审查核对无误后,方可调配,如处方内容不妥或有误时,应与处方医师联系,更正后方可调配。

（3）配方时,应细心、迅速、准确、严格执行核对制度,配药及核对人员均应在处方上签名。

（4）对出院病人发药时,应将病人的姓名、用药方法及注意事项详细写在药袋上或瓶签上,并向病人交代清楚。急诊处方及抢救用药随到随配。

（5）定期检查药品质量,发现问题及时解决,严禁发出过期、失效、霉变药品,凡是有效期在一年以内的药品要在警示牌上登记。

（6）对麻醉药品、医疗用毒性药品、精神药品及贵重药品的处方调配,按相应管理办法执行。

（7）所有仪器要按照计量规定,定期检验,做好记录。

（8）工作人员要衣帽整齐,佩戴胸卡,保持室内卫生,物品摆放有序,严格遵守劳动纪律,坚守工作岗位。

（9）其他人员非公事不得进入药房。

2. 监督检查

（1）建立药房工作日志,记录每天工作情况,作为年终考核工作业绩的依据之一。

（2）调剂室每月至少检查药品质量一次,发现即将过期或质量可疑的药品,要区别不同情况及时处理,并做好记录。

（3）住院药房负责人每天抽查调配人员是否执行操作规程,要有检查记录,发现违规及时纠正,进行批评教育,按院规扣发奖金。

（4）差错事故、投诉登记内容完整,有当事人、事情经过、调查情况和处理结果,并按规定向上级报告。对出现严重差错或事故的负责人,调离现工作岗位。

（5）调剂人员必须具有药学专业技术职称,未经培训的其他卫技人员不得从事调剂工作,如发现上述问题,追究主管院长、院长责任。

（6）对病区小药柜药品,每月检查一次,若发现问题及时处理,要有检查记录。

（7）调剂人员每年体检一次,有体检档案,患传染病者不得上岗。

（8）药剂科每季度组织一次检查,内容主要是药剂管理、窗口服务、药品质量、调配质量及自查记录。检查结果作为考评的主要依据。

四、处方制度

1. 制度

（1）临床各级医师的处方权,须经院领导批准。医师的签字或印模要留样于药剂科,各调剂室凭此配发药品。

（2）药剂人员不得擅自修改处方,如遇缺药或处方错误等特殊情况需修改处方,要退回医师修改签字后才能调配。

（3）麻醉药品、精神药品、医疗用毒性药品的处方,遵照国家特殊药品管理办法及医院管理规定执行。

（4）处方一般以三日量为宜,七日量为限,对某些慢性病或特殊情况可酌情适当延长。处方当日有效,超过期限需经医师更改日期重新签字方可调配。医师不得为本人开处方。

（5）处方内容包括:医院全称、门诊或住院号、处方编号、日期、科别、病人姓名、性别、年龄、住址、药品名称、剂型、规格及数量、用量用法、医师签字、配方人及核对人签字、药价,不得缺项、漏项。

（6）处方一般用钢笔或毛笔书写,字迹要清楚,医师如修改处方,必须在修改处签字。急诊处方应在左上角盖"急"字图章。

（7）药品及制剂的名称、使用剂量,应以药品国家标准、地方标准以及医院制剂规范的标准为准。如医疗需要,必须超过剂量时,医师必须在剂量旁重新签名方可调配。

（8）处方上药品数量一律用阿拉伯数字书写。药品用量单位以克（g）、毫克（mg）、毫升（ml）、国际单位（U）计算;片剂、丸剂、胶囊剂以片、丸为单位,注射剂以支、瓶为单位,并注明含量。

（9）一般处方保存一年,精神药品、医疗用毒性药品处方保存两年,麻醉药品处方保存三年备查。

（10）药剂师（士）有权监督、审核处方,指导医师合理用药。

2. 监督检查

（1）各医院药剂科的药房必须备有临床各级医师处方权签字或印模留样、麻醉药品处方权医生签字或印模留样,以此作为考核医院落实《处方制度》的重要依据。

（2）药剂科每月检查处方差错登记本,并抽查处方。对出现差错未登记者或该退回医师修改的处方未退回者,对当事人提出批评并扣发奖金。

（3）医疗质量管理领导小组每月抽查已调配的处方和处方差错登记本,并对错误处方进行分类汇总,将其作为临床医师年终考核的依据。

（4）医疗质量管理领导小组每季度对错误处方进行全院通报,对当事人提出批评,酌情扣发奖金直至待岗学习。对违反麻醉药品管理规定的开方医师和调配人员从严处理。

五、医院药品采购管理制度

1. 制度

（1）药剂科在药事委员会的领导下,负责全院的药品采购、储存和供应工作。除放射性药品可由核医学科按有关规定采购外,其他科室和个人不得自购、自制、自销药品。属集中招标采购的药品,由市、县药品招标采购中心按有关规定采购。

（2）药剂科应设置药品采购员负责药品的采购工作。药品采购人员必须具有药士以上职称,并具备良好的政治思想素质和专业技术知识。

（3）药品必须向证照齐全的药品生产、经营批发企业采购。要选择药品质量可靠、服务周到、价格合理的供货单位。供货单位由药剂科提名,药事管理委员会集体讨论决定。药剂科必须将供货单位的证照复印件存档备查。

（4）采购人员根据临床与科研的需要,依照医院基本用药目录科学地制订采购计划,交药剂科主任初审,主管院长审核同意后方能采购。新品种药品必须由临床科室提出申请,药剂科初审,医院药事管理委员会通过后方可采购。

（5）采购进口药品时,必须向供货单位索取《进口药品检验报告书》,并加盖供货单位的红章。采购特殊管理药品必须严格执行有关规定。

（6）采购人员不得采购"食""妆""消""械"等非药保健品及无批准文号、无厂牌、无注册商标的药品供临床使用。

（7）采购药品必须执行质量验收制度,如发现采购药品有质量问题,要拒绝入库。对于药品质量不稳定的供货单位,要停止从该单位采购药品。

（8）要强化药品采购中的制约机制,严格实行采购、质量验收、药品付款三分离的管理制度。药剂科必须每年向药事管理委员会汇报本年度采购药品的品种、渠道、金额等情况,接受药事委员会的监督。

（9）药品采购人员不得收取供货单位的回扣费。供货单位给予的药品让利按有关管理规定执行。药品采购人员每两年轮换一次。

2. 监督检查

（1）采购人员建立工作日记,记录每天工作情况,妥善保管每次采购计划和审批手续,将其作为年终考核工作业绩的内容之一。

（2）每次药品入库前仓储负责人必须检查药品采购审批手续是否完善,供货单位是否经过药事委员会批准,如发现审批手续不完善,供货单位为非确定渠道,可拒绝药品入库,并及时向药剂科主任汇报。

（3）药剂科主任每月检查药品的采购情况,有检查记录,如发现采购人员擅自从个人或证照不全、未经批准的渠道采购药品,视情节轻重给予扣发奖金、警告或调离岗位等处分。

(4)院领导和院药事管理委员会必须每半年听取药剂科对采购渠道、品种、金额、质量等情况的汇报。检查药品采购管理制度的执行情况,并以此作为考核药剂科年度工作的重要依据。

(5)定期征求供货单位意见,接受院内外群众监督,发现药品采购或其他有关人员存在收受回扣的问题,视情节轻重进行行政处罚。

六、药库管理制度

1. 制度

(1)药库在药剂科的领导下负责制订药品采购计划和药品采购、保管、发放等工作。必须配备药学技术人员从事药库工作,非药学技术人员经过必要的专业知识培训,考核合格后可在药库从事一些辅助性工作。患传染病的人员不得从事仓库保管工作。

(2)根据医院规模设置普通药品库、阴凉库(20℃以下)、冷藏库(2℃~10℃),易燃、易爆、易腐蚀等危险性药品要注意保存,另设仓库单独存放。

(3)对麻醉药品、精神药品、医疗用毒性药品,应按特殊药品管理办法的要求进行采购、保管和发放。

(4)药品仓库应有必要的仓储条件,库存药品必须分类定位,设立标签,存放整齐,并具备冷藏、避光、防潮、通风、防鼠、防盗等措施。

(5)药品出入库要严格执行验收制度。药品出库要遵循"先进先出,近期先出"的原则。对质量可疑的药品,须经检验合格后方可出、入库,并做好记录。

(6)药品入库验收记录的内容应包括药品名称、规格、剂型、生产厂家、批准文号、批号、效期、数量、供货单位,进口药品还应查验加盖供货单位红章的"进口药品检验报告书",并在验收单上记录检验报告书的编号。验收入库时,验收人必须在验收记录上签字。

(7)药品进出要准确及时登记,定期盘点,做到账、物、卡相符。

(8)加强效期药品的管理,建立效期警示牌。对于效期在一年以内的药品,要及时登记在警示牌上;对于有效期在半年以内的药品,要提出处理意见报药剂科主任。

(9)对库存药品要定期检查,防止变质失效。中药要根据其特点加强保管,过期失效、霉烂、虫蛀、变质的药品不得使用,报领导批准后核销处理。

(10)药库管理人员要注意仓库的仓储条件,每天早晚登记仓库的温湿度,并根据天气的变化确定科学的保管措施。

(11)其他人员非公事不得进入药库。

2. 监督检查

(1)建立药库负责人工作日记,记录每天工作情况,将其作为年终考核工作业绩的内容之一。

（2）仓储人员每天早晚登记仓库的温湿度,发现温湿度超标,要及时报告仓库负责人,并采取相应措施调节温湿度,保证仓储条件符合要求。温湿度登记和处理要有记录。

（3）药库每月盘点一次,检查药品质量和数量,核对账、物、卡是否相符,检查验收记录内容是否完整及仓储条件是否符合要求。发现问题要及时处理,并报药剂科主任。检查处理要有记录。

（4）医院药剂科每季度检查一次药库工作,对于违反工作制度的人员,要批评教育,并酌情扣发奖金,对于情节严重的,给予警告或调离岗位的处分。检查要有记录。

七、特殊药品管理制度

1. 制度

（1）特殊管理药品是指麻醉药品、精神药品、医疗用毒性药品和放射性药品。依照《药品管理法》及相应管理办法,对这些药品实行特殊管理。

（2）购用麻醉药品、精神药品、放射性药品必须经卫生行政部门批准。除放射性药品可由核医学科按有关规定进行采购管理外,其他特殊管理药品的管理由药剂科负责。特殊药品的采购和保管应由专人负责。麻醉药品和一类精神药品应做到专人负责、专柜加锁、专用账册、专用处方、专册登记,并做好记录。

（3）特殊药品的采购应做好年度计划,按规定逐级申报,经卫生局批准后,到指定医药公司采购。入库应按最小包装逐支逐瓶验收,并做好验收记录。

（4）麻醉药品和一类精神药品应存放在安装有防盗门窗的专门仓库的保险柜内,严防丢失。药房和临床科室急救备用的少量基数药品,应存放在加锁或加密的铁柜内,并指派专人保管。医疗用毒性药品要划定仓库或仓位,专柜加锁并由专人保管,严禁与其他药品混杂。

（5）特殊药品仅限本院医疗和科研使用,不得转让、借出或移作他用。严格按规定控制使用范围和用量。对不合理处方,药剂科有权拒绝调配。医生不得为自己开方使用特殊管理药品。

（6）麻醉药品应使用专用处方,处方保存三年备查;精神药品和医疗用毒性药品处方保存两年备查,并做好逐日消耗记录和旧空安瓿等容器回收记录。

（7）确因病情需要连续使用麻醉药品的危重病人,必须凭有关单位发放的"麻醉药品专用卡",按规定开方配药。

（8）未经卫生行政部门批准,不得擅自配制和使用含麻醉药品、一类精神药品和放射性药品的制剂。

（9）建立完善的特殊药品报废销毁制度。原则上失效、过期、破损的特殊药品每年报废一次,由药剂科统计,医院领导批准,报区(县)卫生局监督销毁。旧安瓿等容器要定期处理,至少两人参加,并详细记录处理过程,现场人员签字。放射性药品使用后的废物,必须按国家有关规定妥善管理。

2. 监督检查

(1)麻醉药品与一类精神药品、放射性药品必须做到五专管理,管理人员每月检查一次,保证账物相符,检查要有记录。医院药事管理委员会协同办公室,每季度检查一次。如果未指定专人负责,给予药剂科主任批评教育,并视情节轻重酌情处理;未使用专用处方,给予医师批评教育,并视情节轻重酌情给予取消麻醉药品处方权、扣发奖金、调离岗位或待岗处理;未做到专账、专锁和专册登记或账物不符者,给予管理员扣发奖金处罚并限期整改。

(2)医疗质量管理领导小组每季度检查一次特殊药品处方,对医务人员滥用特殊药品,第一次对处方医师和药剂人员进行批评教育,限期整改,再次违反规定给予扣发奖金处罚,屡教不改的给予调离岗位处罚。

(3)医院药剂科每季度应组织特殊药品专项检查,并将检查情况逐一登记在册,对发现问题及时向上级领导报告,并采取相应措施加以纠正。如发现问题不予纠正,也不上报而造成滥用、丢失或因此导致病人成瘾、致残的要给予药剂科主任行政处罚。

八、药品检验人员工作制度

1. 制度

(1)药品检验人员负责全院药品质量的监督检查和自制制剂的检验工作,直属药剂科领导。

(2)药品检验人员应由经过专业培训,有一定实践经验的药师以上专业人员担任,并配备与其工作相适应的仪器设备。

(3)严格执行质量标准和检验操作规程。检验记录要完整、清晰,及时完成,不得任意修改,并妥善保存三年备查。

(4)自制制剂必须批批全检,并有正式检验报告。检验报告应及时、准确,对不合格制剂应提出处理意见,报药剂科批准后执行。必要时,检品可送药检所复核。

(5)药检人员定期深入药库、药房检查药品质量,发现质量可疑的品种可进行抽验,必要时可送药检所复核。每半年写一份本院药品质量情况综合报告,经科主任审阅后,上报院药事管理委员会。

(6)执行留样观察制度,自制制剂留样至该批制剂有效期或使用期限后一个月,定期对留样制剂进行质量考查及质量分析。

(7)熟悉仪器性能,校正准确,规范操作,用前检查,用后还原,并按规定登记。

(8)仪器应定期检验,确保仪器的准确、可靠。

(9)使用易燃、易爆、剧毒等危险试剂、溶液,应严格按操作规程操作,妥善处理废弃物,防止发生意外。

（10）各种试剂、对照品、标准液应符合法定标准。标准液倒出后,未用完部分不得倒回原容器。

（11）工作人员要衣帽整齐。各种仪器、用具、试药、对照品、器皿等均应有合理的固定存放位置,排列有序,用后还原或经必要的处理后放回原处。

（12）其他人员非公事不得进入。

2. 监督检查

（1）建立工作日志,记录每天工作情况,将其作为年终考核工作业绩的依据之一。

（2）药品检验人员是否是符合要求的药品检验技术人员及进行药品检验工作的所需仪器设备、专业资料,作为考核医院工作的重要依据。

（3）药品检验室负责人每月检查一次,检查检验人员执行质量标准和检验操作规程的工作情况,检查有记录,作为奖惩依据。

（4）药剂科每季度组织一次检查,内容主要是各项制度执行情况、原始记录、操作技能及自查记录。对违反操作规程发生检验差错,视情节而定,轻则批评教育、扣发奖金,重则调离岗位、待岗学习。

第十一节　传染病管理制度

一、传染病报告制度

1. 制度

（1）门诊各科室（包括急诊科）必须建立门诊日志。

（2）每天当班的接诊医生必须依接诊顺序在门诊日志上认真填写病人的姓名、性别、年龄、住址、诊断与处理情况,不得漏项,并应妥善保存备查。

（3）门诊的接诊医生和住院医生发现法定报告的传染病,必须逐项填写传染病报告卡,并及时报送医院预防保健科。

发现鼠疫、霍乱等甲类传染病,接诊医生或实验人员应立即报告医院预防保健科和医院总值班,以便尽早采取疫点处理措施,及时做好抢救病人的工作。医院预防保健科接到鼠疫、霍乱病人,疑似鼠疫、霍乱病人或相应的阳性或疑似阳性样品,应立即通过电话报告疾病预防控制中心,并将传染病报告卡于6小时内报到疾病预防控制中心。

发现乙类传染病中的艾滋病、肺炭疽病人、病原携带者和疑似病人,应于1小时内报告医院预防保健科。

发现其他乙类传染病和丙类传染病病人应于12小时内报告医院预防保健科。医院预防保健科应于24小时内上报疾病预防控制中心。

（4）发现急性迟缓性麻痹（AFP）病例，接诊医生应于12小时内报医院预防保健科，医院预防保健科应于24小时内报疾病预防控制中心。

（5）当接诊医生发现短时间某局部地区或某单位发生多例传染病的暴发疫情时，必须及时报告医院预防保健科，医院预防保健科必须深入科室了解疫情，并在24小时内报告疾病预防控制中心。

2. 监督检查

（1）各临床科室的主任每月必须组织本科室人员对传染病报告的登记填写、报告质量进行检查；对违反法律法规和医院管理制度的现象和行为予以纠正。

（2）医院预防保健科每月必须对门诊部和住院部各临床科室的传染病报告工作进行监督检查，对不报、漏报和迟报的行为予以纠正，并报请医院领导按有关规定处理。

（3）门诊部、住院部各临床科室、医技科室、病案室、信息科必须接受疾病控制中心的疫情管理指导检查和上级卫生行政部门的监督检查和考核。

（4）对严格执行传染病报告制度，及时上报、无漏报的每月给予一定奖励。

二、住院病人传染病管理制度

1. 制度

（1）住院部各临床科室必须建立"住院病人登记册"，逐项填写，妥善保存备查。

（2）在住院病人中发现法定报告的传染病病人时，分管的住院医师必须填写传染病报告卡，并按传染病报告制度逐级上报。

（3）收治科室应依据国家有关传染病的诊断标准做好确诊工作。如在收治过程中发现传染病病人的诊断与入院诊断不符，经治的住院医师必须于24小时内向医院预防保健科填报传染病订正报告，医院预防保健科必须于48小时内向疾病预防控制中心发出订正报告。

（4）如在收治的非传染病病人中发现患有传染病的病人，应转传染病科或传染病医院治疗。

（5）对住院的传染病病人必须做好传染病隔离和消毒工作，防止交叉感染发生，防止传染源扩散。

（6）病人出院时，经治医生必须填写传染病出院报告卡，并于48小时内报告医院预防保健科，医院预防保健科应于收到报告24小时内报至疾病预防控制中心。

（7）未获批准的单位不准擅自收治、截留传染病病人。

2. 监督检查

（1）各临床科室的主任每月必须组织本科室人员对传染病报告的登记填写、报告质量进行检查；对违反法律法规和医院管理制度的现象和行为予以纠正。

（2）医院预防保健科每月必须对门诊部和住院各临床科室的传染病报告工作进行监督检查,对不报、漏报和迟报的行为予以纠正,并报请医院领导按有关规定处理。

（3）门诊部、住院部各临床科室、医技科室、病案室、信息科必须接受疾病预防控制中心疫情管理的指导检查和上级卫生行政部门的监督检查和考核。

（4）对擅自截留传染病病人的医疗机构将依法查处。

三、食物中毒报告制度

1. 制度

（1）门诊及急诊室必须备有足够的消毒无菌瓶供采集食物中毒病人的有关检查使用。

（2）门诊和急诊室的接诊医生发现可疑食物中毒的病例,必须在用药前采集病人的呕吐物、排泄物或血样本。如无呕吐物或排泄物则需采集洗胃液或肛拭样本。并应逐项填写疑似食物中毒病案登记表。

（3）所采样本应立即送本单位实验室或疾病预防控制中心检验。

（4）在积极进行抢救治疗工作的同时,由接诊医生或当班护士按"可疑食物中毒报告表"报医院预防保健科。

（5）遇有危重病例或连续接诊 5 名以上具有同一进餐史和相同症状的可疑食物中毒的病人,接诊医生应立即报医院领导,院领导接报后,应立即组织救治工作。

（6）预防保健科接报后,应立即先通过电话报疾病预防控制中心,并填报"食物中毒报告卡"。

2. 监督检查

（1）门诊和急诊室的主任每月必须组织本科室人员对食物中毒的登记、填写、报告质量进行检查,对违反医院管理制度的现象和行为予以纠正。

（2）医院预防保健科每月必须对门诊部和的食物中毒报告工作进行监督检查,对不报、漏报和迟报的行为予以纠正,并报请医院领导按有关规定处理。

（3）门诊部和急诊室必须接受疾病预防控制中心改革的食物中毒报告的指导检查和上级卫生行政部门的监督检查和考核。

四、职业病报告制度

1. 制度

（1）急诊室、门诊部、住院部的接诊医生为职业病责任报告人。

（2）接诊医生发现可疑急性职业病病例,必须积极做好病人的抢救治疗,并立即报告医院预防保健科。医院预防保健科必要时应核实,并在 24 小时内将"职业病报告卡"报至疾病预防控制中心。

（3）凡发生三人（含三人）以上或有死亡的可疑急性职业病，以及一例职业炭疽病时，接诊医生必须立即报告医院预防保健科和医院值班负责人，医院预防保健科必须立即通过电话报告疾病预防控制中心，并在 24 小时内填报"职业病报告卡"。

（4）接诊医生发现可疑慢性职业病的病例，应认真填写门诊日志或住院病历记录，并填写"职业病报告卡"，在 24 小时内报医院预防保健科，预防保健科核实后，在 24 小时内将"职业病报告卡"报至疾病预防控制中心。

2. 监督检查

（1）各临床科室的主任每月必须组织本科室人员对职业病报告的登记、填写、报告质量进行检查，对违反法律法规和医院管理制度的现象和行为予以纠正。

（2）医院预防保健科每月必须对门诊部和住院部各临床科室的职业病报告工作进行监督检查，对不报、漏报和迟报的行为予以纠正，并报请医院领导按有关规定处理。

（3）门诊部、住院部各临床科室、病案室、信息科必须接受疾病预防控制机构的职业病管理的指导检查和上级卫生行政部门的监督检查和考核。

第四章　医院就诊流程管理

第一节　概　述

一、公共医疗与就诊流程的相关概念

医院作为社会和医学系统中的组织，是一个为病人提供完善、更加便捷的健康医疗机构，并逐步从医院门诊向家庭医疗延伸。医院是治病防病、对人民健康起到保障作用的社会主义卫生事业单位，承担着提供基本医疗服务、医学人才培养和医学科学研究等重要的社会功能。

就诊流程是指病人在医院就医的整个过程，一般包含挂号、就诊、缴费、体检、取药等所有过程。就诊流程服务对医生与病人都提出相应的标准与要求，需予以遵守并贯彻实施。

就诊流程优化是指病人前往医院就诊的一系列服务中，使所形成的挂号、候诊、就诊、缴费、取药直至离院等全流程得以优化，缩短病人看病就医的时间，达到提升医院绩效水平。

（一）医院的性质

从历史的角度来看，我国的医院总共经历了三个阶段，即社会福利事业阶段、公益性社会福利事业阶段、具有一定福利性质的公益性事业。全国卫生组织在 1997 年将医院的性质界定为：具有一定福利的公益事业。医院属于公共事业的范畴。目前，在市场经济环境下，公立医院与民营医院并存，公立医院和民营医院作为社会组织，都要共同面对同一问题——纳税，通过纳税推动医院改革。国家通过税收的方式推动医院的改革已成为大势所趋，而税收需要更加强调绩效的重要性，绩效的优劣以现代的信息化手段为依托。

医院的公益性要求医院将公民看病就医的福利最大化，这就要求医院不断地更新其管理和运行模式，提高服务质量和服务效率。虽然市场经济中的企业主要以盈利为主要目标和发展的动力，但是医院不能失去其公益性，更不能忘记奉献社会是其应尽的责任

和义务,不能忽视人民群众的基本就医需求。

(二)医院的社会功能

医院是政府举办并向人民群众提供公益性、社会性医疗服务的重要载体。主要分为社区医院、县级医院、市级医院。

国家卫健委(原国家卫生部)颁发的《全国医院工作条例》指出:医院以医疗工作为中心,在提高医疗质量的基础上,保证教学和科研任务的完成,并不断提高教学质量和科研水平,同时做好扩大预防、指导基层和计划生产的技术工作。在国外,有的将医院功能分为照料病员、培养医师及其他人员、增进大众健康和推进医学的研究四个方面。医院的基本功能为医疗,同时要担负教育培训医务人员及其他人员,开展科学研究,预防和社会医疗服务这四项任务。对于医院的界定,不同的学者和领域具有各异的界定依据。有作者采用评估的角度对其社会功能进行定义:医院向社会提供的疾病预防和保健、医学科研、教育材料以及为贫困地区的人民提供低收费甚至免费的基本医疗服务。医院应该兼顾社会效益和经济效益,并以社会效益为主。医院服务功能的特点体现在以下几个方面:一是为大多数人提供基本的医疗服务设施;二是需要政府部门综合协调以此减少健康的不公平性;三是合理地控制医疗所产生的费用;四是减轻病人的医疗费用,降低其心理包袱。因此,将公益性为核心,社会效益置于首位,以公共服务最大化的形式为人民提供公共服务,实现社会效益最大化、履行其社会职能是医院追求的目标。

医院承担着一项被政府授权的社会功能。它在提供公共卫生产品的同时还承担着为贫困人群,含自身发展动力不足的人群提供基本医疗服务,对实现医疗服务的公平性起到重要的社会保障作用。医院还承担着开展专业医学教育、提供医学研究案例和素材,完善医学研究的重要使命,其在医疗服务行业中的重要地位还决定着它必须发挥好宏观调控医疗服务价格,进而在不断地服务过程中优化现有的服务流程,更新服务目标和服务策略,实现医疗服务行业健康有序发展以及提升居民的整体身心健康水平的目标。

二、公共医疗的特征

医院是一个治病防病的重要医疗组织机构,具有公共服务行业的基本属性。从现代管理的角度分析,病人成为医院的消费者或者顾客,而提供高效率又满意的医疗服务成为医院的最终目标。由于医院在医疗服务中具有社会福利性,赋予了它的特殊性质,其具体表现为公共服务性和社会性。

(一)公共医疗的公共服务性

医院作为公共医疗卫生服务的重要载体,具有明显的公共服务性。公共服务性最明显的特征在于它的公益性和非营利性。

1. 医院具有鲜明的公益性特征

公益性是医院的本质属性。医院的公益性应涵盖服务舒适性、服务可及性、服务质量以及服务效率四个方面,其具体表现为舒适性高、价格相对实惠、可及性较高、服务质量高和服务方式灵活。医院不仅要为老百姓提供看病的机会,使得所有公民(尤其是弱势群体)看得起病,其提供的服务还必须具有公平性、可行性,同时还要保证卫生服务的效率和质量。医院的公益性本身代表着当今社会多数人的基本利益和根本诉求。医院的效益可以通过其经济效益和社会效益进行综合评价,不断完善其管理体制和运行机制,最大限度地调动医院开展卫生服务事业。

2. 医院具有鲜明的非营利性特征

医疗卫生服务的公益性决定了医院具有典型的非营利性的特征。医院是保障公民享有基本医疗服务的重要场所。非营利性为公民享有基本的医疗卫生服务提供基础保障。我国主要是通过优惠政策来间接地支持医院的非营利运营,同时运用财政政策给予鼎力支持,确保其正常运转的流动资金。医院的公益性质决定了它必须承担政府的社会福利职能,做到不以营利为目的,以社会效益为首位,经济效益居后。

在一个较长的时期,出现了一种不太正常的现象——鼓励医院创收,收入自行支配的激励方式。这是医院运行中最大的弊端。医院的趋利倾向对医院的非营利性发展形成了阻碍。医院在运营中不能忽视低收入的病人人群,反而应提供优质高效且低价的医疗服务。对于医护人员的评价机制也需要不断改进,不能以医生接待病人的数量、病人的消费量、药剂的多寡、药物的盈利等方面进行衡量,而应依据诸如职业发展、晋升平台、自我完善乃至改变心智模式的激励体系等方面进行有效的激励。医院的非营利性特征能使医疗服务朝向更加健康的方向发展,真正使公民回归到"看得起病,住得起院"的环境中。

三、公共医疗与业务流程的理论基础

(一)公共服务均等化

公共服务均等化是政府公共财政支出的目标之一,是在不同阶段以不同的标准为公众提供基本的、大致均等的公共物品和服务。医疗服务均等化是指全体公民不因民族、性别、年龄、职业、收入、社会地位等差异而有差别地接受医疗服务。公共服务在一定区域范围内与经济水平相适应。

目前存在的"看病难,看病贵"是公共医疗服务非均等化的一个普遍难题。西方学者在讨论医疗服务均等化问题时无不把此与"公平""平等""公正""正义"等概念联系在一起。如 Hurley(2000)的按需分配论,又如 Hadorn(1991)的救治公平论。卫生服务的平等不仅体现在公共卫生资源的配置上,也体现在理论和实际服务的收获上。因此,医疗服务均等化主要包括人人具有健身健康保障的权利和公共卫生医疗,根据公民的健康情况由政府财政承担这两个方面。

网络信息化下的预约挂号对医疗服务均等化具有巨大的促进作用。信息化流程的优化为实现医疗服务的均等化提供服务平台。在线预约、App 预约、微信预约、百度医生等网络预约模式不受时间和空间的限制,更与所谓的民族、宗教、信仰、性别、年龄、职业和经济收入无关。信息化服务平台提供的是全天候 24 小时预约挂号服务,同时支持在线咨询和支付。看病难问题获得一定程度的缓解,信息化服务将一定程度上降低人工成本,有助于就诊时间的缩短。

(二)公共服务的效率理论

19 世纪的经济学家帕累托从经济学角度提出了效率这一概念,即资源变动在增加至少一个社会成员福利的同时,还不能使其他的社会成员所享受的福利下降,这样的变动才是有效的。所谓的帕累托最优实现的是在原有条件不变的情况下,通过资源的重新配置达到某个人的情况变好而其他人的情况不会变坏的结果。通过改变资源的配置方式,实现资源优化利用,那么社会资源配置的效率自然就会提高。目前,医疗服务市场存在着信息不对称、垄断等先天不足的因素。医院就诊流程优化依靠的是信息网络这一服务平台,为病人提供无差别的服务,病人可以不需要亲自到医院就可以在手机、电脑等载体上了解相关的医疗信息,其提供的远程预约挂号、在线支付、获取检查结果,甚至是远程就诊等服务大大提高了病人的就诊效率。"一站式"就诊流程缩短了病人看病的时间,减少医院拥挤的场面,每天的就诊量也不断提高,从而提高了现有医疗器械的使用效率,医务人员服务效率也明显提高。

(三)业务流程再造理论

Michael Hammer 和 James Champy 于 20 世纪 90 年代在《企业再造》中提出业务流程重组的管理思想与理念。它着重以"业务流程"为改造对象,把客户的需求和满意度作为重要目标,对已有的流程进行彻底的思考与再设计。它注重采用现代化的信息技术和管理手段,打破原有的组织框架与业务流程,建立起全新的组织框架与业务流程,以此实现组织经营绩效目标:降低成本、增加收益、提升质量、提高效率等。业务流程再造是现代管理理念的巨变,引起了管理界的轰动,并为现代组织管理带来了长久而深远的影响。

医院的改革与发展离不开业务流程的改革。医院的就诊流程再造实质上是采取了合适的方式消除无效时间和调整就诊、检查、诊疗等核心的增值活动,对于低效率的挂号、划价、缴费、取药等流程进行简化和整合的过程,并通过这一方式为病人和医院创造经济价值和社会效益。医疗资源的不断优化、就诊环境和流程的改善、信息化服务平台的运用使得医院的管理更加有序、规范,在缩短就诊时间的同时提高医疗服务水平和就诊满意度。

第二节　医院就诊流程的发展

随着我国社会经济的快速发展,医院也产生了巨大的变化,尤其是医院在服务理念和服务模式上所产生的变化。医院尽管并非以追求盈利为最终目的,但是提高服务质量和效率是其从始至终肩负的使命。医院的地位随着非医院机构的发展和壮大而受到一定的冲击,但是依旧无法动摇医院的主导地位。

一、医院就诊流程发展阶段

我国医院的就诊流程发展经历了一个漫长的时期。从医院就诊流程的发展可以窥见出一个时期医院的医疗发展水平。医院就诊流程的发展须与时代相对应,并深深地烙上一个时代的印迹。

(一)中华人民共和国成立初期的医院就诊流程发展

最初的医院体系是在中华人民共和国成立初期成立的,其主要是政府将一部分人民解放军野战医院转为地方医院,并接收当地政府和外国教会及慈善机构遗留下来的医疗机构所组成。从此,我国医院的基础设施建设、服务水平、医疗器械、服务质量、服务模式开始起步。据当时相关卫生部门统计,全国仅有医院2600所,医疗卫生人员54.12万人,平均每千人拥有卫生人员仅0.93人。全国仅有病床位8.46万张,平均每千人拥有床位仅0.15张。可见这样的医疗服务根本无法满足人民群众的需求,当面临重大公共卫生安全事件的时候,这样的医疗规模更是捉襟见肘。当时,医院的就诊流程很复杂,在物资相对比较匮乏的时代,病人需要走烦琐且过多的行政审批才能拿到药物。

(二)改革开放初期的医院就诊流程发展

经过多年的发展,我国医院的数量和规模都出现了迅速扩大的局面,这个时期的医院并不注重经济效益而只是单纯地注重社会效益。医院的财政支出绝大部分都由政府承担,使得医院并没有财政压力,再加上私立医院的规模无法对公立医院形成威胁,更使得公立医院稳坐医疗界老大的宝座。

(三)新世纪初的医院就诊流程发展

为了满足病人日益增长的医疗服务和质量需求,我国的医疗卫生体制进行了深入的改革。外国资本流入以及社会资本竞相角逐于医疗行业,从而导致医疗行业的竞争加剧,同时,也促使我国形成多元化的医疗机构行业格局。伴随着诊疗人次的增加以及老龄人口就诊率的上升,我国医疗卫生机构的建设也在加速。我国医疗卫生机构大致分为医院、基层医疗卫生机构和专业公共卫生机构,医疗卫生机构数由 2009 年的914 109家增加至 2019 年的1 007 545家,其中医院发展建设最快,十年间增加14 063家,十年复合增速达 5.4%。最新数据显示,我国医院规模确实有明显扩大,但是相对于发达国家来说,还存在一定差距。但从实际情况来看,医院对医疗市场的主导地位没变。医院的发展取得了长足的进步与良性的成长。医院的流程发展处于缓慢成长阶段,"排队久、就诊时间长"依然没有得到有效解决。

(四)现代化信息技术下的医院就诊流程发展

2010 年,国家卫生部在《关于进一步改善医疗机构医疗服务管理工作的通知》中提出:医疗卫生机构需简化就诊服务流程,减少病人或家属的排队次数。便捷的就诊服务进入各大医疗组织机构,病人就医更加便利。国家卫生健康委发布的《2019 年我国卫生健康事业发展统计公报》显示,2019 年末,全国医疗卫生机构总数达1 007 545个,床位880.7 万张,每千人口医疗卫生机构床位数由 2018 年6.03 张增加到 2019 年6.30 张。2019 年末,全国卫生人员总数达1292.8 万人,每千人口执业(助理)医师2.77 人,每千人口注册护士3.18 人。随着医院发展日趋成熟,医院的公益性质日益受到重视,医院和政府开始更多地关注人民群众的整体利益,注重履行社会责任。

二、医院就诊流程发展现状

医院经历了几十年的发展,目前已经处于相对成熟的发展阶段。医院在改革发展过程中机遇与挑战并存。国务院办公厅发布的《深化医药卫生体制改革 2014 年重点工作任务》一文中把医院的改革推上重点工作任务的日程,医院必须走市场化,以应对医疗改革带来的巨变。医院改革采取运用取消药品加成的方式(取消"药占比"),以此建立科学的补偿机制,达到医院的公益性质的期望。从 2010 年门诊和住院病人的费用构成来看,药费占比均在 50%。降低"药占比"政策未推出的 2010—2015 年,门诊和住院病人的药费占比较 2010 年略有下降,降低"药占比"政策自 2016 年推行后,病人药费占比下降明显。但需要注意的是,随着药费占比的下降,检查费比例并未明显增加,反而是包括治疗、手术和卫生材料等在内的其他费用占比明显增加。结合人均卫生费用得知,药费只是占比在下降,但其绝对值仍明显上升,病人压力并未减轻。财政收入不再是医院的主要收入来源,那么医院如何通过提高服务水平以及增加项目来保障其收费,同时又使药物收入公开、透明、不损害病人的利益,是医院需要解决的问题。医院的就诊流程发展中的现状与困惑主要体现在以下三个方面。

（一）医院无法满足有序地安排前来就诊病人的需求

医院，尤其是三级医院普遍存在这个困境。医院每日需接待来自不同地区、不同年龄以及不同病情的病人。由于病人就诊的时间具有主观随意性与可变性，因此容易造成就诊拥挤的现象。看病等待时间过长是目前病人普遍抱怨的医疗服务问题。

（二）楼层就医指示不合理，导致时间消耗多

各个科室的空间布局不合理：主要在于部门之间分散，往往分布在医院不同的楼层，而且医院的指示标识不够醒目，大部分初诊病人要检查前都要去咨询前台的工作人员才能找到检查的科室。这种情况导致不少病人盲目地在医院中寻找相应的就诊科室。同时医院的检查安排时常有不合理的现象，多项检查往往无法集中在同一天内完成，每项检查都要重新排队等候。

（三）职能划分过细，信息资源难以共享

职能划分过于细化，部门之间的信息共享就难以维持，从而破坏了信息传递的连续性，病人的信息只能通过病人自己从这个科室拿到另一个科室给医生看，信息传播速度慢。病人需多次在医院各科室之间往返，浪费了医生和病人的宝贵时间。病人在长时间的等待中有可能增加身体的病痛和内心的焦虑。漫长的等待时间容易使家属产生情绪落差，医患关系亦有可能变得日益紧张。因此，为了更好地提升就诊效率，医院进行医疗就诊流程优化已迫在眉睫。

三、医院就诊流程演变

在移动互联网与现代化信息技术条件下，医院就诊流程从传统就诊流程演变到局部信息化就诊流程，再到网上预约就诊。每一场流程的演变使得就诊流程的时间得到大幅度缩短，服务满意度亦获得提升。

（一）传统就诊

门诊现场挂号是比较传统的就诊挂号方式，即病人需要直接到现场排队预约专家，看完病后假如下次还需再次就诊需再次预约的方式。就诊流程相对来说全程采用人工操作，需要病人到医院现场才能完成所有流程。排队成为就诊最浪费时间的环节。病人在医院就诊时常需要耗费大部分时间在排队挂号、缴费、咨询等非治疗上面，而真正看病治疗的时间却是极其短暂。

长时间的候诊极易造成病人在医院期间的拥挤，并可能导致部分传染病在人群中交叉感染，特别是体质稍差的病人被感染的概率更高。这种模式迫使医院需要更多的医护

人员进行日常维护与管理工作。庞大的就诊接待量将给医护人员造成很大的压力,容易导致医护人员烦躁,影响其正常工作的如期推进。长此以往,医生与病人之间矛盾的激化便势不可挡,病人对医院的公信力必将大打折扣。

(二)局部信息化就诊

局部信息化就诊主要包括电话预约和手机短信预约两种模式。电话和短信预约的覆盖面十分广泛,没有地区、学历或者相应的技术要求,是一种相对公平的预约方式。现将两种预约方式的操作情况、特点以及弊端等方面进行简单的阐述。

目前,手机的普及率已相当高。推广电话预约的基本设备已不是基本问题。大家对电话预约的接受程度快。通过拨打电话直接向接线员描述自己的病情,然后由接线员为病人提供可预约的号,直接预约,免除了病人往返医院奔波的劳累、时间成本、车费成本以及机会成本。

电话预约的目的性强,时效性高,排队等候的时间成本大幅度下降。但是电话预约会存在占线、"一号难求"的弊端。此外,电话预约需要医院增加相应的接线员,导致人力成本增加、预约信息存在失真等。

使用手机短信进行预约的前提是病人欲预约的医院必须拥有短信收发平台和管理系统,通过自动的短信息收发系统统计和管理所发送的就诊信息。短信预约挂号的优势在于短信预约挂号服务是全天候的、且不存在打电话占线之类的情形,可有效地缓解"挂号难"问题。

(三)网上预约就诊

网上预约的模式是病人利用互联网登录欲就诊的医院官方网站进行在线预约。网上预约方式为病人选择相应的医院与医生提供了便利,更提供了可选择性。病人可以充分地了解每一位医生(专家)的专长和坐班时间,只需按需挂号即可。

网上预约挂号以实名制的方式在医院的官方网站进行。病人需要填写姓名、性别、身份证号、社会保障卡卡号或者就诊卡卡号、联系电话,没有就诊卡的初次就诊者无法在网上挂号。初次在网上预约挂号需要填写的基本信息较多,该方式能确保不发生"卖号"行为,保障其他病人的就诊机会和权利,也有利于医生提前了解病人的基本信息。提前预约的时间一般为七天左右,部分专家号或者是特殊疾病可提前预约的时间较长,这样既有利于确保上班的病人提前请假安心就诊,也有利于主治医师或者专家有充裕的时间了解病人的基本病情,为其有效地就诊提供便利。病人网上预约成功之后,按照就诊时间带上身份证、就诊卡,到医院领取自己的预约号后到相应的科室就诊即可。

网上挂号依旧未能避免排队缴纳检查费和药费的情况。但是它具有明显的优势:病人进入就诊医院的官方网站页面,对比医院的基本信息,择优选择最适合自身的医院进行就诊。病人对医院的专家、服务、动态信息做到心里有底，进而可以有的放矢地诊治自己的病情。网上预约就诊大大降低了排队等候的时间，主要原因在于病人提前知道自己就诊的排号以及就诊的时间段，因此只需要在这个时间段前去就诊，不需提前太多时间到医院等候，医院的排号显示屏上会自动显示其预约号，病人只需在这个时间段之前提前十几分钟到就诊地等待叫号即可。

网上预约挂号其实并不能独立存在，医院的发展并不能放弃传统就诊模式和局部信息化就诊模式，网上预约模式与局部信息化模式中的自助挂号及缴费，可大大节省候诊时间，其便利性将会比单独使用网上预约服务更强。病人传统预约模式的保留可以方便一些急于就医（当天发病，当天就诊）以及不会使用网上预约或电话预约等方式的病人就诊，这有利于保证不同文化水平、不同年龄段的病人的需求，实现真正的全民看病公平。

网上预约存在明显的弊端：病人因为未能提前知晓医生目前正在诊治多少号，所以不能很好地把控等候时间，更不知何时前往医院就诊是最佳的时间。假如病人 A 的预约号是 15 号，在病人 A 之前有 14 位病人，那么每位前去就诊的病人所需就诊时间为多少，这对于病人 A 来说并不知情，他只能前往医院看显示屏上显示的预约号才清楚诊治到多少号。医生的诊治时间决定病人所需要的等候时间。因为诊治时间与等候时间的双重不确定性导致病人提前到达医院的情况相当多见。病人一旦错过预约时间，则不得不重新进行预约。这一弊端为开辟新的就诊预约流程提供了空间与设想。

四、医院就诊流程存在的不足

（一）耗费时间成本大

传统、局部信息化以及网上预约就诊这三种就诊模式耗费的时间成本分别呈现出一定的下降趋势，不论是前往医院的时间还是在医院等待就诊的时间都随着信息化的发展而有所缩短。调查显示：病人看病的时间比在医院等待花费的时间要短。因此，更大程度降低病人的等待时间和提高服务效率是提高就诊流程绩效的必经途径之一。

研究发现，病人真正用于就诊的时间只占整个就诊流程时间的百分之十，假设能将有效的就诊时间提高到百分之三十，病人的停留时间将比原先降低三分之二；若能提高百分之五十，则可减少在医院停留总时间的四五成，医院拥挤现象将不复存在，病人就诊的时间成本降低将成为水到渠成的事情。长期在喧闹的大厅等候就诊，会导致病人消耗体力，延误治疗，甚至加重病人的病情。身体与心理体验处于亚健康的状态下，服务质量、满意度势必将无从谈起。一般而言，重病病人就医通常都会有人陪护，陪护人员不能正常上班，排队等候时间愈长，脱离工作岗位的时间则会愈多，这会致使社会资源闲置与浪费。医院流程之间的衔接度相对比较弱，导致医院的时间耗费攀升。

（二）就诊过程缺乏公平性

实现公平就诊是医院可以健康发展的必要前提，是"以病人为中心"的客观要求。然而在医院就诊过程中存在的不公平现象比比皆是。一方面是就诊机会的不公平，其中包括病人对自己就诊医院的信息不够了解；另一方面则是医院与病人之间、病人与病人之间的不公平关系。在就诊过程中很显著的不公平现象就是插队。

从以下三种典型的情形可见插队所带来的不公平现象。第一种情形是医务人员自带家人就诊。第二种情形是一些所谓的特权阶级，他们自称是某机关单位的某领导，要求医生提供插队就诊服务。第三种情形是医生自己插队，在医生和护士一直宣扬大家要遵守排队秩序的同时，他们自己一旦有不适症状，就径直到科室就诊，根本没有把看病需要遵循就诊流程这一原则记在心底，未能以身作则。这些做法最终只会换来病人渐行渐远与怨声载道，医患关系的有效缓和亦成一纸空谈。

（三）现有预约就诊制度矛盾突出

预约就诊制度在一定程度上提高了医患的效率，改善了就医环境，但在实施过程中存在很多阻力与矛盾。一方面，就医群众缺乏对预约就诊制度的正确认识，相比到院直接挂号就诊的模式，预约就诊服务系统在就医群众，特别是老龄就医群众的知晓度往往偏低，他们对于预约就诊的途径、方式、意义等不甚了解，以至于预约就诊的意识和行为较难形成；同时，预约就诊的爽约率较高，各地医院平均有 10% ~20% 的爽约率，个别医院甚至达到 30% 以上。预约就诊对病人的约束力较弱，是爽约的主要原因；严重的"医疗黄牛"倒号现象也是预约就诊制度难以深入的一个重要原因。

另一方面，预约就诊"号源"过少，在医院的总号源中占比较低，往往难以满足病人的需求；对于预约就诊制度的管理流于形式，停诊、换诊的情况时有发生，在一定程度上影响了预约就诊的服务质量；同时，预约就诊系统的技术性、稳定性与兼容性也时刻影响着预约就诊的效率和质量，这也关系到跨区域的统一预约就诊服务系统的建设与发展；一些医院将预约就诊服务外包给第三方机构，但商业化倾向使预约就诊服务附加了各种费用，由于缺乏统一标准，额外的预约就诊服务费在所难免，而第三方对号源的控制，势必造成就诊"号源"合理分配"难上加难"。医院必须认识到优质的医疗服务资源稀缺是造成医院就诊矛盾突出的根源性因素。

（四）"一站式"服务发展瓶颈期

"一站式"服务起源于欧美国家的商业概念，是消费者在一个商店里就可以满足所有商品消费需求。医院的"一站式"服务就是病人通过一个医疗平台就可以满足几乎所有的就诊服务的信息化就诊模式。从理论上讲"一站式"服务就是对服务的整合。从过去的"多站式"到现在的"一站式"转变,既包括服务流程的整合也包括服务内容的整合。"一站式"就诊服务带来的"以病人为中心"的人性化服务理念,会导致医院整体硬件设置的改革,更合理的科室规划布局,更便捷的收费、查询等系统,从而带来更高的社会效益和经济效益。

"一站式"服务作为医院改善服务的创新路径,在一定程度上推动了医院服务质量的提升。但是,"一站式"服务作为一项新兴事物,其在发展过程中必然会遇到阻碍。首先,"一站式"服务相关的制度建设与绩效管理力度不足,缺少具体、详细的操作要求,规范的缺失使得"一站式"服务执行时随意性大,没有完全发挥"一站式"服务应有的功能,造成人力、物力的浪费;同时操作绩效考核指标的缺失,使得"一站式"服务的效率、效果无从检验。其次,"一站式"服务实施不能长效化的内在原因在于对"一站式"服务内涵理解不足,导致内生动力缺失。"一站式"服务作为对医院改革的一个方案,势必对原有的利益网络与固化的思维体系造成冲击,因此也会遭到抵制,最终在行为上使"一站式"服务成为"纸面服务",并未落到实处。第三,"一站式"服务对医院服务的改善处于探索阶段。从"物"的角度来看,"一站式"服务基本上是人工操作,无法体现"一站式"服务快捷的优势;而电子辅助设备的缺乏,对于医护人员的调配缺乏灵活性,服务针对性不明显,特点不突出。从"人"的角度看,由于"一站式"服务形式过于单一,针对病人的服务局限性明显,主动发现问题、提高服务质量的动力缺失,导致服务不力的恶性循环。因此,科技辅助手段的"物"缺失,服务主体的"人"动力不足,导致"跨科室""跨医院"交流少,"一站式"服务客观环境的局限,就不出意外地进入发展的瓶颈期。

"一站式"服务还存在着信息泄露的威胁与可能,比如病人在网上就诊的过程中需要输入大量重要信息,如电话号码和身份证号以及病情等信息。医院信息系统虽然在应用时要隔离外网,但是支付宝、微信等 App 都属于外网应用,在使用过程中就可能存在安全隐患。

第三节　就诊流程的优化

目前,大部分医院的门诊流程主要处于沿袭旧门诊制度流程的阶段。其就诊流程的环节出现很多的诸如不畅通、进展速度慢甚至就诊出现瘫痪等问题,从而容易导致医院陷入忙碌甚至是瘫痪或者无计划的慌乱状态。优化门诊的就诊流程是在不增加医院资源开支的前提下合理安排病人就诊,提升就诊服务水平和工作效率,继而产生显著的工作绩效。

医院实现就诊流程优化的最有效的途径就是利用高速发展的网络技术、不断完善的电子政务平台以及大数据时代带来的技术创新。我们需要不断优化医院就诊流程,将就诊预约、支付、信息等电子化,将电子化的办公流程平民化,然后将就诊拓展到在家就诊、远程跟踪等就诊模式。医院通过信息化就诊流程的改善、就诊模式的创新和就诊服务理念的倡导,最终实现就诊流程优化的目标。它将是我国公共医疗事业的一个新跨越。

一、优化就诊流程目标

就诊流程关系到每一个病人的切身利益,优质高效、方便完善、低耗安全的就诊模式才能为病人提供更好的服务。就诊流程优化的最终目标就是从现有的人力资源、技术资源、财务资源、设备资源以及病人所具有的通信工具、支付工具和一些相关的新媒体技术为契合点,最终实现在现有资源得到充分利用的状态下,提高就诊服务效率,实现就诊流程一体化和就诊服务均等化。就诊流程的优化将有力地促进我国医院就医模式的深化改革,并为我国的医疗事业进步提供技术平台和支撑。就诊流程优化应以减少就诊环节为突破口,提高病人就诊过程的可预见性,使组织资源发挥应有的作用。

(一)提高就诊服务效率

医院门诊就诊方式的多样化是一种科学性和人性化互契的体现。它将原本主要以人工操作为主的简易流程变为以电子化、网络化为主的预约就诊模式,并最后实现远程就诊。

服务流程的优化使得很多的信息都变得有章可循,信息的储备和输送也更加便利。信息的有章可循为病人节省大量的时间与精力,这对病人来说绝对是一种福祉。就诊流程优化还有助于降低医生就诊的出错率,提高诊疗质量。电子化的药单发送以及信息存储方式会进一步促进就医过程更加公开和透明。它可以缓和长期以来所残存的医患矛盾,为医生与病人之间建立起一座友好、信任的桥梁。服务效率的提高与就诊流程的优化呈正相关。就诊流程的优化必将引起服务效率的提升。就诊流程优化的最终目标在于提升医院的服务效率,实现资源的合理利用和医院的可持续发展。

(二)实现就诊流程一体化

实现"一站式"服务是最终达到就诊流程一体化的重要手段。"一站式"服务是一项系统的、统领全局的、具有连贯性的服务模式。著名专家贝塔朗菲曾指出,任何机械地把各个部门简单相加或者组合起来的形式有可能会导致系统失去原有功能,也无法形成新的功能,最终导致系统整体功能无法正常发挥。现代信息化平台将医院现有的和即将开发的新设备、新功能、新程序进行系统整合,并使流程服务效率达到最大化,将成为今后病人前往医院就诊的利器和必备的技能之一。

医院的各项服务项目之间相互联系、相互影响、相互作用,构成一个密切相关的整体。"一站式"就诊服务模式是系统化的就诊服务体系。它将就诊流程中的咨询、预约、缴费、取药、办理医疗保险、出院后跟踪服务等各个流程之间进行优化重组。"一站式"服务将更多采用网络化、信息化,甚至是全程网络跟踪服务的形式进行服务,这需提高医院服务技术和设备等,但同时亦是医院自身的重大变革与重要举措。短期的一次性投资若能获得宽松的就诊服务、高效率的就诊服务、全方位的就诊信息共享,这样的付出必有所值。从长远的利益角度分析,医院采用"一站式"服务所需要的投资相对于复杂、烦琐的流程而言,其最终获益将会显而易见。

(三)实现就诊服务均等化

均等化的内容包括机会的均等化和结果的均等化。机会的均等化指的是全体公民享受就诊医疗服务的机会是相同的,即每位公民获得就诊服务的权利不会因为时间、地域等差异而受到影响。而结果的均等化是指每位病人在接受的服务质量和数量上是大体一致的,其服务水平和结果也是均等的。机会的均等化是基础和前提,结果的均等性是结果,相对于机会的均等化更为重要。医院实现"一站式"就诊服务是实现诊疗服务均等化的最佳途径。

就诊流程的优化为实现就诊服务均等化提供了契机。"一站式"就诊服务是一项实现网络电子化运营的就诊预约、服务、缴费以及后续跟踪服务流程一体化的服务项目。它可以突破原本就诊服务在时空上的跨度障碍,保障每位公民公平、平等地享有看病就医的权利。公民看病就医的基本权利是人们更好地享受经济发展带来的成果,全面实现小康社会的重要体现。实现广大民众均等化就诊服务是推进民生工程的表现形式,一站式服务则是它的重要载体。"一站式"服务的最终目标是不断缩小城乡、区域和不同社会人群之间服务机会和服务水平方面的差距,维护弱势群体公平就医的权利,切实实现就诊服务均等化。

二、信息化下的就诊模式

"一站式"就诊服务随着经济社会发展的不断深入,其发展不断完善,又加入了不少新的就诊模式和元素,以补充其发展过程中的不足。随着移动互联网的发展,App 就诊模式、微信就诊模式、未来医院、掌上医院以及医院大数据库等新形式使得"一站式"就诊服务改变了病人和医生之间的联系,节省掉了中间挂号、划价、候诊等不必要的环节,通过减少就诊过程中所等待的时间、提高现有设备以及医护人员等的利用率,从而达到完善流程模式,提高经济效益的有效手段。

(一)App 就诊模式

App 指的是智能手机第三方应用程序。它标志着互联网时代逐渐被移动互联网所取代。App 成为互联网时代的新宠,其在医疗领域的使用将愈加广泛。App 软件就诊服务平台就是 App 医疗服务应用程序下的产物之一,是网上预约方式的一种。它主要是通过手机客户端进行实验预约的便捷方式。App 提供的服务平台多样化,可以通过手机客户端 114 语音、微信、WAP、WEB 等方式免费预约所有合作医院。病人在注册之后,通过手机客户端提前支付挂号费,到医院的时候可免去排队的时间。会员假如预约失败,还可以通过手机客户端关注医生下次可挂号的时间,App 将安排专人全程为您进行挂号跟进,最终实现快捷挂号。如果病人是 VIP 会员,还可享受优先接入的优惠政策。

由于智能手机的普遍使用以及网络的全覆盖,App 使用相当便捷、有效。App 不仅跟医院合作,还跟药店合作。病人使用 App 买药可以享受折扣优惠。病人足不出户即可在手机上查询所要就诊医院的地址、重点科室、科室数、公交路线、地图以及实景图等基本信息。可直接查询医生信息,个人就诊信息也可随时更新。下单和取消订单一键实行,不需要增加任何的设备就可以实现随时随地预约,以最快速度满足病人的需求。病人预约省内的医院,最早可以提前一周,而对于预约省外的医院,最早可以提前两周,这样有利于病人安排就医时间。病人摆脱以往前往医院预约、网上预约、电话预约的挂号模式,App 让随时随地预约成为可能。

App 就诊模式的主要优势体现在以下三个方面:第一,是以现代化的手机 App 平台为基点,随身携带方便;第二,是快捷挂号的服务功能,能有效地节约病人的时间;第三,是该模式快捷、方便,随时随地可以预约,还可以与药店进行合作,最大限度地满足病人的个性化需求。但该模式也有一定的弊端:其一,病人需要下载安装 App 软件,并进行烦琐的注册程序,个人基本信息有泄漏的风险。其二,未能解决实地监控就诊现状。病人尽管可以省却排队挂号所需的时间,但是病人并不知道排队到多少号,更不清楚何时前往医院比较合适。假如提前达到医院,则需排队等候;若未能及时到达医院,则需再次预约。其三是该软件只能针对挂号服务,对于候诊排队所需的时间并未考虑在内。

(二)掌上医院就诊服务模式

掌上医院除了问诊、检验、取药和治疗需要与医生和工作人员面对面之外,其他的过程都可经由线上完成。除了缩短来回跑和排队的时间外,使用智能手机操作直接运用手机支付可以避免病人随身携带大量现金,保护其财产不受意外损失。这类新的智能手段的使用对于携带老人或者是小孩来就诊的病人尤其便利,既可减少其在医院等待的时间,又可以更好地陪伴和照顾老人或孩子,免受奔波之苦。

掌上医院移动医疗新模式逐步成为人们看病、养生保健的新利器。据相关媒体报道,至 2020 年底,移动医疗市场规模已经超过 500 亿元。该平台不但能够查询医疗信息,还可以查询全国各地医院、医生以及各类疾病的症状和治疗药品的相关信息,同时还随附各类健康小知识。掌上医院移动医疗平台将互联网、移动互联网以及健康产业进行资源整合。通过在线咨询,病人可以更清晰地分析各家医院的动态和就诊的注意事项。若病人对医院的选择犹豫不决,则可上传自身的病情描述信息,提出就诊需求。医生通过掌上医院查阅病情描述,可及时给病人进行在线回复,避免病人盲目预约就诊。该方式不仅节约就诊时间,还可以提高就诊的准确率,有利于医院资源的最佳配置,更能缓解医院门诊就诊的压力。

三、优化就诊流程策略

优化就诊流程是进行医院就诊模式科学化的尝试性工作,最终目的都是为了找到最佳的策略,并将其运用到实践中以此解决现实难题。医院的就诊服务情况确实存在着效率低下、公平性欠缺等问题。医院要实现"一站式"服务,提高就诊效率,需改变现有落后的服务理念与管理流程,坚持以人为本的服务理念,兼顾公平与效率,优化管理就诊流程,以技术服务为支撑,才能最终落实优化就诊流程的目标。

(一)坚持以人为本的服务理念

医院就诊流程优化是提高病人满意度的客观需要,也是作为公共服务部门提高服务绩效的必经之路,更是其存在和发展的根本使命。以病人为中心始终是医院运营的根本宗旨,是任何阶段都必须自觉遵守的职业准则。现阶段医院门诊就医存在着拥挤、秩序混乱、效率低的情况,而优化流程则是扫清其发展障碍的有效途径。就诊流程优化通过结合医院的信息化改革为病人提供满意的服务,就是坚持以人为本服务理念的最佳体现。医院在不断更新管理理念的同时,坚持以病人需求为导向,才能真正实现就诊流程绩效优化。"一切以病人为中心",既要承担医院的基本职责——公共卫生服务的重任,又要开展特需的医疗服务,以满足不同病人的需求,同时亦是其在激烈的市场环境中得以生存的砝码,应把以病人为中心作为医院建设的着眼点。

以人为本的服务理念,就是以实现病人满意度为目标,有效地利用医院现有的医疗设备和科学技术,真正为病人提供安全、高效、便利、平价的医疗卫生服务。若医院的每一步流程都以病人的需求为服务目标,那么医院就会有计划地去优化每一个流程。当每一个流程得以优化之后,医务人员将救死扶伤的美德淋漓尽致地展现给每一位病人,在服务的过程中适时地调整治疗路径,才能真正肩负起医院应有的社会责任。

(二)兼顾公平与效率为服务目标

公平与效率的统一始终是医院发展的重点服务目标。坚持公平是人人平等的基本权利,是对社会各成员之间的权利的一种合理评判。效率通常是指投入与产出的比例,公平和效率并不是完全对立的,在资源配置过程中,公平与效率始终处在既对立又统一的位置。医院作为公共医疗卫生服务的主体,其本身体现的就是公平正义的服务理念。一种公平正义的发展理念,体现了公共服务的公平原则。医院的性质决定其必须坚持公平性原则。

效率和公平是相辅相成的,坚持公平并非意味着放弃追求效率。欧美国家在坚持公平与效率相统一方面为许多发展中国家医院的建设做出了典范。坚持效率与公平的统一,为医院分配医疗资源以及制定服务提供了新的要求。在医疗领域,公平与效率的兼顾一直是衡量医疗卫生事业发展的两把重要标尺。因此,医院流程优化就必须坚持两者的统一,才能更有效地利用现有的医疗资源,坚持以病人为中心的服务理念,从而实现医院、社会和病人的利益最大化。

(三)就诊流程优化管理

医院的流程管理是以规范化的服务流程为中心和以提升医院绩效为目的的系统方法。就诊流程优化是一个不断提高就诊服务水平和效率的过程。当前是计算机应用高速发展的时代,网络已覆盖至我们生活的每一个角落。网上银行支付等新媒体网络技术是近年来便捷的网上支付系统,一站式的信息化服务离不开移动互联网下的网上支付系统。网络医院的开发将使得远程医疗服务趋向更加完善。网络就诊流程体系包罗了电子处方和后续的跟踪问诊服务。该体系对于慢性病病人的就诊具有明显的成效。

网络技术运用到"一站式"就诊服务中,是对就诊流程优化的巨大进步。病人可以通过移动支付在自己就诊的医院进行挂号、缴费、候诊和报告的查取。先进的医院已经进入"未来医院"的时代,相信在不久的将来,"未来医院"趋势势不可挡。"未来医院"可以实现移动挂号、在线咨询、查收报告、科室导航、服务评价、医保实时结算以及缴费等功能,所有的程序都可以通过移动手机操作完成。医院就诊卡可以与移动支付绑定,不需要像以前要绑定专门的银行卡,使得手机支付无门槛。同时,还支持对在医院的消费进行在线查询的功能,所有的费用支出一目了然,若移动支付余额少于住院押金,系统则会自动提醒。这些软件的使用,在一定程度上推进了就诊流程的优化和高效率。就诊流程不断地优化,将各个领域串联成为一个整体的网络系统,能解决就诊过程中的低效率问题,云服务在未来的医疗行业中将会发挥举足轻重的作用。

(四)以技术服务为支撑

自20世纪90年代以来,电脑、通信技术以及各类应用软件和网络平台的开发改变了企事业发展的模式。信息技术为医院就诊流程的优化提供了重新设计、改善流程的可能。信息技术将改善现有的就诊流程,降低甚至是清除原有流程的弊端,打破原有流程地理和时间的差异障碍,重新设置出更利于病人和医院自身发展的就诊流程。医院在构建就诊流程优化平台后,就必须重新制订新的流程图。

目前医院就诊流程优化的目标就是建设高效的、全程信息化和电子化的流程服务,就是降低医院的运营成本,从而使病人就医的时间成本和看病成本都降低,营建一个为病人提供满意服务的就诊平台。它要求医院自身要开发完善的软件平台,并将该平台所使用软件的使用方法在社会上广泛宣传,让公众真正运用现有的新服务模式进行就诊。医院利用信息技术可以大大提升运作效率,夯实自身在市场发展中的竞争力,并提升对现有市场信息的捕捉能力。医院通过建立满意的信息系统、更新现有设备来塑造自身的标杆服务。同时,医院应该拥有自己的技术研发团队,对现有的流程进行跟踪改善,不断研发出新的流程项目,更好地满足医院自身发展和病人就诊的需求。医院信息软件平台的开发需要社会人员广泛的信息技术支持,尤其是电脑、智能手机以及无线网络的全覆盖。

(五)加强硬件设备条件

硬件设备是信息技术的载体。加强医疗设备建设是医院更好地为病人服务的现实要求。现代医疗技术和设备都具有更新速度快的特点,而不断更新的医疗设备是医院更好发展的必要条件。硬件设备、软件开发、技术支撑、资金保障都是医院改革和发展的必备条件,医院的发展需要不断地对信息服务系统进行升级。通过与专业的软件技术公司合作、实现软件开发和平台建设外包服务,有利于为客户提供更专业化的服务体验。医院进行一站式就诊服务,需要硬件设备的支持。

硬件设备设施包含自助挂号终端机、自助缴费终端机、查询终端机、自助预约终端机、自助化验单打印终端机、一站式自助终端等。病人可通过这些服务终端进行自助服务,避免排队拥挤的困扰。挂号可以使用病人的社保卡、医保卡或者医院的就诊卡,兼容现金、银行卡、手机转账等支付功能。病人只要通过简单的刷卡或扫描就诊卡的方式,就可以通过自助化验单取单机方便快捷地提取检验报告单。此法可增进病人对医护人员的信任,缓解紧张的医患关系。

(六)实现"一站式"就诊服务

"一站式"服务是指在移动互联网与信息化的技术条件下,将原本分散的就诊程序集中至一个信息系统集成内,从登陆预约医院网站至出院后的在线查询整个流程采用信息化服务,使病人得到更高效、便捷与满意的服务。病人以往需要跑多个部门才能办理的医保证明、诊断结果、医疗费用结算等业务,在"一站式"就诊服务就能一次性完成,其实质就是将医院的业务与服务进行集成与整合。

高质量的就诊服务成为病人选择同质化医院的一个重要因素。"一站式"信息化就诊流程使整个需要就诊的病人群体享受到了优质、高效、均等化的就诊服务。为了更好地适应新形势下的就诊服务,医院亟需寻找更加快捷且有效的就诊流程。"一站式"就诊服务的基本就诊流程框架清晰明了。随着"一站式"就诊服务的发展以及现代科技的发展,其形式将会变得更加多样化,但是基本的流程将维持不变。

"一站式"就诊服务与原有的网络就诊流程具有很大的差异,具体表现在以下五个方面。

1. "一站式"就诊流程实现在线动态就诊

即每一位病人可以根据实际需要定点到医院就诊,不需要过多的停留时间。病人只要登录医院的软件就可以实时了解医院各科室的就诊动态信息与叫号信息。

2. 综合齐全,无后顾之忧

假如是病人进行体检,当日未能获得体检报告,病人只需留下相应的电子邮箱或住址,待体检报告出来后会自动发送至病人的邮箱或免费邮寄至病人的预留住址。体检报告中心自动生成两份体检报告,一份是提供给主治医师的报告,主治医师只需点击相应的基本信息,即可清晰地看到病人的体检报告;一份是给病人的报告。若病人下次需要携带体检报告,可根据需要前往医院的自动打印终端打印相应的体检报告。

3. 可实现电子病历"跨医院"流通

电子病历可随手携带且方便易懂,便于主治医师了解既往病情。

4. 自动生成电子档案材料

这一功能为病人进行在线查询与再次咨询提供了便利。

5. 取药更加便捷

病人一旦缴费成功,药库则会自动生成配药清单,工作人员可提前备好药。病人到药库取药时,报流水号即可取药。

第四节 "一站式"就诊流程分析

一、"一站式"服务提高经济效益

"一站式"信息化服务通过自动化和无纸化办公,诸如提前预约、电子支付、电子病历、App、微信、互联网 + 、大数据、在家就诊等远程电子化服务的就诊形式,可以有效地缓解医院人员的工作压力。人员数量的减少导致人力资源成本的降低,为医院和病人都节约了经济成本。减少拥挤的排队能起到节约有限空间的作用。电子化的资源为医疗教育和科研提供宝贵的材料,为进一步推动医疗教育事业的发展,为医院建设更加规范化、资源更合理的利用,对提高我国医院的服务质量和水平有推波助澜的功效。

成本效益分析方法是一种比较重要的经济学决策方法。在医院进行"一站式"就诊服务过程中,运用信息化技术与医院就诊服务流程相结合,应明确投入与产出的关系,降低时间成本、耗材成本以及人工成本,从而引发医院服务能力的升级与资源更充分合理的配置,并产生明显的经济效益。

（一）降低时间成本

"一站式"就诊服务最明显的成果就是缩短病人的等待时间。长久以来,病人在医院需要耗费大量的精力与无休止的等候就诊时间。病人通过网络、电话等方式就可以在不到医院的情况下进行就诊预约并进行查询和支付等业务。从病人的角度出发,他们最不愿意做的一件事情就是焦急地等候就诊,他们最期望的在于能够在最短的时间内完成所有项目的检查。时间成本的下降对于病人是福音,更是医院坚持"以病人为本"的具体表现。

提前预约可使主治医师事先做好就诊准备,能有效地提升医院的服务水平和工作效率,大幅度地改善医院的就诊环境。使用"一站式"就诊服务之后,医生所开的药单自动传输到药房,药房提前备好药物,既能够避免配药人员因为工作任务大而无序的状态,也可避免看完病的病人长时间等待取药。"一站式"就诊服务在新软件平台的操作下可实现即时取药,在 2 分钟之内就可以完成。

（二）形成自动化办公模式

"一站式"就诊模式将彻底改变原有的就诊服务流程,形成自动化办公模式。"一站式"就诊模式改变了原有就诊时间的不确定性,那种来回跑个两三趟才能看一次病的情况将彻底消失。"一站式"就诊预约服务获得众多病人的一致好评。"一站式"就诊模式是信息化的就诊模式,其信息更多地是以电子版的形式进行存储,这样的存储方式使得存储时间更长,且对信息的查询更方便。目前,病人到医院就诊拿到的病历本主要有手写版、打印版、电子版三种形式,而电子版是最为便捷的一种形式。病人通过手机可随时随地地查阅自身的就诊信息,同时亦可根据自身的需要前往医院的自助服务终端进行打印留底。这些移动医疗设施的使用是对传统医疗办公的一项重大改革。

目前,电子病历的普及率已经越来越高。这种新的办公方式的延续并不是对传统医疗业务的推翻,而是更好的补充和完善。"一站式"服务将整个医疗的各个环节有机地连接在一起,形成了一种封闭式的医疗环境,其中包括医嘱闭环管理、药品闭环管理、检验闭环管理、物资耗材闭环管理、手术麻醉的闭环管理及医疗评价的闭环管理。医院工作人员的工作量在进入无纸化办公阶段后呈现下降的趋势。对于病人的电子病历,医院的不同科室都有相应的电子模板,医生在写病历时不需要逐一打字输入,只要选中相关选项即可。此法既能节省时间,又可避免输入错误信息,使得电子病历更加规范化。但是医院目前技术水平有限,还没有形成个人专门的电子病历库。

（三）降低人工成本

人力资源成本是医院的一项重大开支。医院的人工成本指的是医院在使用劳动力时产生的直接费用和间接费用总和,包括工资总额,社会保险,职工的住房、餐补、交通费等补贴福利费,职工教育和培训费用,工会经费等。每增加一位员工,其各项花费都会随之增加。医院"一站式"信息化带来的就是更加高效率、快节奏的就诊形式。尤其是网上预约和移动支付、电子病历、电子档案的自动归档,这些系统实现的是二十四小时无人工服务。信息的自动归档整理工作必能减轻医务人员的工作定额。就诊服务效率在不增加医务人员的情况下得到显著提高。医院的就诊量随着"一站式"信息化时代的到来将出现不同程度的缓和,服务质量亦能随之得以提升。

实现信息化服务后,文档处理和归档工作将会更加便捷、高效。医护人员将有充裕的时间帮助病人进行诊治和陪护。信息化服务提供强大的检索功能,任何人只要分配相应的权限就可以在医院自动化系统上进行自动检索,获取所需的资料。信息化服务对于医院而言,一方面释放了人力空间,智能化的就诊流程不仅节约医院现有的人力资源(以前负责预约、挂号、收费的工作人员),还可以优化流程中的工作环节,将时间归还给病人自己支配使用。病人可以实现自助服务,而以前的这些工作者,将实现由服务受理到服务引导的职责转变。往日需由多位工作人员才能完成的工作或流程,现在仅一个人借助电脑操作即可完成。该方法不仅可以减少人工岗位,还可节省办公的空间,同时还能提高医院的工作人员素质,提升医院的竞争力。

二、"一站式"服务提高社会绩效

"一站式"信息化服务给医院和病人节约看病就诊的时间,所产生的经济效益确实显而易见。运用"一站式"就诊服务在获得经济利益的情况下带来明显的社会的效益。医院的发展资金主要是政府"埋单","一站式"信息化服务的发展需要医院进行规模建设、引进先进的设备,并为适应其发展设立医院自己的网络平台和网站,并加强对医院人员的培训。"一站式"信息化服务能够将原有的资金以更高效率地进行合理使用。新引进的电子设备以及新建设的网络平台可提升医院的服务工作效率。医院在提高病人就诊效率的同时还使得就诊日益公平化。网络平台的开设将为不同区域的病人提供不受时间和空间限制的就诊机会。医院电子化的办公设备也使得医护人员在医疗领域的资料收集、整理与存放愈加系统化和便利化,能促进医疗事业朝着健康、和谐的方向发展。医院所形成的电子健康档案使就诊流程得以进一步优化、医疗科研工作效率迅速提高,这对于医疗质量具有显著的提升作用。医院作为公共卫生医疗事业的主要承担者,其服务水平和服务效率代表着我们整个国家的服务水平。"一站式"就诊服务为病人提供更公平的就诊凭证、更透明的病人信息以及更和谐的医患关系。

(一)实现就诊机会均等

实现"一站式"信息化就诊服务是为广大病人提供平等就诊机会,保障病人就诊权益的重要途径。努力缩小城乡医疗差距一直是公共医疗卫生事业追求的目标。目前,国家越来越注重乡镇医疗卫生改革和建设,为此投入了大量的人力和财力。然而,乡镇人口相对比较分散,大型医疗器械的使用频率不高会造成医疗设施管理及保养困难的局面。大型的、先进的医疗设备投资较多,每个乡镇区域的医疗设施难以与大城市相媲美,而且医护人员的配备十分有限。因此,通过信息化这一服务平台,使得每一位病人的就诊机会不再具有城镇化差异。

智能手机和网络的广泛分布,使得乡镇的病人可进行跨区域就诊。就诊结束后,病人还可以通过后续的跟踪诊疗服务进行诊疗,减少往返于医院的时间以及交通和住宿费,使远离城市的病人在同一信息平台上获得同样透明的就诊信息。病人通过提前预约可以减少他们在城市停留的时间,确保他们每次都可以得到所需要的治疗和服务,突破原先的空间和时间的障碍,实现就诊机会全民均等。同时,病人到医院就诊时,系统会自动在医院每个科室门口的大屏幕上显示每个病人排序号,这样就可以避免其他人插队就诊,确保每个病人都有一定就诊的时间。如果有人插队,当天的就诊号就无法按时完成。这样的制度在一定程度上减少了其他病人插队的可能性,能保障就诊秩序和病人的就诊质量以及就诊机会不被剥夺。

(二)就诊信息公开透明

信息化过程中所形成的电子病历、各类医疗文书、检验检查申请、手术会诊等基本信息将给科研、信息查访带来便利。它们是对医疗体系的大汇总和深度融合,是实现医院就诊信息全方位覆盖的有力举措,更可以实现数据内外共享和交换的平台。

各数据库和系统进行网络连接,所有的数据都集中在统一的界面展示出来。有关人员打开办公自动化系统后,病人的所有情况(含就诊时间、结束时间、检查结果、病史、用药等)都会一一呈现,信息共享成为可能。医院对于其自身的信息需进行公开化,并及时更新工作动态。

医院的就诊流程更加透明化得益于"一站式"信息化服务。病人就诊之后医院会将病人的就诊情况包括所开的药方一并发送至病人在支付宝或微信绑定的就诊账户上,这样病人不需再像以前一样对着那些看不清又潦草的字迹费力琢磨。网络生成的每一个病患的信息都自成一项病历信息,系统将同一科室的信息有序归类,对于医生定期总结显得弥足珍贵。当病人复诊忘记带病历本或遗失病历时,电子病历的存在不会对病人就诊造成任何影响。病人前往医院就诊时可以随时将自身的病情展现给医生,这样医生亦可更详尽地剖析病人的病情以及过往使用的药物。对于重大病情诊断,各大医院之间将通过电子病历的共享进行联合研究。这样有利于医院在重大病情,尤其是在重大疾病以及瘟疫类传染病情的治疗与防控方面做好防范机制。公开的信息化平台不仅有利于保障广大人民群众的健康,更有利于提高广大人民的健康水平。同时医疗界的病历信息互享机制,更进一步推动医疗科研的发展和进步。

"一站式"信息化就诊的方式可以冲破时间、空间的局限,充分利用现有的各项技术与资源,达到医疗服务利益最大化。信息化的就诊服务有利于推进我国医疗和国外医疗界的技术交流,使我国医院可以不断向国外先进的医院学习先进的技术并引进相应的设备,实现医疗水平不断提升,达到与国际接轨的水平。

(三)提升就诊服务满意度

医患关系是医疗界十分敏感的话题,在医院就诊排队的过程中经常会看到病人在抱怨医院的环境、等待时间及治疗费用高等现象。医院不惜重金筹备建设信息化服务平台是提高其自身服务水平,缓和医患关系的重大改进措施。因此,医院应重视投诉,针对投诉的主要问题,查寻根源,并及时改善与纠正。提高病人的满意度是缓和医患关系的重要途径。

缓和医患关系需要有一个相对比较健全的评估体系,以评估的数据指标作为分析医患关系的重要参考数据。"一站式"就诊服务设置病人评价服务专栏,将医疗服务质量可评价、可衡量化,不断完善绩效评价的指标,将病人的评价作为衡量医护人员工作成绩的重要考量因素。同时,通过这样的评价服务来推动建设品牌型医院,将医院的服务水平进行优化升级,树立医院的品牌形象,增加病人对医院的公信力。医院定期地将病人反馈的意见在医院内部网进行公布。有关评估机构对医院的流程评估主要从医院的挂号、候诊、就诊(医护人员)、缴费、取药等方面进行。评估模型由医院、病人以及第三方软件开发平台根据实际情况从低至高进行评分,对各个量化指标赋予一定的权数,得到合理的评估效果。

医院应加强与有关部门的合作,争取打通关键环节,实现更便捷的全程在线服务。实名制将病人疾病以及财务信息的安全带上一条快速的发展轨道上。医院还应该提高相关信息的更新速度,支付方式、就诊环节等细节问题都需要医院、医院系统维护方以及支付宝等多方渠道进行通力合作。医院应加强医护人员与病人之间的沟通与协调,建立有效的沟通渠道与沟通机制。医护人员应不断提升自身素质与治疗能力,从而更好地满足病人的需求。在医院、社会、病人三者的共同协作下,医院与病人之间终将架起一座舒心的桥梁。

第五章　医院组织管理

第一节　概　述

组织工作是在一个权责结构中,按照组织目标的要求,把为达到组织目标所必需的各种管理活动加以组合分类,同时授予各类管理人员相应的职权,协调好各个层次人员的分工协作关系,并根据外界环境的变化,随时对组织结构进行调整使之日趋完善的过程。医院作为一个组织体系,必然要对这个组织进行管理。医院组织管理是应用有关管理的原理和方法,研究医院组织的合理化配置和如何发挥医院员工的积极性,提高医院总体运作效能的一门管理学科。医院组织管理,主要是对医院组织结构设计和人员的配置与管理,它在医院管理中有重要的意义。

组织结构是组织正常运营和提高经济效益的支撑和载体。现代组织如果缺乏良好的组织结构,没有一套分工明确、权责清楚、协作配合、合理高效的组织结构,其内在机制就不可能充分发挥出来。医院组织结构是医院实现战略目标和构建核心竞争力的载体,是医院人力资源管理最基础的部分。因此,医院组织结构的设计在医院管理中占据着举足轻重的位置。

一、医院组织管理的含义

(一)组织

从广义上说,组织是指由诸多要素按照一定方式相互联系起来的系统。从狭义上说,组织就是指人们为实现一定的目标,互相协作结合而成的集体或团体,如党团组织、工会组织、企业、军事组织等。在现代社会生活中组织是人们按照一定的目的、任务和形式编制起来的社会集团,它不仅是社会的基本单元,也是社会的基础。

(二)组织管理

组织管理就是通过建立组织结构,规定职务或职位,明确权责关系,以使组织中的成员互相协作配合、共同劳动,有效实现组织目标的过程。组织管理是管理的基础内容,组织管理的好坏直接关系到组织的效率、员工的工作行为和组织目标的实现。

（三）组织结构

组织结构是表明组织各部分排列顺序、空间位置、聚散状态、联系方式及各要素之间相互关系的一种模式,是整个管理系统的"框架"。组织结构主要涉及部门组成、基本岗位设置、权责关系、业务流程、管理流程及组织内部协调与控制机制。

二、医院组织结构设计

组织结构设计是组织管理中最重要、最核心的环节,其着眼于建立一种有效的组织结构框架,对组织成员在实现组织目标中的工作分工协作关系做出正式、规范的安排。就医院而言,组织结构设计的目标就是要形成实现组织目标所需要的正式组织。

（一）医院组织结构设计的主要任务

1. 搭建组织架构

根据医院实际情况,选定组织结构类型,设计医院行政管理系统、临床系统、医技系统、后勤保障系统的组织架构体系。

2. 重新规划部门、科室设置

根据医院组织中分工与协作的需要,重新规划部门、科室设置,明确各部门、科室的使命与职责、岗位设置和职责及人员编制,建立清晰的权力体系。

3. 梳理工作流程

梳理医院基本业务流程与管理流程,并建立医院的内部协调与控制体系。

（二）医院组织设计的原则

根据组织结构设计的一般原则,结合医院组织结构变革实践中积累的经验,医院组织结构设计的原则可以归纳如下:

1. 任务与目标原则

组织设计的根本目的是实现组织的战略任务和经营目标。医院组织结构设计的全部工作必须以此作为出发点和归宿点,即医院任务、目标同医院组织结构之间是目的同手段的关系;衡量组织结构设计的优劣,要以是否有利于实现医院任务、目标作为最终的标准;进行组织结构改革,必须明确从任务和目标的要求出发,该增则增,该减则减,避免单纯地把精简机构作为改革的目的。

2. 专业分工和协作的原则

现代组织的管理,工作量大,专业性强,因此,各专业部门必须在合理分工的基础上加强协作,以保证各项工作的顺利开展、提高管理工作的质量与效率,达到组织的整体目标。为贯彻这一原则,要求在医院组织设计中重视横向协调,主要的措施有:①实行系统管理,把职能性质相近或工作关系密切的部门归类,成立各个管理子系统,分别由各副院长负责管辖;②设立一些必要的委员会、工作小组及会议来实现协调;③创造协调的环境,提高管理人员的全局观念。

3. 有效管理幅度原则

由于受个人精力、知识、经验等条件的限制,一名领导人能够有效领导的直属下级人数是有一定限度的,这就是管理幅度。有效管理幅度不是一个固定值,它受职务的性质、人员的素质、职能机构健全与否等条件的影响。组织设计时,领导人的管理幅度应控制在一定的范围内,以保证管理工作的有效性。同时管理幅度与管理层次呈反比例关系,这要求在确定组织的管理层次时,必须考虑管理幅度的制约。

4. 集权与分权相结合的原则

医院组织设计时,权力既要有必要的集中,又要有必要的分散,两者不可偏废。集权有利于保证组织的统一领导和指挥,有利于各种资源的合理分配和使用。而分权是调动下级积极性、主动性的必要条件,合理分权有利于基层权变决策,也有利于上层领导摆脱日常事务,集中精力抓重大问题。因此,集权与分权是相辅相成的,是矛盾的统一。

5. 稳定性和适应性相结合的原则

稳定性和适应性相结合原则要求医院组织设计时,既要保证组织在外部环境和组织任务发生变化时,能够有序运转,又要保证医院在运转过程中,能根据环境的变化而变化,并具有一定的弹性和适应性。为此,需要在医院组织中建立明确的指挥系统、责权关系及规章制度,同时选用一些具有较好适应性的组织形式和措施,使医院组织在变动的环境中,具有一种内在的自动调节机制。

(三)医院组织结构设计的程序

根据组织工作的基本原则,有步骤地进行组织结构设计,可以在一定程度上保证组织的科学性。医院组织结构设计可以按以下程序进行:

1. 因素分析

这是医院组织设计的首要步骤。这一步骤,是确定医院的目标和实现目标所必需的因素。严格地说,确定目标属于计划工作的内容,医院组织工作通常是从确定实现目标所必需的活动开始的。充分了解医院的状况,尤其是制约医院组织设计的因素,可以在以后的组织工作中做到有的放矢,避免设计出先进但不符合医院实际的组织结构。

2. 职能分解与设计

这是根据医院资源和环境条件对实现目标所必需的活动进行分组。一方面要明确医院中纵向之间的关系,另一方面要明确分解后的职能部门之间的协作方式,通过协作保证分工效益得以实现。

3. 组织结构的框架设计

框架设计能承担企业各种职能的协调、高效的分工协作关系。根据工作人员相称的原则为各职位配备合适的人员,并通过决策任务的分析确定每个职务所拥有的职责与权限。工作和人员相匹配,职位和能力相适应,即"人与事相结合"。这是医院组织结构设计和人员配备工作中必须考虑的一个重要因素。

4. 组织运行保障设计

根据医院组织结构本身的特点确定相应的人员数量、结构,以保证组织设计的意图得以贯彻落实。

5. 反馈和修正

医院组织设计是一个动态的过程。医院组织结构确定后,还要将组织运行的情况及时反馈,并根据反馈的信息及时完善组织设计。

(四)医院组织结构设计需要考虑因素

影响医院组织结构设计的因素较多,其中常见的有医院所面临的环境、医院战略、医院的规模、医院所处生命周期等因素。在医院组织结构设计过程中要充分考虑这些因素的影响。

1. 医院组织结构与环境

医院的行为必须顺应环境的要求,根据与医院的相关程度,医院环境可分为任务环境和一般环境。任务环境与医院相互作用并直接影响着医院实现目标的能力,包括医疗行业竞争情况、当地居民情况、医药器械供应状况等;一般环境是指政策法律、社会文化、经济、技术等。环境的不确定性影响着医院组织结构的设计,具体表现在对职位和部门、组织的分工和协作方式等方面的影响。例如,随着城镇居民医保及新农合等医保政策覆盖面不断扩大,医保工作量不断增加,需要有专门负责医保工作的部门,因此医院就设置了医保管理部。

2. 组织结构与医院战略

组织结构是医院高层决策者为实现目标而建立的信息沟通、权限和职责分工与协作的正式关系,因此组织结构设计的起点应该是医院的目标和实现目标的战略。医院的发展战略导向一般包括技术导向、运营卓越、顾客密友三种形式,与这三种不同的战略导向形式相对应的医院组织结构也应有所不同。

3. 组织结构与医院规模

医院规模大小是组织结构设计中必须考虑的一个基本和重要的要素,不同规模的医院表现出明显不同的组织结构特征。例如,二级医院的职能科室比一级医院多,且分工较为明确;三级医院比二级医院的职能科室更多,分工更为细化、明确。

4. 组织结构与医院生命周期

如同人的成长要经历幼年、青年、中年、老年等阶段一样,医院的成长过程也要经历不同的成长阶段,医院在每一个阶段具有不同的组织特征,会遇到不同的问题,因此也需要有不同的组织结构与之相匹配。

三、医院部门的构成

确定组织发展目标并使之最终实现,这是组织管理重要的任务。实现组织目标需要开展许多翔实的工作,因此要求管理者对工作内容实行合理的划分和归类,即将完成组织目标的总任务划分为各类具体任务,然后将性质相似或具有密切关系的具体工作合并归类,建立专门负责各类工作的相应管理部门,再将一定的职责和权限相应地赋予有关的单位或部门。工作内容划分、归类以及组织内各个部门的确立,体现了社会化生产专业分工协作的要求,是任何组织设计都不能回避的重要问题,这一过程称为部门化。在部门化的过程中,既应遵循合理分工的要求,又要保证各部门之间相互协调的工作,只有如此,才能保证顺利地实现组织的目标。

划分部门的方法很多,但划分部门本身不是目的,而是为了促使组织目标的实现而对业务工作进行安排的一种方法而已。因此,在选择过程中必须对每种方法在每一级组织机构上运用的优缺点加以认真考虑。我国医院组织的部门划分方法基本上是按照工作性质和任务划分的,一般分为诊疗部门、辅助诊疗部门、护理部门和行政后勤部门等。

(一)诊疗部门

目前我国医院种类较多,诊疗部门划分标准不统一。20 世纪 50 年代初,我国大多数医院是综合性医院,进入 60 年代,已出现了妇产医院、儿童医院、肿瘤医院、眼科医院、五官科医院、胸科医院、骨伤科医院、老年病医院等专科医院。这些专科医院诊疗部门的设置重点各有不同但基本框架与综合性医院相似。在综合性医院中,诊疗部门通常包括门诊、急诊诊疗部和住院诊疗部。在较小规模的医院中门诊、急诊诊疗部通常是一个部门;而在较大规模的医院中,则通常是两个相对独立的部门。门诊诊疗部通常还包括预防保健、计划生育门诊。在级别较高、规模较大的医院住院诊疗部门通常按疾病系统或病种细分为诸如神经内科、内分泌科、血液病科、消化内科、呼吸内科、脑外科、胸外科、泌尿外科、整形外科等科室部门。目前有些医院将住院部按顾客的不同分为急性病部、日间服务部、慢性病部等。所谓急性病部主要用来解决需要正规救治和(或)手术的病人;日间服务部主要用于解决小手术后需要住院观察及需要其他临时处理的病人;慢性病部主要解决达到急性病出院标准尚需进一步后续治疗的病人的医疗服务需求。诊疗部门是医院为人群服务的第一线,是医院主要的业务部门。临床科室是医院诊疗组织的主要组成单位。我国医院临床专科的划分大致有以下类型。第一,按治疗手段分科,如内科、外科、放射治疗科等。内科以药物治疗为主,外科以手术治疗为主。第二,按治疗对象分科,如妇产科、儿科、老年科等。第三,按病种分科,如肿瘤科、结核病科、传染病科、精神病科、口腔科、遗传病科、糖尿病科等。第四,按人体系统及器官分科,如眼科、神经科、皮肤科、内分泌科等。在多数综合性医院中,中医科通常只设独立门诊。

(二)辅助诊疗部门

辅助诊疗部门包括医院医技科室,如药剂科、营养科、放射科、检验科、超声科、病理科、麻醉科、消毒科、核医学科、心脑电图室、理疗体疗室、中心实验室等。辅助诊疗部门利用专门技术和设备开展辅助诊疗工作,是现代医院的一个重要环节。我国医技诊疗科室发展较快,相应部门的设置呈中心化发展趋势。医院把面向广泛而精密度高的医疗设备集中设置、集中使用、集中管理,如中心实验室、中心功能检查室、中心影像室、CT 室、中心放疗室、超声诊断室、内镜检查室等。中心化管理可以节约开支,提高设备利用率,提高工作效率。

(三)护理部门

护理部门主要包括住院护理、门急诊护理、保健护理、医技部门(如理疗康复)护理等,是一个贯穿整个医院功能范围的综合性部门,由护理部统一领导。较大规模的医院通常将住院护理按病种或疾病系统分为不同的护理病区。

(四)机关职能部门与后勤保障部门

机关职能部门包括两大类。①党群部门:主要由医院党办、团委、工会等组成;②行政组织系统:如医院管理办公室、医务科、院长办公室、人事科、财务科等。后勤保障部门主要是总务科,包括建筑、设备维修、物资库、车队、锅炉房、食堂、洗衣房、环卫清洁等,是医院诊疗护理工作的重要辅助部门。对于职能管理及后勤保障部门的设置,应遵循精干有力、减少组织层次、提高效能、有利于医疗、有利于病人的原则,应从组织机构的科学性、合理性、提高工作效率出发,但不能简单地理解为"精简机构"。例如一所大型医院,后勤工作的任务很重,若后勤机构只设一个总务科,势必使总务科的管理范围太大而影响后勤保障。因此,或者细分后勤机构,或者增加后勤管理层次,二者必居其一。合理扩大行政后勤副院长的管理范围,缩小下级的管理范围,则可提高工作效率。

(五)其他部门

大型医院由于承担着医学科学的教学、科研工作,相应地通常还设有科研教学部门,负责教学培训、科学研究及新药和新诊疗技术开发工作的计划、组织、实施。我国较大规模的医院根据自身的专业特长,相继成立了各种临床实验室或研究室,配备了一定的人员和设备,成为开展临床研究工作的专业研究基地。

另外,不同规模的医院根据其具体情况还设立学术、医疗事故鉴定、药事管理、病案管理、医院感染管理、服务监督委员会等辅助组织,以利于医院部门之间的横向协调及民主管理。值得一提的是,这些委员会(或"小组"),有些是长期的,有些是临时设置的。

国外学者将现代医院组织分成十个部门,即诊疗部门、护理部门、中心检查部门、药剂部门、营养部门、病史资料部门、事务部门(人事、财务、供应、文书等)、社会医疗服务部门、设备服务部门(水电、供热、通信等)、环境整备部门(医院内外环境、污物处理、被服供应等)。

四、医院规模的设置

医院规模的设置是医院组织管理的一个重要内容。它主要涉及医院的病床数的编制和相应人员的编配两个方面。医院规模的大小通常是以医院的病床数来衡量的,病床数通常又是人员编配的重要参考标准。医院规模的设置必须遵循一定的原则,按一定的方法或参考国家的有关标准而定。

(一)医院病床设置

1. 医院病床设置的原则

医院病床的多少并不一定是医院业务水平高低的标志,但是病床设置是否合理则影响医院资源的配置及医院的运行效率。医院病床的编制,通常要遵循以下基本原则:

(1)合理布局的原则　一个国家或地区的卫生资源是有限的。医院病床的编设要依照当地区域卫生规划的总体要求,以保证卫生资源的合理配置和充分利用,满足本地区人群对医疗保健服务的基本需要。

(2)适应社会需求的原则　所谓社会需求是指医院所服务的社区人群对医疗保健服务有支付能力的需要。社会需求是决定一个医院规模及相应的病床编制的一个重要的指标。医院服务范围、地区经济特征、服务人群的人口特征、人群疾病谱和发病率及其他医疗机构的分布状况和病床设置、当地医疗保障体制、医院及其工作人员的工作效率和业务能力等都是影响社会需求的因素。

(3)服从医院等级的原则　不同等级的医院承担不同的社会功能,其病床编设的规模与比例也不同。目前的二级、三级医院从其功能出发一般配备适当比例的病床数。乡镇卫生院等一级医院则以门诊服务为主,病床数量较少。将来我国医院的发展趋势是二级、三级医院向医疗中心转化,一级医院则向社区卫生服务中心转化,这就要求医院病床的编制应以其功能定位为准,依据医院服务能力、兼顾医院发展规划综合编设。

(4)效益与动态管理的原则　医院病床的使用效率是衡量医院管理和运行水平的一个重要指标,也是医院效益的重要影响因素。因此医院病床的编设要注意病床使用效率,以保证卫生资源的充分利用。现代社会是一个信息社会,医院要随时掌握各病种病床的需求信息及其使用情况,对医院病床进行动态管理,对于使用效率低的病床,应及时合理地加以调整。

（5）保证重点与反映特色的原则　大多数医院拥有自己的重点学科或反映本院特色的专科,尤其是省、市级医院,其重点学科和专业特色在病床编设时必须予以充分考虑,保证其重点学科与特色专科的发展,同时满足病人的医疗要求。

2. 病床设置方法

病床数和结构比例合理对医院管理而言是非常必要的。床位数又基本上决定了医院人员的编设,进而决定管理效能和医疗服务的有效提供。我国的医院性质带有一定福利性和公益性。医院规模设置既要充分满足服务人群的医疗保健需要,又要考虑市场经济条件下医院的经营效益。从社会住院服务的需要量或需求量出发来编配医院的病床是进行医院规模设置的常用方法。

（1）社会住院服务需要量法　社会住院服务需要量法的基本思路是先进行医院服务人群的人口特征、主要多发病种、各疾病发病率的历史资料分析和现况调查,由此来推算住院服务的年需要量,然后根据病床周转率等因素,将之转化为该地区所需编配的病床数,再根据医院的功能定位及外来病人数量,对病床的数量和编排进行动态管理与调整。这种方法是单纯从医疗服务的生物性来考虑住院服务的需要,从伦理的角度说有较大的可接受性。

（2）社会住院服务需求量法　社会住院服务需求量法的基本思路与需要量法的思路基本相同。不同之处是在进行基线调查及历史资料的收集时,还应收集影响卫生服务利用等因素（如经济、交通等）的有关资料,以此来确定住院服务需求量,以住院服务需求量为参数来核算病床的编配额与结构。这种方法较好地体现了医疗服务的社会性,也有利于提高医院的经济效益。

（二）医院人员编制

1. 医院编制的概念

如前所述,组织管理在很大程度上是人的配置与管理。医院工作人员是构成医院的重要因素,是医院进行各种活动的基础。医院人员的编设是应用现代医院的组织理论和人员管理的理论,确定医院各级人员合适编制数量和任务分配的过程,它是医院组织管理重要的组成部分。

从医院管理学的角度来说,医院编制有广义与狭义之分。广义的编制确定所有法定医院的组织形式、机构设置及规定工作人员的数量、构成和职务数的配额。它是从卫生行政部门比较宏观的角度来界定医院编制的。狭义的编制概念等同于医院人员编制的概念,即纯粹对医院工作人员数量、各类人员构成等的设定。医院人员的编制是医院组织管理的重要组成部分,在医院管理中占有重要的地位。它同时作为管理中的手段和方法来进行"人"的管理,目的是使医院人员的编设定位恰当、结构合理,在动态管理中达到人力资源的优化配置,保证医院各项任务(医疗、预防、科研、教学等)的顺利进行,促进医院的发展建设。同时它作为一种规范,可以有效地制约医院盲目扩大规模,防止卫生资源浪费等现象的发生。

2. 医院人员编制的影响因素

要使医院的人员编设合理、高效,考察影响医院人员编制的因素就非常必要,而影响医院人员编制的因素又是多种多样的。随着医院日益走向市场,医院人员编制在适应社会主义市场经济的基础上,应当考虑两类因素:一类是医院内部因素,另一类是医院外部因素。

(1)医院内部因素

1)医院承担的任务:医院服务任务的轻重是决定医院人员编制的主要因素。如日门(急)诊人次数、床位数、病床周转次数及经常性院外服务(如国家规定某些医院负有一定的预防、计划生育、体检、援外、保健、指导下级医院、社区服务等)。医院日门(急)诊人次数多、床位数多,则人员编制需增加。经常性的院外服务也应在进行人员编制时将其考虑在内。此外,医院的社会影响力是直接影响医院工作量的一个重要因素,医院的社会知名度大,医院相应的服务人群范围将增大,从而需增加医院的人员编制。

2)医院专科特色及学科发展:大型医院一般都有自己的专科特色,尤其是大型专科性医院,由于特色专科的发展及由此吸引众多外地病人前来就诊,使得诊疗技术日趋先进和复杂,专业化的分工及工作量的增加要求配备大量的多科系、多工种的各个层次的专门人才及相应的护理、药剂等辅助人员。医院领先学科的发展使部分医务人员不仅要承担临床工作,还要兼顾部分医学科研及教学工作,这也常使医院编制必须增加,只有这样,医院才能圆满完成其目标和任务。单就综合性医院不同的专科科室而言,其人员编设也有很大的差别。因此,核定医院人员编制时应充分考虑医院的专科特色及学科发展的需要。

3)医院的软、硬件条件:医院的软件条件是指医院人员的素质。人员素质高,训练有素,工作效率高,医院编制自然可以减少。反之,低素质的医务工作人员只会使医院编制增加,导致组织管理的难度增大,形成恶性循环。医院在确定人员编制时也要结合实际,合理定编。应在现有条件下加强人员培训,提高人员素质,再对人员编制进行动态调整。

医院的硬件设施如建筑、设备设施将影响人员的工作效率,从而影响医院的编制。良好的工作环境、集中式的建筑、先进的自动化设备通常可以节省一些人力,但有时相应的保障、维修人员将增多,在编制时应当加以权衡。

4)医院的内部管理体制:我国医院内部存在党政两套管理系统。医院采取怎样的管理体制势必影响医院行政及党群部门的编制。医院在人员编设时必须进行适当的编配。同时,高效、有序的内部管理体制可以减少管理人员的配置。

(2)医院外部因素 影响医院人员编制的医院外部因素主要包括所服务人群的人口

学特征、经济特征、地理环境和人事、工资、休假制度、计划生育、社会保障与医疗保险制度等政策性的因素及各种社会条件。例如,我国城市医院危重病人、疑难病人、急诊病人集中,城市人口老龄化使得城市医院相应的编制增加。有调查资料显示,公费、劳保人群卫生服务利用比自费人群的卫生服务利用要高出许多,这也直接影响医院的工作量从而影响医院的人员编制。此外,服务社区良好的基础条件可适度缩减医院的人员编制。南北气候的不同也会影响医院的人员编制尤其是医院后勤人员的编制。

3. 医院人员编制应遵循的主要原则

在考虑上述因素的基础上,医院人员编制应遵循的主要原则如下:

(1)功能任务定位的原则　我国目前的三级医疗保健网中各级医院由于其功能、承担的任务、服务对象、拥有的卫生资源不同,人员编制也不同。在人员编制的过程中应根据医院的功能、任务来确定相应的人员编制。将二级、三级医院转化为医疗中心,一级医院转化为社区卫生服务中心后,医院的人员编制更应从医院功能定位出发,以利于卫生人力资源的充分利用。因此,应区别医院不同的等级和任务、不同的专业、不同的功能、不同的条件,从实际出发进行医院人员编制。

(2)结构合理的原则　医院的任务是多方面的,医、教、研、防需要不同专业类型的人才;同时,医院工作具有高度的科学性、复杂性和严密性,每级工作人员的能力、资历、思想品质都应与他担负的职级相对称。要充分发挥这些人才的整体作用,必须使各类人才按一定层次和一定比例进行有机组合,从数量和质量上进行合理配置。从数量的角度来看,卫技人员(包括医疗、预防、护理、药剂、检验检查、放射等卫生技术人员)、行政管理人员、工程技术人员和工勤人员的数量及其在全院工作人员中所占的比例要合理;质量上的要求是指不同学历或不同职称人才的比例要恰当。只有按合理的比例进行人员的编设,才能保证医院各部门或科室间的协调配合及工作状态的稳定。

(3)低投入、高产出的原则　社会主义市场经济的大环境使医院在编制人员时,应当按经济规律办事,要考虑人力成本与效益的关系。优化人才组织的结构,充分发挥个体的潜能和创造力,以最低的人力投入获得最大的医疗效果。在服务过程中应充分体现医疗技术的劳务价值,在注重社会效益的同时提高医院的经济效益。

(4)动态发展的原则　尽管卫生行政主管部门对不同医院的人员编制有不同的编制技术标准,但是并没有适合任何场合、任何时候的全能标准。客观实际的变化(医院内部如技术、装备、体制、机构的变化;医院外部如政策、服务人群特点的变化)要求人员编制保持弹性和动态发展。人员的流动在现代社会越来越频繁,能进能出、能上能下且具"预见性"的编制对于合理编配医院的人员是非常必要的。

第二节　医院人力资源管理

人力资源是最重要的管理要素之一,人事管理是人力资源管理工作中的一项重要职能。现代管理强调以人为中心,充分发挥人的作用,通过人员的合理配备,发挥最大的效用。

现代医院已逐步发展成为多学科、多层次、多功能的机构,不同专业的科室设置繁多,拥有大量现代化的先进医疗仪器设备,汇集着不同类型、不同层次的专业技术人才。而组织好这个庞大的群体,最核心、最根本的问题是对人的管理,即提高医院各类人员的智力、知识、能力和政治思想品德,使之与医院各项工作的要求相匹配。要做好医院的人事管理工作,要求管理者除了掌握组织理论、劳动人事管理知识、人才学知识以外,还应具备一定的医学知识,熟悉医疗工作规律和现代医院管理知识。

医院是以医务人员的科学技术才能为人民提供医疗保健服务的,医疗质量的高低直接取决于医院各类人员的医学知识水平和技术才能。要建设好一个现代化医院,促进医院的发展,很大程度上取决于医院是否拥有一批具有先进科学技术和创造能力的技术人员及具有丰富医学知识和高度管理才能的管理人员。医院要想在激烈的市场竞争中获得优势,占有一定的医疗市场份额,必须把人力资源作为医院的战略资源进行有效地开发和管理。国家有关医药卫生体制改革的政策也要求医院通过改革和严格管理,逐步建立和完善符合卫生人才发展内在规律、充满生机与活力的人才工作机制,努力造就一支品德高尚、技术精湛、服务优良的卫生人才队伍。而要达到这一目的,必须做好医院核心资源——人力资源的开发和管理。

一、医院人力资源管理概述

（一）医院人力资源管理特点

长期以来,医院人事管理沿袭计划经济体制下的集中统一管理制度,参照管理行政机关人员的管理模式。这种传统的人事管理忽视员工的主观能动性和自我实现的需求,是一种操作性很强的具体事务管理。随着社会经济发展,影响健康的因素越来越多,广大人民群众对医疗卫生服务的需求日益提高,传统的医院人事管理制度存在的弊端逐渐暴露,已不能适应医药卫生体制改革和医疗卫生事业发展的需求,建立适应现代医院建设和管理要求的现代医院人力资源管理模式势在必行。作为管理学一个崭新和重要的领域,现代医院人力资源管理具有以下特点:

1. 强调"以人为本"

现代医院人力资源管理强调对"人"的管理,以人力资源为核心,使"人"与"工作"有效地融合,寻找人、事相互适应的契合点,旨在人适其所、人尽其才。医院管理者应坚持"以人为本"的思想,主动开发人力资源、挖掘潜能,"用事业凝聚人才、用精神激励人才",最大限度地激发员工的工作积极性和创造性。同时,树立医院内部成员的主体意识,明确他们的主体地位,吸纳员工代表参与医院管理,努力促进管理者与被管理者之间和谐的合作关系,使人力资源与医院发展呈现一种双向互动的关系,实现员工成长与医院发展的"双赢"。

2. 注重战略性

现代医院注重战略性、适应性的管理,从战略层面对医院的人力资源活动进行设计、开发和管理,建立一整套战略性人力资源管理体系。医院人力资源管理者应着眼于未来个人和医院的发展,关注如何开发人的潜在能力,采用战略眼光和方法进行组织、实施和控制;充分分析内部人力资源的需求与供给状况,医院外部机遇和挑战等信息,制订出科学合理的人才发展规划;建设和完善人才梯队,有目的、有计划地引进和培养满足医院发展需要的各类人才;完善管理,设计不同的职业生涯模式,满足医务人员的职业追求;通过尽早地进行职业生涯规划管理和组织设计,使医务人员对医院和社会的贡献达到最大。

3. 将人力资源作为"资源"而非"成本"

传统人事管理将人视为一种成本,而现代人力资源管理把人视为一种充满生机与活力、决定医院发展和提升医院水平的重要资源。因此,医院在开展管理时,要摒弃人力投入是成本的旧观念,以人员保护、开发和增值作为工作重点,以投资的眼光看待培养人才、吸引人才,以及使用人才方面的投入,不断提升医务人员的价值,促进他们积累医疗经验、扩充医疗知识、提高医疗技术。在开展培训时,要由传统的外部安排的课堂培训方式,向注重个人内在需要的灵活学习方式转变,使人才的知识转化为医疗服务能力,提高他们解决实际问题的能力。由于人力资源具有能动性和可创造性等特性,人力资源"投资"将成为医院发展最有前途的"投资"。

4. 倡导"主动式管理"

医院传统的人事管理主要是按照国家卫生、劳动人事政策和上级主管部门发布的劳动人事规定、制度对职工进行管理,仅在"需要"时被动地发挥作用,而在对医院发展和职工的需求等方面缺乏主动性和灵活性,对医务人员的管理缺乏长远规划。现代人力资源管理强调要发现人才、培养人才、使用人才,使每个人都工作在最适合自己的岗位上,做到"人岗匹配",同时创造一种积极向上、团结敬业的医疗卫生工作环境,提高医院工作效率。现代人力资源管理,通过实施医院的人才培养,把握医院人才信息并及时进行反思和修正,来达到确认和发掘每一位职工的潜力,促进医院发展的目的。

5. 开展"动态管理"

医院传统人事管理多为行政性工作,是以执行、落实各项规定和控制人员编制为目标的计划性静态管理。医院职工的职业基本上从一而终,管理模式单一,管理方法陈旧。现代人力资源管理更强调参与制订策略、进行人力资源规划等创造性动态管理工作,逐步建立起包括招聘机制、培训机制、考核机制、激励机制、奖惩机制等的动态管理体系,在保持医疗队伍相对稳定的同时,建立起真正的激励与约束机制。打破干部终身制,竞争上岗、择优聘用;畅通人员进出渠道,一方面减员增效,一方面积极引进人才,形成优胜劣汰的竞争局面。创造出一种"人员能进能出、职务能上能下、待遇能高能低"的动态管理模式,促进医务人员潜能的发挥和自身素质的提高。

(二)医院人力资源原理

1. 系统优化原理

系统优化原理是指系统内各个要素经过组织、协调、运行、控制进行合理组合,使其整体功能大于个体功能之和,从而获得最优绩效的理论。运用系统优化原理对于人力资源效能的最大化具有重要意义。

2. 能级对应原理

不同能力的员工,在医院中的责、权、利应有差别;医院不同的岗位和职位,也存在层次和级别的差异,所需人员的资格条件也就不同。能级对应原理,就是要将医院人力资源与岗位需求科学合理地进行配置,把合适的人放到合适的位置上,达到人适其职,事得其人,人事相宜的目的。

3. 系统动力原理

系统动力原理是指通过竞争、激励等方式激发员工的工作热情和创造精神,使其能全面发挥才能,为医院的发展做出更大贡献。包括物质动力,如物质的奖罚;精神动力,如成就感与挫折感、危机意识等。

4. 反馈控制原理

反馈控制原理是指医院人力资源管理中的各个环节是相互关联的,形成一个反馈环,某一环节发生变化都会产生连锁反应。这个原理的利用在于如何建立医院内部的沟通机制,如医院进行内部员工满意度调查,这便是一个上到医院最高领导、下到基层员工的全面的工作信息沟通过程,通过这个沟通过程,可以系统地做出包括医院宏观发展战略、管理理念、各项规章制度、医院文化等方面的评价。

(三)医院人力资源管理目标

医院人力资源管理目标是指医院人力资源管理需要完成的职责和需要达到的绩效。人力资源管理的最终目标是促进医院目标的实现,同时又要考虑员工个人的发展,强调在实现医院目标的同时实现个人的全面发展。

从时间范围上来看,医院人力资源管理目标,包括远期目标和近期目标。远期目标是医院人力资源管理的努力方向和最终目标,即通过科学有效的人力资源管理,合理配置、使用和开发医院的人力资源,实现医院社会效益和经济效益的最大化,具有全面性和稳定性的特点。近期目标则是出于短期、局部的考虑而制订的在资源分配上优先保证的重点目标。近期目标的确定必须与远期目标相结合,与实际情况相结合,特点是明确、具体、有一定的弹性,能适应客观情况的变化和形势发展的需要。

从执行主体来看,包括全体管理人员在人力资源管理方面的目标任务和专门的人力资源部门的目标任务。人力资源管理不仅是人力资源部门单兵作战,人力资源管理工作要想切实有效,没有各部门的执行、配合是不可能实现的。医院各部门的管理者都应该承担并完成相应人力资源管理方面的目标任务。

无论对于专门的人力资源管理部门还是其他非人力资源管理部门,人力资源管理的目标与任务主要包括以下六个方面:①保证医院对人力资源的需求得到最大限度的满足;②最大限度地开发与管理医院内部与外部的人力资源,促进医院的可持续发展;③维护、激励、保持医院内部人力资源,使其潜能得到最大限度的发挥,使其人力资本得到应有的提升与扩充;④支持建立与完善医院文化,当医院文化合理时,人力资源管理政策应起支持作用,当医院文化不合理时,人力资源管理政策应促使其改进;⑤创造理想的医院环境,鼓励员工创新,培养积极向上的作风,为合作、创新、完善提供适宜的环境;⑥创造反应灵敏、适应性强的组织体系,从而帮助医院实现竞争环境下的具体目标。

二、医院岗位设置与人力资源配置

(一)岗位设置原则

1. 以服务为中心的原则

提供服务是医院的根本,岗位设置要以医院发展战略为指导,体现医院发展规划,服务服从于医院发展中心。在满足日常工作需要的基础上,突出重点学科和优先发展专业地位,在其岗位设置数量和级别层次上重点倾斜,增强其发展的活力和后劲。

2. 按需设岗的原则

科学合理设置岗位,不多设或者高设岗位,造成岗位冗余及交叉,以少量的岗位满足最大的工作需要,提高岗位的效率。坚持以事定岗、因事设职的原则,以工作任务、职责和技术要求确定岗位设置。

3. 重点突出的原则

医院的发展要重点明确,通过岗位设置充分发挥其调节作用和导向作用,在重点学科、重点发展专业、关键岗位人才等方面给予倾斜。同时,要向工作环境差、风险高的部门倾斜,压缩责任轻、技术含量低的岗位的数量和级别。

4. 科学合理的原则

岗位设置是医院人力资源管理的一项基础性工作,对于规模和级别不同的医院,其内部的保障部门和业务科室的岗位设置都有通用的规范,要严格坚持设置原则和标准,做到科学合理,促进医院协调发展。

(二)岗位设置方法

1. 分析医院的服务功能

首先应分析医院的服务功能:是综合性医院,还是专科性医院;是主要提供医疗服务,还是主要提供社区卫生服务;是否承担科研、教学、生产任务等。

2. 确定需要设立的部门

根据医院的服务功能设立临床诊疗部门、辅助诊疗部门、预防保健部门、后勤保障部门、行政管理部门。如有科研、教学、生产任务的应设立相应的机构。

3. 按各部门的学科构成与管理职能要求分类和设立岗位

根据综合性医院或专科性医院的性质差别,设立相应的临床诊疗科室、辅助诊疗科室,其中设立护理单元,在大的科室中按学科分类设立专科;根据医院规模大小和管理要求,设立相应的后勤保障科室和行政科室。

4. 明确岗位的人员数量与结构要求

岗位确立后必须明确各工作岗位的人员需求量和人员要求。这是一个综合分析的过程,须考虑的因素包括医院的主要功能、任务的轻重、医院的发展规划、医院的学科特色,以及该岗位工作性质、工作难易程度、工作条件等。主要承担医疗功能的医院应将较多的人力投入到诊疗岗位;主要承担社区卫生服务的医院,应将较多人力投入到预防保健工作岗位;优势学科的各个岗位可投入较多的人力;工作难度高的岗位应投入较多的高级人员。

5. 明确岗位责任制

岗位建立后,应确立各岗位的权限、责任、具体工作内容和要求。不同岗位之间要尽量做到既不互相包含,又不互相冲突,权责分明,便于管理。

6. 建立各级各类人员的管理制度

在明确岗位责任制的基础上建立岗位工作常规或守则,逐步建立相对稳定、切实可行的各类人员选拔、聘任、晋升制度,规范各岗位人员的管理。

(三)人力资源配置

1. 人员配备原则

我国医院人员配备长期以来都是按照国家(卫健委)和有关部门指定的人员编制标准和政策的要求进行的。

(1)因事设人　首先是要根据医院需要的岗位及其对人员的要求进行人员配备,这包括明确哪些职位空缺、需要配备的人员数、该职位的任职条件等,这就是因事设人。其次是要做到人事相宜,既要按照工作需要配备人员,又要能级对应,量才使用,按人员的能力安排适宜的岗位,避免大材小用或小材大用。

医院工作具有高度的科学性、复杂性和严密性。因此,对各级人员的配备,必须严格遵循能级对应的原则,即每级工作人员的能力、资历、思想品质都应与其担负的职级和职责相称。

(2)责、权、利一致　现代管理的职务链理论要求,一个健全的管理职务,应该是职务、职责、职权和职酬相互对应的。在其位,谋其政;行其权,尽其责;取其值,获其荣;失其职,惩其误。这就是要做到职责与职权相统一,工作难度、风险、贡献与人员的利益相一致。只有这样才能激发人员的工作热情,充分发挥人员的潜能,促进医院的发展。

(3)用人所长,扬长避短　一个人只有处在最能发挥其才能的职位上,才会干得最好。因此,要重视人员的专业,做到专业对口;要注意发现人员的专长,在人员配备时,应选择个人长处最适合于这个职位的候选者。

(4)合理流动,人尽其才　人员的合理流动有利于人员之间吸收彼此之所长,形成最优化发展;可以通过在不同岗位锻炼发现其所长;可以避免因循守旧,开拓新的思路;可以解决用人不当和不能充分发挥所长的弊端。因此,要根据医院业务发展的需要,让人员合理流动到最需要、最能发挥作用的地方去发挥其聪明才智。

2. 医院人力资源配置程序

医院各类人员的编配是在已确定的医院组织编制原则的指导下,综合考虑医院的性质、规模、装备、专科特点、门诊工作量等影响医院编制的院内外因素,通过工时测定或国家标准(有时也根据经验)来确定人员的编制总额和比例。

三、医院人力资源开发

(一)医院人力资源规划

人力资源规划的制订是指导如何支配运用人力资源以达成目标的方法与手段,是人力资源管理战略的第一步,也是最重要的内容。规划是分析事物的因果关系,探求适应未来的发展途径,将其作为目前的决策依据,即预先决定做什么、何时做、谁来做。规划犹如一座桥梁,它连接着医院目前的状况与未来的发展。成功的规划都是理性地运用事物的自身力量来达到目的的,规划不是设计未来的发展趋势,而是顺应与尊重现实以及未来的发展趋势。

1. 医院人力资源规划的定义

医院人力资源规划,是指根据医院的发展战略、目标及内外环境的变化,运用科学方法预测未来的任务和环境对医院的要求,制订相应的政策和措施,使人力资源供需达到平衡,使人力资源管理活动实现人力资源合理配置的过程。

"凡事预则立,不预则废。"(《礼记·中庸》)我们的先人很早就已经意识到"预"(规划)的重要性了。规划是为了通过预见未来,提前为未来的变化做好准备。人力资源规划也是一个清楚认识自身人力资源管理现状的过程,医院应找出内部人力资源的优势和劣势,外部环境的机会和威胁,不断化劣势为优势,持续提升竞争力。

2. 医院人力资源规划的原则

医院人力资源规划的原则包括四点。①协调发展原则:制订医院人力资源规划,必须适应经济和社会发展需要,应因地制宜,量力而行;②系统原则:医院人力资源规划是一个复杂的系统工程,应全面规划,保证重点,兼顾一般;③可持续发展原则:医院人力资源规划既要满足当前卫生需求,又要考虑事业的长远发展需要;④目标与过程相统一原则:必须按照系统的观点、方法,统筹兼顾,又要兼顾未来的卫生需求。

3. 医院人力资源规划的意义和目标

医院的生存发展离不开规划,规划的目的是使医院的各种资源(人、财、物)彼此协调并实现内部供需平衡,由于人力资源是医院内最活跃的因素,所以人力资源规划在医院规划中起决定性作用。在医院的人力资源管理活动中,人力资源规划不仅具有先导性和战略性,而且在实施医院总体发展战略规划和目标的过程中,它还能不断调整人力资源管理的政策和措施,指导人力资源管理活动,因此人力资源规划又被称为人力资源管理活动的纽带。

医院人力资源规划要确保医院实现以下目标:得到和保持一定数量具备特定技能、知识结构和能力的人员;充分利用现有人力资源;能够预测医院中潜在的人员过剩或不足;减少医院在关键技术环节对外部招聘的依赖性;培养建立后备人才梯队,增强医院适应未来发展的能力。

可以预见,随着竞争和各方争夺人才的加剧,人力成本不断上升,医院中人力资源管理的角色由人事管理向人力资源管理和人力资本管理转变,人力资源规划必将成为医院人力资源管理中的重要任务。

4. 医院人力资源规划的种类和基本程序

(1)医院人力资源规划的种类 医院人力资源规划按照用途和时间幅度可分为长期规划、中期规划和短期规划三类。①长期规划:指 5 年及以上的规划,涉及医院外部因素分析,预计未来医院总需求中对人力资源的需求,估计远期的医院内部人力资源数量,调整人力资源规划;②中期规划:指 2~5 年的规划,涉及对人力资源需求与供给量的预测,并根据人力资源的方针政策,制订具体的行动方案;③短期规划:指 2 年及以下的规划,涉及一系列的具体操作实务,要求任务具体明确,措施完备。

(2)医院人力资源规划的基本程序 医院人力资源规划的基本程序可分为四个阶段。①核查现有人力资源情况阶段:本阶段是后续各阶段的基础,是人力资源规划的第一步,其质量如何对整体工作影响很大,必须高度重视。核查现有人力资源关键在于现有人力资源的数量、质量、结构及分布情况。本阶段工作需要结合人力资源管理信息系统和职务分析的有关信息来进行。②预测阶段:本阶段是医院人力资源规划过程中较具技术性的关键部分。在搜集信息的基础上,根据医院的发展战略和内、外部条件选择预测方法和技术,对人力的需求和供给进行预测,得出规划期各类人才资源的余缺情况,得出医院"净需求"数据。③制订规划阶段:本阶段制订医院人力资源开发与管理的总规划,然后根据总规划制订出各项具体的业务计划,以及相应的人才政策。各项业务计划相互关联,在规划时必须全面统筹考虑。这一阶段是医院人力资源规划过程中比较具体细致的工作阶段。④规划实施、评估与反馈阶段:本阶段是医院人力资源规划的最后一个阶段。医院将人力资源的总规划与各项业务计划付诸实施,并根据实施结果进行评估,再及时将评估结果进行反馈,修正医院人力资源规划。

5. 医院人力资源规划的作用

(1)战略先导作用　医院人力资源规划有利于医院战略目标和发展规划的制订,是医院发展战略总规划的核心内容和医院发展战略的重要组成部分,同时也是实现医院战略目标的重要保证。医院人力资源规划是一种战略规划,主要着眼于为未来的医院经营活动预先准备人力,持续和系统地分析医院在不断变化的条件下对人力资源的需求,及时预见可能出现的人力资源不足或过剩的潜在问题,并采取措施进行调节,开发制订出与医院长期效益相适应的人事政策。从而让医院能更好地把握未来不确定的经营环境,适应内外环境的变化,及时调整人力资源的构成,保持竞争优势。

(2)保障激励作用　医院人力资源规划有利于确保医院发展过程中对人力资源的需求,通过人力资源规划,医院可以了解哪些人员是医院所缺少的,应该制订什么样的员工发展政策和薪酬、激励政策来吸引和留住所需要的人才,从而保障医院拥有足够数量而且满足工作要求的人力资源,满足医院发展的需要。医院人力资源规划有利于调动员工积极性和创造性,提高人力资源使用效率。医院人力资源规划不仅是面向医院的规划,也是面向员工的规划,良好的人力资源规划有助于引导员工职业生涯设计和职业生涯发展,能够帮助员工明确自己在医院中的努力方向,从而在工作中表现出较强的积极性和创造性,最终提高人力资源使用效率,达到医院与员工共同发展的理想境界。

(3)协调控制作用　医院人力资源规划有利于协调人力资源管理的各项计划,使人力资源管理活动有序化。人力资源规划是医院人力资源管理的基础,它由总体规划和各种业务计划构成,为招聘、晋升、培训、考核、激励及人工成本的控制等管理活动提供可靠的信息和依据,进而保证管理活动的有序化。医院人力资源规划有助于检查和测算医院人力资源管理的实施成本及其带来的效益,对预测和控制人力资源成本有着重要的作用。通过人力资源规划,可以预测医院人员的变化,调整人员结构,把人工成本控制在合理的水平上,避免在医院发展过程中因人力资源浪费而造成的人工成本过高,是实现医院持续发展不可缺少的环节。

(二)医院人力资源招聘

招聘就是从医院外部获取医院需要的人员。一般而言,补充新员工能获取现有员工不具备的技术、能够提供新思想。另外,具有不同背景的员工需要从外部招聘中满足。其优点是应聘者来源广泛,有利于招募到高质量的人员;能为医院带来新思想、新方法,注入新的活力;通过招聘活动能宣传医院,树立医院形象。缺点是筛选难度大、时间长,新员工进入角色慢,医院对新员工了解少,有一定风险,聘用和培训成本高,可能会影响内部员工的积极性。

招聘是一个双向选择的过程,招聘本身就是应聘者对医院进一步了解的过程。招聘工作按程序进行,能够显示医院严密、科学、富有效率的工作作风,会让应聘者对医院产生好感。从广义上讲,招聘程序包括准备、实施、评估三个阶段;从狭义上讲,即指招聘的实施阶段,主要包括招募、选择、录用三个步骤。

1. 准备阶段

(1)招聘需求分析　根据对现有人力资源配置状况和内外部环境变化的分析,确定是否需要招聘。招聘需求的产生通常有以下几种情况:一是自然减员造成的岗位空缺,如员工离职、调动、正常退休等;二是业务量的变化导致现有人员无法满足需要;三是现有人力资源配置情况不合理。

(2)明确招聘工作特征和要求　即根据岗位确定招聘人员数量,根据岗位说明书确定应聘人员条件,使招聘计划的制订和实施有的放矢。

(3)制订招聘计划　在上述两者基础上制订具体、可行性高的招聘计划,确定拟招聘人员的种类和数量。确定招聘工作的组织者和执行者,明确各自分工。招聘计划为人员招聘工作提供客观的依据、科学的规范和实用的方法,能够避免招聘过程中的盲目性和随意性。

2. 实施阶段

(1)招募　即根据招聘计划,采用适宜的招聘渠道和方法吸引合格的应聘者。每一类人员都有自己习惯的生活空间和传播媒介,医院要吸引到符合标准的人员,就应选择该类人员惯用的传播媒介。

(2)选择　常用的选择方法有背景调查、笔试、面试、实际操作能力测试等,这些方法可以单独使用,也可相互结合使用。

(3)录用　在此阶段,招聘者和应聘者双方都要做出决定,以便达成工作与个人的最终匹配。体检合格者,发给录用通知。

3. 评估阶段

评估主要包括两方面内容,一是对照招聘计划对实际录用结果(数量和质量)进行评价总结;二是对招聘工作的效率进行评估,主要针对时间效率和经济效益(招聘成本),以便及时发现问题并寻找解决方法,及时调整、修正有关计划,为下次招聘总结经验教训。

(三)医院人力资源选拔

1. 选拔概述

内部员工也是医院空缺岗位的后备人选,尤其是对高级职务或重要职位的人员选择更趋向于从内部选拔,如学科带头人的选拔。内部选拔的优势是医院对内部员工了解全面,选择准确性高;内部员工了解医院,适应期更短,可以较快形成团队;激励性强,能有效发挥医院现有员工的积极性;选拔和培训成本较低。缺点是来源少,选择余地小,易造成"近亲繁殖",可能会导致医院内部矛盾。内部选拔与外部招聘之间要保持一定程度的均衡。研究表明,至少应保留 10% 的中高层岗位供外部招聘。这样既能帮助内部员工获得发展机会,又能保证外部新鲜血液的输入。

2. 竞争上岗的选拔方法及程序

医院选拔的方法主要有员工自荐、组织推荐、领导提名、上级部门任命,以及竞争上岗等,各有其适用范围,应依据不同情况加以甄选,合理使用。其中竞争上岗因为具备透明度高,能体现公开、公平、公正,对员工激励性强等特点,是目前医院较为常用的选拔方法。程序如下:

(1)医院成立相应领导机构 领导机构包括领导小组、工作组和专家委员会。领导小组由院级领导组成,主要负责评估岗位设置、明确岗位要求、确定最后人选。领导小组下设工作组。工作组由人力资源部、相关业务部门、监察部门的人员组成,负责实施竞争上岗的具体工作。对于专业性较强的岗位,可设立专家委员会,对参加竞聘人员的专业技术能力进行评估。

(2)评估岗位需求 经过评估决定是否设立该岗位,并明确岗位所需的资格条件,已有岗位可结合新形势要求在原有资格条件的基础上进行修改。

(3)组织实施 包括发布通知、员工报名、报名资格初审、组织相关测试、竞聘演讲或答辩、民意测评、综合评估、结果公示、发放聘书等环节。

3. 实施内部选拔应注意的问题

一是要广泛宣传发动,鼓励员工参与,扩大竞聘人员候选范围;二是要克服既定印象的影响,突破思维定式,针对岗位要求对竞聘人员做出客观评价;三是要建立健全医院人才档案信息数据库,借助计算机技术实现人才信息的快速搜索、定位和统计,有效节省时间和人力,减少中间环节,提高选拔的效率。

4. 医院学科带头人的选拔

有计划地选拔使用学科带头人,是医院人才队伍建设的一项重要任务。医院学科带头人是人才队伍中的"领头羊",他们的学术技术水平,代表着医院的技术水平,直接影响着学科技术建设方向。

（1）学科带头人的选拔条件　一是要有优良的思想品德。热爱本专业,有强烈的事业心和责任感,愿为医学事业献身,有高尚的医德医风和埋头苦干的求实作风,有坚韧不拔的意志和心理素质。二是要有较强的学术组织领导能力。能驾驭全局,组织学术集体的各种学术技术活动,起到统率和决策作用。掌握本学科国内外最新学术动态,对学科发展有自己的独到见解,把握学科建设方向,提出本专业发展规划。三是要具备创新精神和开拓能力。有探索医学科学求知的热情和执着的追求精神。有创造性的思维方式,能在医疗实践中发现并正确判断专业发展方向,开拓新的领域。四是要带教能力强。对培养人才要有热情,有比较科学的带教方法,并且已经培养了较多的专门人才。培养人才是学科带头人的基本职责。

（2）学科带头人的选拔原则　作为医院的学科带头人,一般应同时是科室的行政领导者,对两者的角色期待应是一致的。学科带头人必须借助相应的行政手段,组织调动集体的力量开展学术技术活动。医院选拔学科带头人,应通过选拔配备科室领导的外在形式来实现。对经过考核具备学科带头人条件的,应及时选配到科室正副主任岗位。

（四）医院人力资源培训

1. 培训的概念

培训是通过向新员工或现有员工传授知识、转变观念、提高技能来改善当前或未来医院管理工作绩效的活动。培训是医院人力资源开发的主要途径,工作行为的有效提高是培训的关键所在。

2. 培训的目的

培训的主要目的是提高员工的工作能力,进而提高医院绩效水平;增强医院或个人的应变和适应能力;满足员工自我成长的需要,提高和增强员工对医院的认同和归属感。

3. 培训的特点

现代医院培训特点主要有五点。①培训的经常性:及时的充实和长期的积累能使医院员工保持技术上的先进性,获得最大的技术开发潜能;②培训的超前性:关注相关学科理论和技术的前沿研究和最新成果,以最大限度地培养、激发员工的创造力;③培训效果的后延性:培训效果应当具有后延性,如果对培训的设计仅限于短期的具体目标,就不能满足医院应对和适应多变的动态环境的要求;④培训的实践性:医学是一门实践性很强的科学,不仅要从理论上更新知识,跟上学科发展的速度,更要重视员工实践技能的提高;⑤培训的社会性:医院面向社会服务,因此培训时要注意医德医风和人际沟通能力的培养。

4. 培训的对象

医院全体员工都是医院人力资源培训的对象,主要可分为专业技术人员、管理人员和工勤人员三类。以卫生技术人员为代表的专业技术人员是医院医疗服务的主体,是培训的主要对象。

5. 培训的类型

根据培训与岗位的关系可分为岗前培训、在岗培训和离岗培训;根据时间长短可分为长期培训和短期培训;根据培训的内容可分为理论知识培训、实践技能培训、职业道德培训等;根据培训对象可分为专业技术人员培训、管理人员培训、技术工人培训等。

6. 培训的过程

(1)培训需求分析 培训需求分析是判断是否需要培训及培训内容的一种活动或过程,关系到培训的方向问题,对培训的质量起着决定性的作用。通过需求分析要解决谁需要培训,需要什么样的培训,然后明确培训的目标,也就是知识目标、行为目标和结果目标。所谓知识目标即培训后受训者将知道什么;所谓行为目标即他们在工作中能做什么;所谓结果目标即通过培训组织要最终获得什么结果。

(2)培训设计与实施 培训设计包括培训内容设计和培训形式设计,内容安排应循序渐进,符合内容本身的规律和受训对象的学习特点。

7. 培训方法

(1)直接传授法 常用的方法包括课堂教学法和主题讲座法两种。①课堂教学法:一般是系统知识的传授,接连多次的授课,是最基本的培训方法,适用于各类受训者对学科知识、前沿理论的系统了解;②专题讲座法:针对某一专题知识,一般只安排一次培训,适用于医院管理人员或专业技术人员了解专业技术发展方向或当前热点问题等方面知识的传授。

(2)实践性培训法 实践性培训法是通过让受训者在实际岗位或真实工作环境中亲身操作体验,从而掌握知识、技能的方法,此法实用性强,是最为普遍、有效的培训手段。适用于从事具体岗位所应具备的能力、技能和管理实力类培训。

常用的方法包括工作指导法和工作轮换法两种。①工作指导法:主要特点在于由资历较深的员工或直接主管人员担任指导,在工作岗位上对受训者进行培训,此法应用广泛,可用于专业技术人员(如中医"师带徒"的师承学习方式),也可用于各级管理人员(如设立院长助理职务来培养开发未来的医院高层管理人员);②工作轮换法:指让受训者在预定时期内变换岗位,使其获得不同岗位的工作经验,可以实际参与所在岗位的工作,也可仅作为观察者进行了解,从而扩大其对整个医院各环节工作的了解(如临床专业毕业生入院后要到相关科室轮转 1～2 年的"转科"制度)。

(3)参与式培训法 参与式培训法指调动受训者积极性,让其在与培训者的双向互动中学习的方法,适宜综合能力的提高和开发。

常用的方法包括案例研究法和模拟训练法两种。①案例研究法:围绕一定的培训目的,采用真实、典型的案例,供受训者思考分析、决断处理,将知识传授和能力提高两者融合到一起,从而提高分析和解决问题的能力,是一种非常有特色的培训方法;②模拟训练法:是以工作中的实际情况为基础,将实际工作中的可利用资源、约束条件和工作过程模型化,使受训者在假定的工作情境中学习从事特定工作的行为和技能,提高处理问题的能力,基本形式是由人与机器、与计算机共同参与模拟,让受训者反复操作机器装置,解决实际工作中可能出现的问题,为进入实际工作岗位打下基础(如使用计算机控制的模拟人进行临床技能的操作训练)。

(4)适宜行为调整与心理训练的培训方法 常用的方法包括角色扮演法和拓展训练两种。①角色扮演法:是在模拟真实的工作情境中,让受训者按照他在实际工作中应有的权责来担当与实际工作类似的角色,模拟性处理工作事务,从而提高处理各种问题的能力,适宜对各类人员开展以有效开发角色的行为能力为目标的训练(如可以针对医生、护理人员或收费人员等"窗口服务"人员,采用角色扮演的方式,对医患关系协调处理等行为能力进行学习和提高);②拓展训练:起源于第二次世界大战中的海员学校,旨在训练海员的意志和生存能力,后被应用于管理和心理训练等方面,用于提高自信心、培养把握机遇、抵御风险的心理素质,保持积极进取的态度,培养团队精神等,扩展训练以外化形体能训练为主,受训者被置于各种艰难情境中(包括拓展体验、挑战自我课程、回归自然活动),在面对挑战、克服困难和解决问题的过程中,使人的心理素质得到改善。

(5)科技时代的培训方式 比较常见的是网络培训,它是将现代网络技术应用于人力资源开发领域而创造出来的培训方法,以其无可比拟的优越性越来越受到欢迎。现阶段卫生专业技术人员的继续教育学分课程已实现了网络培训,越来越多的医学高等院校也纷纷成立了网络教育学院,开展远程教育。

8.对培训的评估

培训是一种人力资源投入,应对培训进行评估从而计算产出效益,决定培训是否应该继续进行或改进。评估可以采用问卷调查、考试、观察受训者的行为变化,以及衡量受训者工作效果的变化等方法进行,问卷调查和考试都是比较直接、有效的方法,而行为和结果则因为受到其他因素的干扰而较难做出确切评价。

四、医院人力资源发展

目前事业单位管理的旧模式阻碍人力资源发展。很多医院虽然已经加入到市场竞争中,但是管理体制仍然是传统管理形式,忽视了人力资源管理的特殊性和市场性特征,没有为医院的人力资源提供一个合理的竞争平台。医院的人力资源的考核机制不完善,大部分都带有强烈的形式主义,与职工的个人效益没有真正挂钩,所建立的激励机制不足以调动广大职工的工作积极性,无法实现医院与员工的双赢。从市场竞争的角度分析,医院与员工之间存在雇佣关系,因此医院与员工之间存在着双向选择和合作共赢的目标,但是当前医院更多地关注整体效益,忽视了人力资源个体的发展。为了促进医院人力资源的发展,需要从人力资源管理的角度,不断进行制度改革与管理创新。

（一）建立成长机制

医院从员工的利益和角度出发塑造人性化的内部管理体制，为员工创造宽松的学习和交流环境，让员工能够感受到医院浓厚的学习氛围及对员工所表现出的尊重和爱护，促使员工对医院抱有感恩和忠诚之情，将医院当作自己终身事业的平台，愿意为医院的发展奉献自己的知识和技能。

（二）建立评价及激励机制

医院需制订一套符合内部运营的评价机制，该机制不仅能够提升员工的工作积极性，同时能够更好地将员工的工作态度、工作能力和工作成果、学习成果等都纳入考核内容内，形成多维度和全面的公平考核方式，另外，考核计划应注重层次化，将医生、护士及行政管理者放在不同的考核体系当中。考核与薪酬和福利挂钩，不断激励员工工作积极性。

（三）制订医院长效人力资源规划

从医院的宏观发展来看，医院人力资源应当认真分析自身状况，抓住人才发展的关键，科学把握医院的整体人才规划方向，应具有系统化和长效化的思维。医院人力资源管理系统的建立要考虑各方面因素。同时，医院的人力资源管理系统应具有执行性和动态调整性，以达到人力资源规划管理随着医院实际情况的变化而不断改进的目的，做好人力资源规划的长效性工作。

（四）引入企业文化

人力资源管理部门从员工入职开始，在工作细节过程中，在医院活动中，贯彻医院的文化观念，使得文化成为医院的一种无形的黏合剂，将所有人聚合在一起，共同实现医院的长久发展。

（五）建立多层次的医院人才梯队

医院采用轮岗学习、干部职位空缺的竞聘及特聘等多种方式，为高技术人才创造展示自我的机会，实现医院内部以能力论英雄的强烈竞争氛围。

第三节　医院财务管理

医院财务是指医院在提供卫生服务的过程中所发生的各种财务活动及由此而形成

的各种财务关系。财务管理是针对这种财务关系和财务活动所开展的各种管理的过程。医院财务管理是医院管理的重要组成部分。随着我国医疗卫生体制的改革,政府对卫生领域的投入不断增加,财政预算体制也在不断加强,因此,做好医院的财务管理工作,对提高医院资金的使用效率,增强医院的凝聚力有着重要的意义。

一、概念和内容

(一)医院财务管理的含义

财务管理是在一定的整体目标下,关于资产的购置(投资)、资本的融通(筹资)和经营中现金流量(营运资金),以及利润分配的管理。财务管理是企业管理的一个组成部分,它是根据财经法规制度,按照财务管理的原则,组织企业财务活动,处理财务关系的一项经济管理活动。简单地说,财务管理是组织企业财务活动,处理财务关系的一项经济管理工作。

医院财务管理是医院管理的重要组成部分,是指对医院的筹资、分配、使用等财务活动进行的计划、组织、控制、协调、考核等工作的总称。医院财务管理的对象是医院资金和资金运行规律。

(二)医院财务管理目标

医院财务管理目标是医院财务管理活动所希望实现的结果。财务管理目标制约着财务工作运行的基本特征和发展方向。不同的财务管理目标会产生不同的财务管理运行机制。因此,科学地设置医院财务管理目标,对优化理财行为,实现财务管理的良性循环具有重要意义。

1. 企业财务管理目标

为了分析医院财务管理的目标,我们首先分析一下企业财务管理的目标。在市场经济条件下,企业的财务管理目标有三种:

(1)以利润最大化为目标 利润最大化目标就是假定在投资预期收益确定的情况下,财务管理行为将朝着有利于企业利润最大化的方向发展。在追求利润的前提下,企业要讲求经济核算,加强管理,改进技术,提高劳动生产率。这些都有利于资源的合理配置,有利于提高经济效益,但片面追求利润最大化,也可能会导致企业短期行为,与企业发展的战略目标相背离。

(2)以股东财富最大化为目标 在上市公司中,股东财富是由其所拥有的股票数量和股票市场价格两方面决定的。在股票数量一定时,股票价格达到最高,股东财富也就达到最大。这一目标在一定程度上能避免企业追求短期行为,因为不仅目前的利润会影响股票价格,预期未来的利润同样会对股价产生重要影响。对上市公司而言,股东财富最大化目标也比较容易量化,便于考核和奖惩。但以股东财富最大化作为财务管理目标通常只适用于上市公司,非上市公司难以应用,因为它无法像上市公司一样随时准确获得公司股价。此外,股价受众多因素影响,特别是企业外部的因素,有些还可能是非正常因素。股价不能完全准确反映企业财务管理状况,如有的上市公司处于破产的边缘,但由于可能存在某些机会,其股票价格可能还在走高。

（3）以企业价值最大化为目标 企业价值就是企业的市场价值,是企业所能创造的预计未来现金流量的现值。企业价值最大化的财务管理目标,反映了企业潜在的或预期的获利能力和成长能力,考虑了资金的时间价值和投资的风险;反映了对企业资产保值增值的要求,有利于社会资源合理配置。

2. 医院财务管理的目标

医疗服务是公益性服务,医院是提供这种公益活动的事业单位,它承担着救死扶伤的社会公益服务。所以,医院财务管理不能以利润最大化、股东财富最大化等为目标。但是医院不以营利为目的,并不意味着医院不需要开展财务管理。我国现有医院恰恰是资源投入不足和浪费并存。《中共中央国务院关于深化医疗卫生体制改革的意见》实施以来,政府成为投资主体,因此,医院财务管理的目的在于合理有效地使用现有的卫生资源,提高资金的使用效率,满足医疗服务消费者的需求,资金使用效率最大化应该是医院财务管理的最终目标。

（三）医院财务管理的内容

1. 预算管理

预算是事业单位根据事业发展计划和任务编制的年度财务收支计划。预算管理是国家根据客观经济规律的要求,为使预算资金有序、高效运行而进行的计划、组织、指挥、协调、控制活动。它的主体是国家或预算职能部门,采取计划、组织、协调等手段,合理规划预算资金,组织预算资金的分配和运用,协调和控制预算资金有效运行及时开展信息反馈,从而达到资金高效有序运行的目标。

医院预算管理应该开展全面预算管理,它的主要内容不仅包括医院业务预算管理,还包括财务预算管理。医院全面预算以医疗服务收入为起点,扩展到采购、成本、费用、资金等各个方面的预算,从而形成一个完整的体系。业务管理包括医疗服务收入预算、支出预算、费用预算、成本预算和管理费用预算等;财务预算包括现金预算、收支结余预算等。

2. 融资决策管理

融资是指资金的筹资来源和筹资渠道。医疗体制改革以来,为了体现政府公共财政的职能,保障政府办医院的公益性,政府财政部门对卫生领域投入了大量的资金。但是,医疗机构是差额拨款单位,不可能完全靠财政投入,财政拨款只是其资金来源的主要部分而已。因此,如何解决资金来源的问题,从哪里筹资,如何筹资,筹集多少资金才能保证医院的发展和使用等,这些问题成为管理者首先需要考虑的重要问题。筹资管理已成为财务管理中一个重要内容。

3. 投资决策管理

投资是以收回现金并取得收益为目的而发生的现金流量。在资金有限的前提下,如何选择,如何投资才能发挥资金最大效益? 如医院的一笔资金可以购买设备,可以兴建医院,可以开办特色门诊,可以增加新的服务项目等,同样的一笔资金,投入到哪个项目中,才能发挥作用? 同样的现金流出,医院希望取得更多的现金流入。因此,医院需要研究投资决策的可行性、合理性和实用性。

4. 项目管理

医院的投资管理越来越多地以项目的方式存在,因此,投资的管理体现在项目管理上。包括项目周期、项目投资总费用、项目投资分析评价的方法等。项目管理涵盖了大量的数理基础和基础信息,采用一定的技术方法,成为投资决策成功与否的主要判断标准,因此越来越引起管理者的重视。

5. 资产管理

医院的资产体现了一个医院的经济实力和发展潜力,医院的固定资产体现了医院的规模,流动资产体现了医院的运行规模。医院拥有一定的资产,要合理规划固定资产和流动资产的几个比例,同时还要对流动资产和非流动资产进行分类管理。具体包括现金预算、应收账款、存货功能与成本管理等。资产管理的好坏,决定着医院发展的规模和效果。

6. 负债管理

医院为了自身的发展,也会采取负债的方法和手段开展一定数量的筹资。但是负债经营必须以偿还能力为前提。如果不能按时偿还债务,医院的经营就会受到影响,医院的发展就会陷入困境。因此,对于管理者来说,测定偿债能力,有利于做出正确的筹资决策和投资决策;而对于债权人来说,偿债能力的强弱是他们做出贷款决策的基本的决定性依据。适当负债是可以的,但由于负债具有一定的风险性,负债到什么程度不会对医院发展产生负面影响,是医院管理者进行理财或资本融资必须认真思考的问题。

7. 结余分配管理

取得一定的结余也是医院发展中的一个重要内容,制订合理的结余分配政策是医院财务管理中的一项重要内容。科学合理的核算和分配结余,不仅有利于调动医务人员的积极性,也关系到医院的发展规模和方向。因此,医院需要正确核算收支结余,真实准确地计算和反映医院收支结余的形成,以及结余的分配或结余的弥补缺口,向决策者提供管理信息。

（四）医院财务管理的原则

根据《医院财务制度》规定与要求，医院财务管理应遵守以下基本原则：

1. 合法性原则

执行国家有关法律、法规和财务规章制度，这是医院财务管理必须遵循的基本原则。医院的财务管理要牢固地树立法律意识，严格参照法律、法规和财务制度，保证财务管理工作在法治轨道上运行，对于违反财经纪律的行为，必须及时纠正，坚决制止。这是医院财务管理最基本的原则。

2. 效率性原则

坚持厉行节约、勤俭办事的方针，这是医院财务管理工作必须长期坚持的基本方针。随着政府财政对医院投入的增加，合理使用资金，最大限度地满足卫生事业发展的需要，就必须大力提高资金使用效率，使有限的资源得到充分合理的使用。因此，医院要积极采取措施，开展成本管理，厉行节约，反对资金浪费的现象。充分发展资金的使用效率，是开展财务管理的一贯原则和方法。

3. 公益性原则

医院是公益性事业单位，不是营利性企业，不应该以营利为目的。因此，在医院财务管理中应兼顾国家、单位和个人之间的利益，但一切活动都应该以有益于卫生服务需求、有利于卫生事业发展为基本原则，保持医院的公益性。因此医院要摆正社会效益和经济效益的关系，经济效益服从社会效益。

4. 统分结合原则

即统一领导，分级管理。医院财务管理工作，应在主管领导或总会计师领导下，由财务部门统一管理，促进医院财务管理的规范化。另一方面，由于医院财务涉及面广、环节多、关系复杂，因而还需实行分级管理。

二、管理实施

（一）医院资产管理

1. 医院资产的概念

医院资产是指医院拥有或者控制的能以货币计量并能为医院未来带来一定经济效益的经济资源。医院资产包括各种财产、债权和其他权利。拥有一定数额的资产是保证医院经营活动正常进行的前提条件，有利于资产的有效配置，提高经营效益，扩大医院规模。加强医院的资产管理对于保证医院认真执行国家有关规定，促进人民身体健康，实现社会保障都具有重要作用。

2. 医院资产的分类

医院资产按其流动性一般分为流动资产、固定资产和无形资产。

（1）流动资产　医院流动资产是指医院可以在一年内或者超过一年的一个经营周期内变现或者耗用的资产。它包括货币资金、短期投资、应收及预付款项、药品、低值易耗品、卫生材料、再加工材料和其他材料等。流动资产是医院进行医疗劳务生产经营活动的必备条件，其数额大小及构成情况，在一定程度上制约着医院的财务状况，反映着医院的支付能力与短期偿债能力。因此，流动资产的管理，在医院财务管理中占据着重要地位。医院流动资产与固定资产及其他资产相比较，具有以下几个基本特点：①流动资产循环周期与医院医疗劳务生产经营周期具有一致性；②流动资产占用形态具有变动性；③流动资产的占用数量具有波动性。

在现金管理方面，医院每天要对收取的大量现金严格监管，防止收费员挪用侵占现金；对于应收款项的管理，财务部门应及时催款。对于单位短期资金的出借，首先要对借款单位资信严格审查，其次，要严格手续并签订借款合同，最后要有担保单位，并一律通过银行办理转账；在医用材料、低值易耗品管理上，一般都是领用后逐渐消耗的，这使得本该属于医院资产的物资，在使用前就过早地脱离了管理范围，所以要实行定额管理，杜绝以公充私、浪费损失的现象；在药品管理上，要做到采购要有计划；保管环节要做到防潮防霉，防止药品变质；发货环节要按照先进先出的顺序发货，防止先购进的药品积压过期。

（2）固定资产　固定资产是指一般设备单位价值在 500 元以上，专业设备单位价值在 800 元以上，使用期限在 1 年以上，并在使用过程中基本保持原有物质形态的资产。单位价值虽未达到规定标准，但耐用时间在 1 年以上的大批同类物资，应作为固定资产管理。医院固定资产分为五类：房屋及建筑物、专业设备、一般设备、图书及其他固定资产。

固定资产是开展医疗业务活动必不可少的物质基础，也是医院资金的重要组成部分。医院领导要像重视医院的医疗技术、医疗服务一样，从各方面给予大力支持；资产管理部门也要对医院固定资产的分布、使用率、完好度、维修等方面定期进行考核，防止国有资产流失。由于医院固定资产种类多、分布广、价值差别大、使用部门散，因此，必须从医院实际出发，建立财会部门、财产管理部门，使用科室"三账一卡"制度，做到财务部门有账，财产管理部门有账有卡，使用科室有卡有物，保证账账、账卡、账实相符。为合理安排固定资产的维护更新，加强成本费用意识，强化经济核算，保证固定资产及时得到维护、更新，医院应根据《医院财务制度》《医院会计制度》规定，按月编制固定资产提取修购基金计算表，正确计算和提取修购基金。

此外，加强医院固定资产管理队伍建设、提高固定资产管理队伍整体素质，是提高医院固定资产使用频率，确保资产保值增值，防止国有资产流失的保障。将固定资产管理列入医院对使用科室考核的内容。科室作为固定资产使用单位，必须将各项固定资产管理落实到人，由科室经济核算员负责资产卡片、执行物资管理核算；由设备科负责考核使用情况及设备定期保养维修，协助科室提高设备使用率；定期检查考核，将考核结果以科室顺序依次排列,发现问题及时处理。通过考核强化科室增值意识,促进增收节支。

(3)无形资产　无形资产是指可长期使用而不具备实物形态,但能为使用者提供某种权利的资产,包括:专利权、专营权、非专利技术、商誉、著作权、土地使用权等。医院是科技密集型行业,其无形资产占总资产的比例非常高,在我国医疗卫生体制改革,特别是医院产权制度和经营模式改革日趋深入的今天,认识和重视医院无形资产的存在和价值,对医院无形资产的科学管理、开发经营,对提升医院整体实力和综合竞争力至关重要。

医院的无形资产大致分为六类。①技术类无形资产:既表现在整体的医疗技术水平上,亦表现在具有特色的诊疗保健技术上,其中,技术秘密或专有技术(指未公开的、未申请专利的知识和技术)为医院所独有,受到法律的保护;②形象、信誉类无形资产:如医院的整体形象、专科的信誉、专家声誉及知名度,以及各个服务环节的服务质量水平等,这些无形资产不允许他人随便诋毁、歪曲与否定,倘有此行为者,被视侵犯行为,可以诉诸法律;③特许、标识类无形资产:如专科技术中心、研究所(室)的称谓,政府的荣誉命名,正式获批的医药产品商标、品牌,以及可以从事某些特殊诊疗工作的权利等;④作品类无形资产:如科技论文、论著、管理制度规定、计算机软件等;⑤信息类无形资产:这里所指的是非人们通常普遍了解或容易获得的医院信息,如病历、诊疗工作统计、长期形成的社会医疗关系网络、科研教学协作网络、医教研管理数据等,广义地说还包括医院的图书资料情报资产、科技信息网络、各种规章制度的内容;⑥医院文化、医院精神类无形资产:如医院作风与服务精神,团结协作精神及人员的凝聚力、创新精神、文化氛围等。

医院无形资产的管理可从以下六个方面开展。①加大资金投入和智力支持:许多医院在长期经营活动中通过对业务的整合,形成自己独具特色的医疗技术、服务项目等,并随着时间的推移而不断地更新、充实,医院要保持这些无形资产的经济寿命,就必须不断地对其增加资金投入和智力支持,不断开发创造新的无形资产。②加强保密,防盗防泄:医疗市场竞争是残酷无情的,对于受法律保护的技术秘密或专有技术,医院经营者必须提高警惕,加强保密教育,以免造成不必要的损失。③加强信息、管理类无形资产的管理:建立完善的信息收集、利用系统,可以利用计算机网络建立信息库,并对信息进行分类、编码、融合和储存,以便有效开发利用信息资源,计算机网络的开展必须建立在合理的管理体制、完善的规章制度、稳定的工作秩序、严密的内控制度等基础上,因此,只有使医院做到管理工作程序化、管理业务标准化、报表文件统一化、数据资源化,才能真正使计算机网络及信息技术在医院管理中发挥作用。④建立健全各项规章制度文化是医院管理的基础:医院应制订一套完整、系统、具体的,包括管理规章、工作制度、岗位细则在内的管理软件。可先由各岗位根据实际情况自下而上地编制各岗位细则,并汇总到编制小组,再由编制小组结合全院实际情况,制订各岗位人员的工作细则及量化考核标准,同时将考核结果与职务聘任、奖金挂钩,做到有章可循,有章必循。⑤加强形象、信誉类无形资产的管理:要加强宣传,注重自身包装既要重视整体宣传,也要注重名医、重点专科和现代治疗设备的宣传,同时在医院的宣传栏中,还要醒目地展示医务服务承诺,以便社会监督,另外,还可考虑结合医院自身目标与医院精神,并用明确的方式固定下来,在相对较长的时期内去影响、激励、教育职工,并积极向外传递,要建立广泛的社会联系,医院要与机关团体、企事业单位和辖区内的县乡医院及上级医院建立广泛的联系,通过会诊、人员进修、学术活动、社区服务、随访义诊、联谊会和座谈会等活动,使社会了解医院,熟悉医务人员,扩大医院和名医名科的知名度。⑥要珍惜荣誉:医院的优良信誉、整体形象等,都具有很高的价值,是医院的宝贵财富,能够给医院带来利益,医院应从长远的发展战略考虑,在无形资产的取得、积累、保持、发展及使用等环节投入资金,促其保值增值。

(二)医院负债管理

负债是指债务人依法应对债权人履行的某种偿付义务,具体是指债务人所承担的、能以货币计量的、需以资产或劳务偿付债权人的债务。医院负债是指医院所承担的能以货币计量的、需要以资产或者劳务偿还的债务,包括流动负债和长期负债。流动负债是指偿还期在 1 年以内的短期借款、应付账款、医疗预收款、预提费用和应付社会保障费、应交超收款等。长期负债是指偿还期在 1 年以上的长期借款、长期应付款等。

为了生存与发展的需要,医院的业务消耗需要获得相应的补偿。当正常的业务收入及其他渠道资金来源,如上级拨款、财政补助收入等,满足不了医院生存与发展的需要时,便产生了负债。合理的负债对于医院的发展有重要的作用。

1. 合理负债可实现资金流动的良性循环

负债经营有利于医院缓解资金紧张的局面,扩大医院经营规模,增强医院的市场竞争力。资金规模是体现医院竞争实力的一个重要方面。医院通过举债可在较短时间内筹集足够的资金,把握发展机遇,实现资金流动的良性循环,从而增强其市场竞争能力。

2. 负债经营可减少由于货币贬值而造成的损失

在通货膨胀时,利用举债扩大经营规模比自我积累资产更有利,因为医院实际偿还的负债以账面价值为准,此时债务人偿还资金的实际价值比未发生通货膨胀时的账面价值小,实际上债务人已将货币贬值的风险转嫁到债权人身上。

3. 负债经营有利于加强医院管理,提高经济效益

负债经营一方面可以使医院筹足资金,增强竞争能力;另一方面,医院还要承担一定的债务责任,承担能否所"获"大于所"偿",这就具有一定的风险性。这种风险是迫使医院管理者做好经营管理工作的动力源泉之一,它要求管理者主动自觉地加强资金使用和管理,提高资金利用率,实现国有资产的保值和增值。

4. 负债经营可使医院获得财务杠杆效应,提高医院的收益

由于医院支付的债务利息是一项与医院收益无关的固定支出,当医院总资产收益率发生变动时,会给净资产收益率带来更大幅度的变动,这就是财务杠杆效应。由于这种杠杆效应的存在,当总资产收益率增长时,净资产收益的增长幅度比总资产收益率的增长幅度大。因此,在总资产收益率大于债务利息率的情况下,负债越多越有利于提高医院收益。

医院负债经营必然会带来一定的风险,在医院负债经营过程中,外因环境因素与内部条件的变化相互联系、相互作用,共同导致财务风险。尤其是在我国市场经济体制尚不健全的条件下更是不可避免。因此,积极监控和防范医院负债经营产生的财务风险势在必行。财务风险的监控与防范应在多层面同时进行,以便行之有效地控制财务风险的发生。

医院还可以开拓其他融资渠道应对财务风险。医院负债融资主要来源于财政部门借款、金融机构贷款和单位自筹款等。但如果急需引入关键技术和项目,通过租赁融资和寻求政府贴息贷款、采取信用融资等策略也是较好的办法。医院管理者应该提高科学决策水平,进行项目投资论证。进行负债项目投资时,医院管理者应从实际出发,实事求是,充分考虑影响决策的各种风险因素,综合考虑资金的时间成本、项目的投入与产出、市场前景的预测、投资的回收期等因素,注重经济效益分析,运用科学的决策模型对各种可行方案进行分析和评价,从中选择出最优的决策方案,切忌主观臆断。

(三)医院净资产管理

医院净资产是指医院资产减去负债后的余额,包括事业基金、固定基金和专用基金。①事业基金:即未限定用途的基金,包括滚存结余资金、主办单位以国有资产形式投入医院未限定专门用途的基金、资产评估增值等转入形成的基金;②固定基金:即单位固定资产占用的基金,其主要来源于国家基建拨款、专项经费拨款、单位事业基金和专项基金;③专用基金:即医院按照规定提取或者设置的有专门用途的基金,包括修购基金(即医院按固定资产一定比率提取的用于固定资产更新、大型修缮的资金)、职工福利基金(即医院按规定提取的和结余分配形成的用于职工福利的资金)、其他基金(即医院按照有关规定提取或设置的住房基金、留本基金等其他专用资金)。

医院应加强对事业基金的管理,统筹安排,合理使用。对于事业基金滚存较多的医院,在编制年度预算时应安排一定数量的事业基金;对于专用基金,要专款专用,不得擅自改变用途,专用基金使用形成的固定资产价值转入固定基金;应加强对职工福利基金和医疗风险基金的管理,统筹安排,合理使用。对于职工福利基金和医疗风险基金滚存较多的医院,可以降低提取比例或者暂停提取。

三、医院财务环境

社会主义市场经济条件下,医院财务活动处于一个开放系统,与内外部环境发生着资金、信息等方面的广泛交流。随着我国医疗服务市场的不断放开,市场经济规律在医院财务管理过程中发挥着越来越大的作用。要实现医院财务管理目标,就要了解医院财务管理所处的环境,避免决策失误。

(一)医院外部财务环境

外部财务环境是指存在于医院外部的,影响医院财务活动的客观条件和因素。主要特点是独立存在且构成复杂,影响间接但范围深广,不易控制和利用。医院外部财务环境可分为硬环境和软环境。硬环境主要是医院所处的生产要素市场、关联单位机构等,医院在规划实施财务行为时,受其制约和影响;软环境主要是国家颁布的各种财政法规制度等,医院在开展财务活动时必须遵守。

1. 宏观经济环境

医院的经济活动,是市场经济条件下社会经济运转的一个组成部分,直接或间接受国家经济、政治、科技形势等总体环境的影响。

2. 体制环境

国家颁布的各项财经法规,是医院财务外部软环境,与上级部门、财税审计机构等外部财务硬环境的监督密切相连。计划经济体制下医院无经营自主权,改革开放以来,国家赋予医院更多自主权,机制的转换给医院注入新的活力,但同时给医院财务决策提出许多新问题。

3. 市场环境

计划经济模式下,国家集中过多,统得过死,医院形成了等、靠、要的不良习惯,由于国家财力有限,卫生事业发展缓慢。市场经济体制下,医院处于市场竞争环境之中,医疗收费实行计划控制,成本消耗接受市场价格。因此,医院财务管理必须要考虑市场因素。

社会统筹医疗基金与个人医疗账户相结合的职工医疗保险制度,对医院的经营管理和服务体系提出新的挑战。医疗保险制度实施后,病人可以自主选择医院,这就必然促使医院之间在服务态度、医疗质量、诊疗费用等诸多方面竞争加剧。

随着医疗体制改革的不断深入,国家鼓励社会力量投资办医,多种所有制形式的医疗机构如雨后春笋般建立起来,使得医院面临前所未有的激烈竞争。

面对竞争,医院只有加强经济管理、努力降低成本、提高经济效益才能增强自身实力。财务管理的科学化、系统化、规范化是提高核心竞争力的有效途径。

(二)医院内部财务环境

内部财务环境是客观存在于医院内部,影响医院财务活动的条件和因素,是经济活动的基础。主要特点是影响直接但范围小,易把握和利用。

医院内部财务环境也可分为硬环境和软环境。硬环境是医院自身资产、负债等状况,反映其财务条件和能力,医院在规划财务活动时受硬件因素的限制和影响;软环境是医院内部制订的各项财务规章制度、领导的财务管理水平及财务人员素质等。

1. 医院资产总量

医院资产总量代表了医院的经济实力,是医院进行正常生产活动的基础,固定资产体现医院的规模,流动资产体现医院的营运能力。合理规划固定资产和流动资产的结构比例对医院内部财务环境的建立至关重要。医院的规模主要靠病床数量划分等级,近年来我国医院的病床数量增幅较大,医院资产规模发展较快。

2. 财务人员素质及财务管理水平

财务人员素质由其自身文化水平、知识结构、经历经验等决定。决策者素质直接影响方案的选择是否合理有效,基层人员素质直接关系财务工作开展是否正确顺利。医院财务管理水平是医院内部财务规章体制,基础工作和财务人员业务素质、职业道德、工作经验的综合体现,医院开展财务活动时,必须充分考虑自身财务管理水平,应在能力范围内办事。

(三)医院的财务关系

医院各项财务活动必然与政府、其他单位、病人、职工等发生财务关系,主要包括以下几方面:

1. 与政府的财务关系

医院与政府的财务关系,实质是政府与医院的资金分配关系。一方面,政府为保证医院开展医疗服务业务,通过财政预算对医院拨款。另一方面,医院独立核算,对国有资产拥有使用权,但其财务活动受政府部门的监督。

2. 与主管部门及社会保障部门的财务关系

医院与主管部门的财务关系,主要是主管部门拨给医院补助。医院与社会保障部门的财务关系,主要是住院病人的医疗保险账户结算和医院职工的各项保险金的缴纳。

3. 与金融单位及其他单位的财务关系

医院与金融单位的财务关系,主要是存款、贷款和结算。医院为扩大业务向银行借款,根据国家政策享受一定的优惠待遇;资金周转过程中闲置的货币资金存入银行;除按规定的现金结算外,其他一切对外结算都通过银行转账。医院与其他单位的财务关系,主要是相互之间提供商品或劳务而发生财务关系。

4. 与病人的财务关系

医院与病人的财务关系,主要是医院向病人提供医疗服务活动而收取费用,及医疗纠纷发生时产生的经济索赔问题。

5. 医院各科室间的财务关系

医院各科室间的财务关系,主要体现在医院为保证业务开展的资金需要,按照预算将资金在各科室间进行分配,并对其经济活动进行管理监督。

6. 与职工的财务关系

医院与职工的财务关系,主要体现在医院支付职工工资、补助、奖金,体现按劳分配关系;职工发生工伤时给予经济补偿,体现劳动保障关系;解除劳务关系时,根据情况由医院付给职工解约赔偿金或职工付给医院违约赔偿金。

四、医院财务管理存在的问题

(一)风险防范意识薄弱,评估预警机制不完善

当前医院在财务管理方面风险防范意识不强,没有建立完善的财务风险评估和预警机制,在资金筹集、使用、收回及面对突发疫情等情况下缺乏及时有效的风险防范措施。另外,部分医院财务人员素质偏低,对新医改政策和制度不熟悉,业务知识和能力欠缺,对新医改背景下产生的财务风险不敏感,难以应对突发风险。

(二)成本管理模式粗放,费用管理不到位

大多数医院在成本管理方面尚未做到精细化管理,成本费用管理较为粗放,增加了医院的运营负担。首先,在成本核算和分析方面,医院一般以临床科室或医疗单元为单位进行成本核算和分析,缺乏对病种成本的核算分析。在新医改大力推行按疾病诊断相关分组付费方式(DRGs)的情况下,必须做好病种成本的核算分析,才能为 DRGs 付费奠定基础。

其次,药品、耗材、医疗设备、医保结算等关键领域的成本管控不到位。一是药品、耗材支出占医疗收入 50% 以上,医院为了控制药占比、医用耗材占比,按科室制订不同比例指标,进行绩效考核,药占比、耗材占比超标将进行扣罚,管理尚处在粗放层面,没有与每个病人诊疗需求进行核对,找出超标原因,进行科学管控。二是耗材管理比较粗放,领出即作为消耗列入成本,没有与耗材收入进行核对,消耗与收入结账时间节点不一致。医疗设备采购前期缺乏完善的科学论证,未客观考虑区域配置及地区需求量,导致采购决策依据与医院实际需求不符,使得所购医疗设备使用率较低甚至闲置,投资回收缓慢,折旧成本、维修维保成本巨大,形成医院的资金浪费。三是医院医保结算时间较长、结算不及时的问题导致医院资金周转的困难程度加剧,应收医保款成为占用医院资金的一个重要项目。

再次,部分医院缺乏完善的资产管理制度,资产管理模式粗放,加剧了医院的运行成本。如:部分大量使用的非一次性消耗的、单价未达到固定资产入账标准的低值设备,按照低值易耗品管理,即领即消,在管理上较为疏松,未建立台账进行专门管理,相关的物资管理部门对这些材料的后续使用也缺乏跟踪,这些材料在后续使用过程中的价值未能

体现,容易造成浪费,甚至流失。除此之外,资产报废环节缺乏严格的监督,部分固定资产未到规定年限就无故报废,医院未对相关人员进行进一步的调查和追责,容易造成医院资产外流。

最后,由于医院财政拨款不足,绝大部分开支要自行负担,有些医院为了实现经济利益,在收费过程中存在不合理收费的现象。当前国家十分重视医疗收费及医保支付情况,2019年末开始开展大型医保飞行检查,检查中发现很多不规范收费行为。不合理收费行为将给医院造成巨额的罚款成本及声誉损失。

(三)缺乏科学合理的预算编制体系,预算执行不到位

新医改重视医院的预算管理,主张在医院推行全面预算,将医院全部收支纳入预算管理,建立全员参与的预算管理体系。目前虽然大多医院已初步建立起全面预算的体系框架,但在实际执行过程中仍存在预算编制不科学、无预算开支、预算执行不到位、缺乏对预算执行情况考核的问题。首先,全面预算编制方法单一、预算与实际业务脱节。许多医院只是简单地采用增量预算方法编制预算,欠缺与业务量、国家政策等影响因素的结合。其次,部分医院预算管理过程中存在不按预算执行以及执行过程中随意调整预算的问题。最后,很多医院缺乏对预算执行情况的考核制度,或者存在考核制度执行不到位的问题。

(四)财务信息化建设不完善,动态财务管理不到位

当前,医院财务信息化建设尚不完善,虽然很多医院引进了HIS系统、财务核算系统、物流系统等,在财务信息化方面做出了一定突破。但医院在财务信息化建设方面尚需进一步完善,现有的信息系统还存在部门间数据不共享、取数口径不一致、数据间无核对关系、数据错误、业务人员系统使用不熟练等问题。这些问题使得医院在财务管理方面难以实现动态管理,管理时效性较差,同时也阻碍了对新医改各项政策落实情况的检查。

(五)财务管理职能有待丰富,财务战略和规划职能被忽视

医院在进行财务管理的过程中,往往将重点放在经济活动方面,注重会计记账、财务收支核算、成本费用核算、工资薪酬核算等方面,而忽略了财务管理的战略和规划职能。医院财会人员层次不高,只注重核算会计,未从管理会计角度对医院资金进行统筹管理,在医院成本管控、医保资金回笼管理等方面仍然比较欠缺,没有针对各个医疗单元提出个性化的财务管理建议,这也是导致医疗服务收入占比不高的原因之一。财务管理应当为医院的发展规划提供对决策有用信息,对财务管理战略和规划职能的忽视不利于医院的长期发展。

（六）绩效考核制度不完善，未达到激励监督效果

医院在建立完善有效的绩效考核方面尚存在很多不足。首先，绩效考核尚停留在收支考核上，收支结余作为考核绩效主要指标，没有进行精细化指标计算。其次，平均主义分配形式没有被彻底打破，职能部门人员的绩效，未体现多劳多得，没有达到激励效果，在一定程度上增加了医院成本开支。三是很多开支没有纳入绩效考核中，如很多医院没有把低值易耗品的维修费纳入考核，造成临床科室忽视对这些低值设备的管理，设备维修开支把握不严，加大了医院的设备维修成本支出。

五、医院财务管理建议

（一）积极拓宽筹资渠道

医院应积极拓宽筹集资金的途径，如可以向国际金融机构、国家以及对外的商业银行、国际医疗卫生机构等借款。可以采用融资租赁，融资租赁主要是和医疗器械投资公司进行交易。选择具有丰富资金的投资公司从医院合作的设备供销商那里购置医院所需要的医疗器械，然后转租给医院。资金短缺的医院在合同期内只需要支付租赁费用。在租赁合同期间，医院具有管控利用设备的权利，医院返还全部资金后，投资公司按适当价格将医疗设备卖给医院，从而有效解决资金短缺的困难局面。

另外医院可以凭借自己的信用基础，与药品供应商签订了延期付款合同，这也可以解决一些资金问题。一般合同约定的延期时限为 3 个月，当然，合同会约定如果合同到期，医院仍然无法及时到账，可以与供应商约定延期合同。这具有信用担保的性质，也是一种自发性的筹资模式，而且没有种种制约条件，更为突出的是不计利息和手续费，一般采用这种方式的都会在到期日付款。引进民间社会资本入股参与管理医院，制订医院的规划与决策，这些举措都可以提升资金良性运转的能力。

医院应因地制宜的筹集资金。医院应尽可能凭借政策优势，缓解医院的运营资金压力，科学合理地规划使用资金，实现资金使用效率最优化，使用少量的资金发挥最大的作用。医院设施建设涉及医院的环境建设、住院设施建设等，良好的医院设施建设可以给病人带来方便和舒适的感觉。营造良好的康复环境、树立高大上的医院形象对提升医院知名度，增加病人量，吸引人才加入都有着重要意义。因此，医院顺应国家的政策支持，不断优化医院的服务条件，为就医病人营造一个温馨的环境。要实现这些转换，就需要有大量的资金来支持。在医疗成果研究方面，医院应鼓励实施科学的发展举措，发挥高层次人才的作用，增加激励科技创新和科学研究项目，并支持科研人才进行全方位的高精尖研究。这不但能提高医院的经营管理水平，而且也能提升医院的社会影响力。

（二）建立设备共享制度以提高效率

医疗设备是医院进行辅助诊断、治疗等服务的基础设施。目前，科技处于突飞猛进的态势，医疗设备也需要不断的升级、更新。对于医院来说，维护好、利用好现有的医疗设备是固定资产管理中比较重要的内容。可以看出，采购和使用先进的医疗设备对医院的经济发展具有推动作用，可以持续实现短期经济效益的流入。然而，长期而言这对医院的发展不利，毕竟设备也会出现损耗，成本压力也会加大，会造成经济损失。所以，科学制订采购计划对于医院的发展具有重要意义。

要提高医院的投资效益，重点解决各部门之间常见易发的矛盾，唯一的渠道就是实现医院医疗设备资源共享，建立相应的共享机制。医疗设备只有实现资源共享，才可以将医疗设备由"专用"变为"共用"，避免医疗设备资源由于"专享"而产；此外，医疗设备实现内部的资源共享，可以扭转医疗设备免费独享、免费使用的格局，各部门凭借自身的资源优势为病人提供多种形式的服务。不断拓展投资途径，一方面可以保障医疗设备正常运转，避免医疗设备因折旧而闲置浪费，还能凭借结余资金对医疗设备进行技术创新，让传统的医疗设备依旧运转，既节约了资源，减少了浪费，还提升了医疗设备的利用效率，最终提高医院的经济效益。

随着医院规模的不断扩大，节流与开源同样重要。面对医院在投资方面的重复购置现象，医院应建立医疗器械等的共享机制。例如一些部门同时需要使用购置资金比较大的医疗设备，可以共同分享使用，分摊成本，从而避免了医疗设备的过度闲置，也节省了购置费用，也使投资的质量得到提升、医院的运营资金使用得到了最优化。科学的管理要付诸科学的实践，更要有科学的管理手段。完善医疗设备资源共享的网络信息化系统，这是重要的投资管理手段，可使工作效率得到大幅度提升。该医疗信息化系统可以将科室、化验室、设备室等平台对接，实现医疗个人信息查询、线上预约服务、网络审核、网上支付、资源配置等功能，有助于充分调动各财务管理工作人员的积极性。在合理化投资的前提下，提供更为高质量的医疗服务，以达到创造更大的经济效益与社会效益的目的。这样便解决了建立多个系统并对其进行维护的经费筹集的问题。医疗设备资源共享网络信息化系统还有助于财务管理部门全面了解和掌握财务运行状况、资金流向等所有信息，为购置新的医疗设备等投资管理机制奠定了基础，科学地避免医疗设备重复购置、重复投资等现象的产生，大大提升工作效率和经济效益。

（三）防范贷款筹资风险

1. 谨慎负债

近年来，我国医院纷纷走上负债发展道路，但对于负债管理还相对陌生，缺少规划。如果到期无法归还债务，医院财产将被冻结，直接影响医院经营。在医院负债筹资之前，要评估风险,考虑医院有无必要筹资、筹资是否能有效更新医院资产、债务到期是否有足够现金归还、医疗服务收益是否大于筹资成本等,还应全面考虑现金周转、货币时间价值、机会成本等因素。负债决策要谨慎再谨慎,经上级部门审批、院长办公会讨论通过。决策时应注意保证医院资本结构和负债结构的合理性,建议考量以下具体财务指标:根据医院行业情况、我国相关政策,进行医院风险度、盈利能力分析,如医院资产负债率 > 65%、权益比率 < 35%、流动比率 < 2、速动比率 < 1,医院所有者及债权人将面临极大风险。在医院负债结构管理中,应尽量加大无息负债比例。

2. 负债期间的选择

大部分规模较大的组织都有很大的流动负债,且并没有意识到大量短期负债会带来无法挽救的金融灾难。进行短期负债的原因主要是利用其利率较低的优点,但必须考虑到短期负债使医院承受了更大的资金再筹集风险,短期内利率上升及再次筹资费用通常会造成短期负债的成本大幅上升,因此会加大负债中的反复风险。

医院负债期间,必须考虑总体风险程度,合理搭配长短期负债的比例。短期资产(低风险/低回报)与短期负债(高风险/低成本)搭配、长期资产(高风险/高回报)与长期负债(低风险/高成本)搭配,通过协调筹资期间与期望资产间的关系来控制风险,即遵循匹配原则。对于短期资产(现金、金融证券、应收账款等)而言,因为其较易出手,市场价值不易损耗,所以在进行短期资产投资时适合选择短期负债。与此相比,长期资产(建筑、设备等)的未来价值具有很大的不确定性,且一时难以出售,因此在进行长期资产投资时适合选择长期负债。针对我国医院的现状,贷款筹资一般用于固定资产的扩建,此时适宜选择长期负债。

(四)加强预算刚性约束

1. 提高全体参与性

预算涉及医院经济活动中的每个个体,作为公共服务型预算,医院各项收支数据要面向全体医护人员及就诊群众,为提高预算参与性提供基本条件,构建良好平台。在逐步提高预算执行性的过程中,应不断引导医院全体人员树立主体参与意识和责任承担意识,使其积极参与到预算资金使用方向的共同决策中,协助预算资金的分配工作,使之合理使用。

任何组织的预算,要成为一种有效的计划工具,有关信息必然从实际执行者流向高层管理者,即自下而上预算。然而,基层人员了解的预算信息而上级管理者并不知晓,基层人员会凭借自己的信息优势,建立较为松弛的预算,便于隐瞒工作漏洞。为解决预算编制过程中信息不对称问题,要求医院同时实行直线预算。医院预算编制流程要采取由下至上、再由上至下的方式,先由低层操作部门提出年度预测,提交高层管理人员分析核对后,再下达到各科室,因此需要全体人员参与到预算中来。

2. 确立固定预算方式

根据医院各项收支特点,用固定预算方式约束经费管理,减少预算随意性。医院科室人员经费(劳保、福利、活动经费等),适用定额计算法;职工工资、各种保险(养老保险金、医疗保险金、失业保险金、住房公积金等)及医务科室科研费,使用比例计算法;国家明确规定收支的项目,采用标准计算法;无法核定预算定额,又无规定标准的预算项目,如突发性无主救治工作产生的医疗欠费,采用估计计算法。以上各项费用采用的预算方式,一经确立,不可随意更改。

如实际经营状况确实发生较大变化,固定的预算方式已不适宜,这种情况下,要适时召开关于预算方式变更的专项会议,由院级领导、各科室领导、财务领导和具体财务预算负责人参加,充分讨论后进行修正。在没经过变更的情况下,为确保预算刚性,必须按照规定的方式进行。为防止片面追求刚性而偏离实事求是的原则,可在编制过程中考虑运用比较分析法,通过与上年相同项目或与不同医院条件相同的项目进行比较,调整项目预算。但要在预算书中明确列出调整原因、调整数额、意义及影响。

3. 运用科学预算方法

为使预算真正切合实际,更周全地考虑未来潜在因素,建议医院采用"滚动预算法",即在编制预算时,先把年度预算分季度,再将第一季度分月,列出各月明细预算数字。在此过程中,各医务科室领导要参与其中,需要提供该月明确业务预测数量,但可根据自身能力决定是否提供金额数据。由于是月度预算,又无必须提供金额的强制要求,可减轻医务科室的工作负担,避免由于工作量过大、能力牵强而造成预测失真。后三季度的预算可以先粗略一点,只列各季总数。到第一季度结束后再根据情况的变化,对第二季度的预算进行修正、按月细分;第三季度、第四季度、下年度第一季度以此类推。"滚动预算法"不同于后期调整,而是把每一季度都作为全新的编制单位来进行预算,由于分散了工作量,使每次预算都成为一个相对独立的工作,便于财务人员操作,同时有利于财务人员对预算资料做经常性的分析研究,并根据预算执行情况及时了解动态,把问题消灭在萌芽中,不用等到下一年度再更正。

(五)妥善处理医疗欠费

1. 设置追缴机构

在处理医疗欠费时,医院可考虑设置欠费追缴机构,配备专职人员,从事欠费审批、登记、追收工作,对医疗欠费进行规范化管理。在欠费审批时留取证据,对于确需抢救又无经济能力的病人,由主管医生负责申请,病人或家属或肇事方在欠费登记表上签字。三无病人或拒签各种手续的,需申报院级领导审批。在回收医疗欠费时,一定要及时发放催缴通知书,必要时上门追欠。

2. 建立应对方式

由不可抗力引起的重大灾害,事件本身不存在责任人,受害者又无力支付巨额医疗费,医院可给予一定程度的医疗费用减免,同时借助媒体呼吁社会力量资助,除此之外剩余的医疗费用,可申请当地政府给予补助。目前我国不少城市已建立重大事故医疗救助基金,成立了急救医疗救助基金会,对减轻医院经济负担,维护社会稳定起到了极大作用,有效缓解了医院应收账款压力。

交通肇事造成的应收账款的处理方式和重大灾害的处理方式基本一致。有责任人的情况下,首先追究责任人的经济责任,但存在责任人确实无力承担,如债务人死亡且无遗产清偿等情况;无责任人的情况下发生的医疗费用,将形成应收账款,无法追回时也转入申请救助基金的程序。

由医疗纠纷引起的坏账,应分情况处理。确实由医院方造成的救助不利,应积极采取弥补措施,与病人协商,力求解决;医院方确无过失,以此为借口恶意拖欠医疗费用的情况,要以司法途径进行处理。

在医疗欠费的处理上要注意防范,强调收费过程的正规化,在源头上杜绝欠费的可能性。门诊收费方面:挂号实行一人一号及实名制,后续治疗、购药必须提供就诊号,严格控制门诊费用漏记。住院收费方面:对住院病人实行预估费用管理,实行先付费、后消费、出院费用最终审核制度。对生活贫困的特殊人群,应给予一定照顾,如开出不同的治疗方案供病人自愿选择,尽量提供低消费水平的诊疗服务;根据情况给予不同程度的医疗费用减免;按比例设置低保床位,供五保户及享受城镇低保的病人优先入住。

(六)完善固定资产管理

1. 科学规划医疗设备

在固定资产管理中大型医疗设备的浪费是困扰医院的重大问题,虽然从短期来看,过度引进贵重设备,不计成本使用给部分医院带来了一定的经济效益,但长此以往必然破坏贵重医疗设备的市场氛围,从而给已引进设备的医院带来巨大的经济损失。因此,卫生部门和医院有必要科学规划医疗设备的引进和使用。

(1)专业评估设备应用价值　通过专业性评估,为设备引进提供技术支持,有效指导医院采购。建议由权威部门集中统计市面上常见的同类型设备的价格、性能、标准配置,发布结果并划定出市场应用率过低的高端设备。这样做可以抑制盲目配置高端设备,限制一些刚刚在国外获得注册的尖端大型医疗设备,未经过效能评估就被引进,有效防止医院经费浪费。目前我国已逐步开展这方面工作,中国医学装备协会计划成立专门机构,进行设备评估。建立不少于1000名专家的评估数据库,评标专家随机抽取(与采购项目存在利害关系的专家回避)。但卫健委还没有硬性规定医疗设备必须附带评估结果才能销售,因此评估还仅作为参考数据,不具权威性。

(2)严格审核引进渠道　严禁巧立名目变相引进,引进的医疗设备必须是医院必要的医用设备,要根据医院所承担的医疗任务数量、质量适当配置设备。严禁以科研、技术实验等名义变相引进高端设备用于临床,对引进后的设备进行追踪,落实其真正用途和使用状况。

（3）扩大医疗设备应用面 单纯依靠引进限制,不能完全制止设备浪费,况且有些设备已经引进,应该科学地核算成本,把成本、疗效、数量联系在一起,制订最优价格,尽量扩大设备应用范围。上级卫生部门可给出医疗设备检查费用的限定或指导价格,促进病人以更优惠的价格享受医疗服务,促进医疗设备资源扩大应用,这才是合理利用医疗设备的重点。

2. 合理设置固定资产科目

增设"折旧计提"科目,固定资产的折旧处理方法,按照现行制度规定,我国医院对购建大型固定资产的核算采用当期一次性核销方法。但部分医院当期经营并不具备承受购建大型固定资产的能力,而且现在购建大型医疗固定资产的融资渠道也日益多样化,为更合理反映医院固定资产的使用,建议采取下列三种折旧方法对固定资产进行核算:

（1）采用平均年限法 将固定资产价值按使用年限平均计入各时期医疗成本,其优点是能真实反映医院当期经营成果,适用于普通的大型设备。

（2）采用加速折旧法 将医院固定资产每期计提折旧,在使用初期计提多一些,后期计提少一些,从而相对加快折旧速度,适用于中等价值且折旧年限短的固定资产。

（3）采用单位工时法 固定资产原值在使用寿命期间规定完成的工作总量按工时数平均计算折旧,适用于固定资产在各个期间使用程度很不均衡且使用磨损对设备影响特别大的情况。

在固定资产废弃处理上,建议增设"固定资产清理"科目,准确核算固定资产清理费用,真实详细地反映其损益情况。便于医院准确、及时地掌握大型固定资产,尤其是贵重医疗设备的保有情况。

（七）内部控制和外部监督的强化

加强内部控制,完善外部监督,是医院财务管理工作顺利开展的有力保障。

1. 加强内部控制

完善内部控制主要是加强以下四方面工作的检查力度,确保医院财务基础工作的正常开展。

（1）检查经济活动是否合同化 凡涉及医院资金支付的基建、购销、服务等对外经济活动必须实行合同化管理,以确保医院经济活动受法律保护。财务部门要参与医院经济合同管理办法的制订,在管理办法中明确应检查控制的财务项目,检查经济合同是否明确规定双方经济利益和义务及违约责任。合同的签订程序和审批权限要规范化,遵循主办部门订立→院长签字→财务审核盖章的三级管理办法。建立健全合同履行台账,便于对合同执行动态进行适时控制,确保经济活动在合同约定的框架内运行,有效防范和化解经济纠纷及合同风险。

（2）检查内部审计是否制度化　内部审计是医院财务最高层面的制度性监督,通过经常性审计及时发现和改善会计控制系统、经济运行过程中存在的问题,提出改善经济管理活动的措施与对策,确保会计信息的真实性及经济运行的安全性,增强医院的抗风险能力。要保证内部审计定期进行、保质保量进行。

（3）检查会计业务是否标准化　质量标准化管理是对会计工作流程及每个财会岗位进行定期量化考核,把考核结果与奖金分配、职称聘任挂钩。同时加强对财务工作的稽核,对预算、资金收付、审批权限进行重点检查,在医院财务活动关键环节建立安全防范屏障,杜绝和防范岗位舞弊和违法违纪现象发生。

（4）检查资金管理是否安全　为保证医院资金在各个环节的安全完整,确保医院利益不受侵害,在资金安全防范管理中,应以预防为主,增强财务人员的安全防范意识和责任意识,采用制度约束与流程控制相结合的方法,彻底排查岗位舞弊、贪污挪用等侵蚀医院资金安全的内部隐患,规范资金收付的流程管理和授权管理,对医院资金的支付、收缴、存放的程序和权限进行管理。从医院资金流转的每个环节、每个岗位、每个人员入手,强化责任、明确职责、加强自身检查和相互监督。

2. 完善外部监督

根据制度经济学理论,监督者与被监督者应该没有利益关系并遵循顺向监督原则,监督者在人事、经济上应独立于被监督者。只有在监督者是被监督者的上级或其他独立的第三方时,才能充分发挥监督职能。财务部门是医院的一个子系统,财务人员以财务信息的形式服务并参与医院的经营管理,很明显地在组织上、经济上依赖于医院领导者。让下级监督上级,显然不符合监督者与被监督者的分离原则,也不符合顺向监督原则。所以医院财务管理问题的解决不能单纯依靠强化内部监督来完成,要达成财务治理目标,外部环境与制度的强化是其重要保证。必须从外部入手,强化第三方监督,才能更好地实现全面彻底的监督职能。

医院的外部主管机关是卫生行政部门,其监督职能多停留在法律规章层面的规范,在经济监督方面,多侧重于医疗纠纷引发的经济问题的处理,对医院日常财务工作缺乏系统的监督管理。卫生行政部门可以委任专业的会计师事务所对医院财务工作进行审计,主要加强以下工作:①参与医院年度预算的制订并监督实施;②审核医院重大财务项目的可行性并监督实施;③审核医院资金筹集和担保的合理、合法及安全性;④审核医院会计报表和财务报告等。在财政监察方面要加大力度,强化管理,以《会计基础工作规范》《行政事业单位财务制度》《医院财务制度》及相关规定为基本衡量标准和依据,定期或不定期会同审计、银行、基建等国家机关和业务主管部门对医院进行常规检查和专项检查,对私设会计账簿和设有账外账的医院,从严处罚,加大监管执法力度。

为强化卫生行政部门的监督意识,作为医院的直接上级,在行使监督职权的同时,必须承担相应责任。在医院会计报表和重要财务报告严重失真、重大财务舞弊行为失察、重大决策失误造成严重经济损失、医院严重违反财经纪律、国有资产流失等事项发生时，要追究对该医院直接负责的卫生行政部门的责任。

（八）创新成本管理模式

大型医院是集医疗、教学、科研于一体的综合性医院，开支负担较重，为保证医院平稳健康发展，必须在保障社会效益的同时提高经济效益，做到开源节流。新医改全面取消医院药品加成和耗材加成，标志着以药养医和以耗养医时代的结束，医院的收入结构由原先的医疗服务收入、药品收入、材料收入转变为单一的医疗服务收入。这种情况下，为了提高医院效益，必须从成本入手，加强成本的精细化管理，在保证医疗服务水平的基础上最大限度降低医院运营成本。第一，创新医院成本核算分析模式。在核算科室成本的基础上，加强病种成本的核算分析，为 DRGs 付费奠定良好基础。第二，完善并严格执行招标采购制度，综合考虑实际需求、区域配置等各方面因素开展设备购买的前期论证，加强对招标采购的审计监督，杜绝暗箱操作、陪标等行为，降低医院采购成本。第三，建立严格的盘点和监督制度，加强医院的耗材、药品管理。对耗材进行条码管理并由专门部门负责监督核对其管理情况，在耗材采购、出入库等环节进行全面的信息化管理。第四，细化医院资产管理，加强对大量使用、即领即消但未纳入固定资产管理的材料的管理，建立台账，加强对其后续使用的追踪和管理。加强固定资产报废管理，资产报废须有严密论证及领导签批，杜绝无故报废资产的情况，对于折旧期满尚能使用的固定资产应给予管理部门一定奖励，激发设备使用科室维护设备的积极性，从而降低设备维修成本，合理延长使用年限，减少采购成本。第五，加强收费管理和培训，减少漏收费概率，降低不合理收费带来的处罚成本。

（九）财务人员的规范和培养

财务人员是财务管理工作的主体，其工作效果直接决定着财务活动的效率和质量，因此要重视财务人员的管理。

医院财务人员的配备，应符合国家会计制度规定，未取得会计资格证者不得从事会计工作。严格执行持证上岗制度，新上岗人员，必须参加上岗培训，考核合格后持证上岗。在此基础上可适当提高从业门槛。医院财务人员应具备必要的医疗机构财务知识和技能，熟知医院业务活动和经济管理情况。

建立微动力机制，能对财务人员起到管理、监督、促进作用。微动力机制没有固定模式，可根据医院人力资源管理现状采取相应措施，建议在构建微动力机制时涵盖以下三点要素。①变"人员管理"为"岗位管理"：根据财务管理目标和任务，建立健全岗位职责，规范岗位工作内容，并进行考核，依据考核结果，实行财务岗位轮换；②建立激励制度:充分考虑岗位职责的履行情况、业务质量、工作创新、教育培训等多方面因素,进行正面激励与负面激励;③创建"学习型"队伍:对财务人员的激励应尽量采用提供学习机会的方式,把个人业务素质的提高和整个财务队伍水平的提高结合起来,形成学习意识鲜明、学习氛围浓郁的组织环境。

由于财务岗位的特殊性,财务人员遵守职业道德、严守职业纪律、端正工作作风显得格外重要,在日常工作中要不断加强对财务人员的思想教育。为提高财务人员专业素质,医院应加强对财务人员的再教育投资,定期制订财务人员轮训计划,组织财务人员参加职业培训,进行知识更新。

六、医院财务管理优化

(一)财务管理组织结构优化

目前我国医院在财务组织结构的选择上基本采用直线职能制,由医院的一级财务机构即财务处统一管理医院的各项财务工作,在财务下属机构的设置上,各医院存在较大差异。除设置基本财务机构即会计科和出纳科外,其他科室设置可谓琳琅满目,如预算管理科、基建财务科、国有资产管理科、重大项目投资科、人员经费科等,大部分科室职能交叉,机构的重复设置既浪费人力财力,又不利于医院财务管理的统一和规范化。任何事业的科学化、规范化都需要依托专业组织去进行,医院财务管理也不例外。医院应建立适合自身特点的财务管理组织,将各项责权落实到具体部门和人员,提高财务管理的成效性。

1. 参照相关行业构建方法

参考其他行业(特别是事业部门等性质相近的单位),使财务管理组织的构建更加科学合理,增强其可行性。财务组织必须具备可靠性、敏感性和预示性。①可靠性:财务组织必须诚信可靠,能确保财务管理工作的有效开展;②敏感性:对医院财务状况的变化实时把握,迅速反应,及时处理;③预示性:有效预防财务风险。

2. 体现医院经济特点

财务组织构建必须体现医院自身经济特点。

(1)树立财务为主、会计为辅的观念　财务管理是医院内部管理的一项核心工作,是综合性管理,支持或制约着医院其他工作的开展。财务管理要实现的目标,本质上是医院自身要达成的目标,而会计核算只是财务管理中的一项具体工作,为财务管理的有效实施提供必要的财务信息,在构建财务组织,考虑机能设置时,必须分清主次,不可喧宾夺主。

(2)切合实际、实用精简　根据医院实际情况,设置满足财务管理需要的组织机构,不可贪大贪多,重复设置。

（3）培养配置财务管理人员　人员是实施管理活动的根本，做好财务管理人员的配置和培养工作是完善组织机能的重要方面。

3.构建科学的医院财务管理组织

合理设置财务管理组织，有利于解决财务管理过程中产生的问题，是财务工作实施的保证，是提高医院办事效益和市场竞争力的前提和关键。财务组织在医院财务管理活动中起主导作用，是财务管理实施的主体，由管理层和执行层组成。

财务管理部是医院财务管理的管理层机构，其设置是十分必要的。在日常工作过程中，可能存在一些潜在的提高经济效益的改善方法，需要财务管理部去发掘总结；医院为提高经济效益或管理效率，有时会采取短期行为，需要财务管理部及时进行处理。

财务管理部的主要工作是：编制年度财务管理草案、落实财务管理有关决议、负责全院财务工作的组织和实施、对财务人员进行统一管理、分析各项经济活动和财务收支，提出调整方案等。

财务管理工作不能单纯依靠管理层完成，只有在管理层的统一领导下，充分发挥各执行部门的能动性，才能确保财务管理组织的有效运作。

（二）财务管理业务流程优化

1.加强业务流程控制

对财务管理业务流程进行整体控制，能确保医院全面实现财务目标。

（1）先地控制——建立财务控制系统　先地控制是事前控制，是在财务计划执行前，为防止执行偏差而采取的财务管理行为。由于它规定了完成财务计划的各项要求、措施和职责，并确定了输入形式，因而能够在运营活动开始之前发现和纠正偏差，保证输出结果符合财务计划的要求，是一种带有预防性的控制。建立财务控制系统是先地控制的重要运用。根据医院的工作范围、性质和特点，建立医院内部财务控制系统，包括制订控制标准、规范控制程序等。制订控制标准要按照法律法规及财政系统的相关要求，结合医院的实际情况，建立健全各种会计与财务管理制度。包括会计人员岗位责任制度、账务处理程序制度、内部牵制制度、内部稽核制度、原始记录管理制度、财务收支审批制度等。使之在管理层面上有章可循，实现不相容业务的明确分离。

规范控制程序是科学合理地设计医院财务管理的业务流程，明确各个岗位的主要控制内容，规范财务工作的运作程序，全面落实收支两条线管理，并把自上而下的指标分解与自下而上的目标保证有机结合起来，促进医院经营活动良好运行。完善控制机制、加强控制管理、提高控制效果，把控制的触角深入到财务管理业务流程的各个环节，不留死角，真正做到预防性控制。

（2）运营控制——进行财务实时监控　运营控制是一种实务控制，是在执行过程中，直接观察、检查、监督业务流程，利用事先规定的财务管理标准进行控制，实际上是对财务活动不断调节的过程。医院财务运营控制可以运用公司财务管理方法,如授权批准控制、复核控制、内部审计控制等。但要注意区别医疗业务的性质和特点,合理界定和运用不同方法,或几种方法灵活组合,以求获得最佳控制效果。在运营控制中,要注意加强风险防范,即根据关键任务的着重环节,明确风险控制点,对控制点加强监控,建立预防、评估、报告、应急流程,避免损失。

（3）反馈控制——核对计划与实际情况　反馈控制是对实际情况与计划进行核对,发现问题、纠正偏差。然而,由于反馈控制是一种事后弥补,不能预防问题产生,也不能及时纠正业务流程中的错误,因此不是理想的控制方式。此处强调重视反馈结果的落实和相关奖惩,加强对考核意见的跟踪落实,强化关联人员及科室的责任意识,提高医院各项管理水平。

2. 业务流程的信息化建设

财务信息化管理是在提高社会效益和经济效益的前提下,对医院财务管理业务流程中的信息进行有效控制。建议医院建立财务信息处理程序,以此加强对业务流程的管理,确保医院财务工作顺利进行。

（1）建立收入分类数据库　财务工作的基础是收入和支出,只有理清收支,才能进一步分析财务状况。医院的业务收入主要是诊疗费和药品费,为使收入明细账更加清晰明了,医院可根据自身情况划分收入种类。此处拟出的收入分类数据库,将收入划分为诊疗收费库、药品收费库、器材收费库及单病种收费库。

诊疗收费库是医护人员提供医疗服务产生的收入,主要包括:①挂号费、处置费、化验费、手术服务费、特护费等;②药品收费库是病人在门诊或住院部消费药品产生的收入,主要为西药费、中药费、针剂费等;③器材收费库是病人消耗医疗器材而产生的收入,主要包括病床费、一次性耗材费、手术器材费、贵重器材费等;④单病种收费库是按照单病种(没有并发症的单一疾病,常见有非化脓性阑尾炎、胆结石、剖宫产等)收费。

（2）建立财务信息公开制度　建立财务信息公开制度十分必要,首先,由于医院的非营利性和公益性,导致存在两个典型问题:一是无股东,但有相关利益人;二是无清楚的商业盈利目标,但有支持运营的资金需求。因此医院经常出现财务问题,信息透明化是使财务管理充分发挥功效的重要手段之一。其次,在医疗市场中引入选择和竞争,是新型供方制约机制的主要手段。病人对医疗机构进行选择,需要掌握充分的信息作为选择基础,而财务信息是市场化经济下的重要选择导向。

在此,我们可以参考美国医院财务信息公开制:美国法律认可的非营利医院每年必须填写国税局规定的 990 表,报告医院经济活动及财务状况。内部使用者(管理团体等)及外部使用者(捐助人、主管机关及社会大众等)均使用 990 表。内部使用者用此评估管理绩效、监督业务活动是否依照原创项目持续运作、是否达成经济目标;外部使用者借此判断医院运营是否正常、是否在适宜的价格机制下提供优质服务。根据美国法律,公众有权提出查询,免税组织应提供近三年的 990 表及 1023 表的复本,对故意使公众监督失误者进行处罚。

我国可参考美国的做法,由医疗机构与卫生行政部门共同发布医疗财务信息,由指定媒体公布量化评价结果。其内容应包括:医院经济规模、财务状况、收入效益、偿债能力、发展能力、医疗服务价格、药品价格、服务质量及病人满意度等,每年度对各医院进行单项或综合评价。此财务信息对于医院内部,可作为领导考察评价财务工作的主要依据,为医院解决财务问题、改善经营状况提供参考;对于医院外部,是卫生行政部门对医院进行监管、间接管理国有医疗资本的有效途径。

第四节　医院绩效管理

一、绩效、绩效管理概述

(一)绩效的概念

绩效,单纯从语言学的角度来看,包含有业绩和效益的意思。用在人力资源管理方面,是指主体行为或最后结果中的投入产出比;在社会经济管理活动方面,是指经济管理活动的成果和成效;用在国家公共部门中来衡量政府活动的效果,是一个包含多个目标在内的概念。从管理学上讲,绩效是指组织期望的结果,是组织为了实现其目标而展现在不同层面上的有效输出。

有关绩效的概念,学术界尚未达成共识,比较典型的解释有以下几种:①绩效是从财务角度表明一个组织生产经营的结果,即能明显表示的组织效益、具有积极贡献的结果,通常,财务人员更加喜欢这种能够量化的观点,而且在这种理念下,根据一个组织的财务周期,绩效可以分为长期绩效、中期绩效和短期绩效等不同时间属性的生产经营成果;②绩效是一种能够激发和刺激组织全体成员及领导积极强化和推进有利于组织发展的内在能量,旨在激励组织上下行为的一种行动指南,而不是简单的财务结果,在一些行为主义指导下的管理学者眼里,他们比较重视从引导和强化员工行为的角度来提高组织绩效;③绩效是组织成员基于特定环境下的个体特征的反映,心理学家们多数认为员工的性格、技能与能力等个性特征在综合因素影响下可以转化为可量化的工作成果。

绩效是在某一时期内的成绩和效果,成绩就是业绩,可用一些量化的指标(例如财务指标)来衡量,而效果不能简单地用一些指标来衡量,是社会各界对组织的满意度和认可度。绩效可分为组织绩效和员工绩效:组织绩效是指组织在某一时期内的收支状况和完成任务的数量、质量、效率和效果;员工绩效是指员工在某一时期内的工作结果、工作行为和工作态度的总和。组织绩效和员工绩效既有区别又有一定联系,员工绩效的提升与下降一定能影响组织绩效,而组织绩效绝不是简单的员工绩效加总,应通过组织资源的优化配置达到或超过员工绩效之和。

(二)绩效管理

绩效管理是组织根据其发展计划,建立战略目标、逐层分解战略目标、对责任单元进行业绩考核并将考核结果有效运用,激励员工积极性的一种管理活动,以实现组织战略为最终目标。绩效管理是过程管理,是包含了多个关键阶段的管理系统;绩效管理关注的不仅仅是考核结果,更强调的是过程。绩效管理不是阶段性工作,而是一个连续的、上下互动的系统工程。绩效管理是通过绩效管理系统的构建和运行来实现的。绩效管理系统是由绩效的计划、实施、考核和绩效反馈等四个关键阶段构成的循环系统。

在实际运用中,常常将绩效考核和绩效管理混为一谈。从绩效管理和绩效考核概念层面来看,两者有着一定的差异:绩效管理是借助于持续开放沟通的过程,推动个人或者组织做出有助于达成预期目标的行为,从而实现组织的目标。绩效考核是指组织用结构化的指标来评价并衡量与员工工作有关的行为、特点以及结果,目的在于了解员工的潜在发展能力,以期望员工和组织可以融洽的共同发展。

绩效管理和绩效考核虽然在概念上有较大的差异,但客观地讲二者在具体操作上又是密切相关的。绩效管理源自绩效考核,绩效考核是绩效管理的一个重要组成部分。绩效考核可以为绩效管理人员提供客观的参考资料,令绩效管理人员能够通过绩效管理真正提高管理水平,同时帮助员工提高工作效率和工作能力,帮助组织获得整体满意的绩效效果。绩效管理是一个完整有序的管理过程,绩效考核作为绩效管理极为关键的一环,其重点在于信息的有效沟通和绩效的提高,主要强调的就是承诺与沟通。而绩效考核仅仅出现在管理过程中的特定时期,侧重于检查与判断,强调事后评价。

从管理过程完整性上看:绩效考核侧重于管理过程的定期总结和在关键环节的监测,绩效管理侧重于管理过程的完整追踪和全程监管;绩效考核侧重于主观判断和事后评价,绩效管理侧重于信息沟通和持续提高,强调动态。

绩效考核注重显性成绩大小,绩效管理注重内在能力提高。有效的绩效考核有赖于整个绩效管理活动能够成功地开展,而成功的绩效管理也需要有效的绩效考核来支撑。

(三)绩效影响因素

影响绩效的主要因素有外部环境、员工知识水平、内部环境以及激励效应。

外部环境属客观因素,是存在于组织和个人之外的因素,外部环境对于绩效具有不可控性。外部环境包括经济发展阶段、地区经济差异、市场结构及其变化、政策环境、国家差异环境等等,不同时期的绩效具有时期的特殊性,我们在分析不同时期的绩效时,要注意其历史背景对其造成的影响。

员工知识水平是指员工具备的业务技能水平,是组织的核心竞争力。由于教育背景不同,工作年限不同,员工之间在知识文化水平、技能水平方面有很大的差异,针对不同员工的文化技术水平可以对员工进行分类,找到其适合的岗位,除此之外还可以通过知识技能再深造,培训学习使员工知识水平得以提高。

内部环境是指存在于组织和个人内部的影响因素,具有可控性。与外部环境不同,内部环境可通过制定规章制度、学习企业文化等方式控制其对组织个人的影响。

激励效应是指组织和个人是否能积极有效地达成目标,激励效应具有能动性。绩效管理就是通过激励机制激发人的主观能动性,激发组织和员工争取内部环境的改善,提升技能水平进而提升个人和组织管理绩效。通过颁发证书、绩效奖励、岗位分级等方式对员工进行激励,从而影响到组织和个人整体环境的改善。激励效应对于员工知识水平和内部环境具有积极作用。

二、绩效考核与绩效管理

绩效考核在我国大多数医院中较为常见。近年来,绩效管理这一概念也慢慢被管理者所熟悉,两者之间到底有何区别? 绩效管理较之普遍使用的绩效考核有何先进之处? 针对这一疑问,我们对此做出详解。

(一)绩效考核与绩效管理的定义

绩效考核是通过考核方法对员工的工作表现进行评价,并根据考核结果给予相应奖励。

绩效管理是指组织和员工根据整体战略目标制订出绩效管理系统,该系统可被用来规范组织与员工行为,提高内部管理效率,通过该系统可实现组织战略目标。绩效管理可以激励员工更好地为组织提供服务,通过与员工沟通改善管理方法,达到共赢。

构建绩效管理体系首先要确定管理的目标是什么? 绩效计划是管理人员与员工就工作目标和标准达成一致,并形成计划的过程。在绩效管理开始时,管理者与被管理者根据组织基本情况制订管理目标,即绩效管理需要达到怎样的效果,根据讨论结果研究出具体的管理内容和方法,明确岗位职责与考核标准。在制订绩效考核指标时要注意其层次性,其考核目的要与医院宏观战略目标一致。在制订考核指标的过程中要分清主次,先确定组织的总体目标,根据总体目标制订出个体目标,个体目标与总体目标要保持一致。由于不同部门和岗位其考核标准不一致,对于这部分可以选择不同的类型的指标,比如对于医院的 ICU 和急诊科来说,不能单一地考核其收入和支出,对于抢救人次、留观输液人次、实占床日等指标也要考虑到。针对不同科室、不同人员要制订不同的指标。

在绩效管理出现偏差的时候,通过绩效控制可以纠正偏离的管理方向,引导绩效管理走上正确方向。如果缺少了绩效控制这一环节,在绩效管理出现问题的时候得不到及时纠正,在最终绩效考核结束时造成不良后果才发现问题所在,对组织管理工作的影响无法估量。在绩效管理的过程中,绩效控制同时起到记录的作用,通过收集信息与记录管理的整个过程,使绩效管理过程有据可查,组织可公平公正地进行绩效管理。

绩效考核是根据组织的整体战略目标,制订出考核标准,根据考核标准规范管理者与被管理者的行为,通过考核的方式使个人与组织的目标一致,实现组织整体战略目标。与组织相一致,绩效管理也具有层次结构。绩效考核主体是考核的引导者,被考核者根据考核指标规范自己的行为,达到考核者要求的标准。对于不同的组织和个人,管理者要制订不同的绩效考评方法,切忌以一概全,用同一种标准考核所有人。

(二)绩效管理与绩效考核的联系

绩效考核是绩效管理的基础。绩效考核最早出现于我国古代。在古代,统治者就开始重视绩效考核这一方法。随着经济发展,绩效考核越来越常见于管理中,美国军方于1813年开始使用绩效考核,联邦政府随后也利用绩效考核方式评价公务员的工作表现,这说明西方国家也慢慢开始重视绩效考核这一评价方法。随着经济的发展,传统的绩效考核缺点日益突出,单纯的每个周期列出计划进行考评已经不能满足管理者的要求,考核中出现的考核结果反馈不及时、考核目标与计划的偏离的问题逐一出现,绩效管理在这个时候应运而生。

绩效管理是绩效考核的演进。首先,在绩效管理出现前,绩效考核在最初制订方案后,未针对每个周期不同情况调整计划,大部分企业仅根据既定的绩效考核方案对组织和个人考核,绩效计划要与组织整体战略目标相一致,绩效指标的及时性和合理性很大程度上决定绩效管理的成功与否,绩效指标决定了员工工作的努力方向。有了好的绩效计划,保证员工沿着计划前进,绩效计划能否落实和完善要依赖它。在计划实施的过程中,管理者要根据客观环境或条件变化导致的异常指标和员工在完成指标过程中遇到的问题对指标进行调整,通过绩效反馈和结果应用,可以及时纠正计划运行中出现的偏差。

(三)绩效管理与绩效考核的区别

首先,立足点不同。绩效考核一切以经济出发,通过考核员工经济性来提高员工绩效,绩效考核假设个人都会追求利益的最大化与成本的最小化,假设在无人监督的情况下员工会降低工作效率以满足自身的利益最大化,所以必须通过绩效考核的方法监督员工。而绩效管理从个人出发,通过信任、授权和激励对员工行为进行纠正。员工可以更多地参与绩效考核,可以对绩效计划、绩效实施提出意见,更具有主动性。其次,管理的实现效果不同。绩效考核通过考核提高个人绩效,更好地为绩效管理服务。绩效管理是从单位整体战略目标出发,实现单位与员工的双赢,共同进步。

(四)区分绩效管理与绩效考核的意义

区分绩效管理与绩效考核的意义是什么呢?这里,我们从医院区分绩效考核和绩效管理的意义来说明。

从医院整体出发,员工作为医院的核心力量,通过有效地管理员工绩效,可以提高医院的服务水平及竞争力。那么什么是有效地管理员工绩效呢?通过分析绩效考核和绩效管理的区别和联系我们能够看出来,通过绩效管理体系可以最大化地调动员工积极性,使员工更好地服务于医院,而绩效考核作为绩效管理的一部分,其局限性会使员工更加经济化,过于注重个人利益,员工未参与到绩效管理过程中使得绩效管理中的问题无法及时发现并纠正,不利于医院整体管理水平的提高。

从医院管理者出发,绩效管理可以使管理者更加重视沟通,同时,减少员工的抵触情绪,可以将基层的问题及时全面地反映给管理者,便于管理者修正绩效计划。管理者是绩效考核的实施者,其管理水平和对医院管理的了解程度决定着绩效考核的水平,一旦管理者考核指标以及考核方法选择错误,会使员工行为偏离医院整体发展方向。考核结果由管理者统一发放至员工,绩效考核无法对考核过程中的问题进行沟通,更无法在下一轮绩效周期做出调整,管理者和被管理者的矛盾日益激化,而绩效管理避免了这一状况发生。

从员工角度出发,员工可以亲自参与绩效管理,提高了员工的积极性,有利于头脑风暴法的运用,使更多绩效管理建议浮出水面。绩效管理中的沟通和反馈可以使员工了解到自己在工作中的不足之处,对不足之处及时纠正,避免了在下一轮管理过程中错误的重复出现,有利于员工个人发展。而绩效考核中,员工只是被管理者,无法提出自己的意见,更适合基层的绩效管理方案无法反馈至管理层,员工也无法知道自己的问题所在,不利于员工自身发展。另外,绩效管理中员工能够参与其中,调动了员工的积极性。

区分绩效考核与绩效管理能够让组织学习到更先进的管理方法,提升个别组织整体绩效水平。对于医疗行业来说,提升医院的绩效管理水平可以提升医疗行业的服务水平和医疗服务者的待遇,为医疗行业注入新鲜的血液。

(五)绩效管理的工具与方法

1. 目标管理法

所谓目标管理(MBO),即通过制订和分解组织目标,明确责任,实施具体措施,并考核完成目标情况以及进行奖惩,是以员工自我管理为抓手,实现组织战略目标的一种管理模式。目标管理最早是由美国管理学家德鲁克(Peter Drucker)在 1954 年出版的 *The Practice of Management* 提出的。目标管理是管理层和组织成员共同制订组织目标并由管理层向组织成员传达这些目标,然后决定如何按顺序实现每个目标的过程。这个过程使管理人员能够一步一步地完成需要完成的工作,形成富有成效的工作环境。这一过程还有助于组织成员在实现每个目标时看到他们的绩效成果,这增强了其工作积极性和成就感。目标管理的一个重要部分是衡量和比较员工的实际绩效与目标绩效。目标管理的指导思想是以美国行为科学家麦格雷戈提出"Y理论"为基础的,也就是当员工自己参与目标设定并选择他们应遵循的行动方案时,他们更有可能履行自己的职责。目标管理的核心是领导层通过引入一系列具体目标来管理其下属的过程,这些目标是员工和公司在不久的将来要努力实现的目标。实现目标管理的五个步骤:

（1）制订组织目标　最高管理层确定组织战略目标,可以是多个的,而且目标之间要有关联性,以及实现目标的时段性,另外,还需要采集数据的信息系统进行差距检查和分析,及时提供激励制度的支撑。

（2）分解组织战略目标　要使抽象的组织战略目标能实现,就必须将它分解成具体能实现的指标。将组织战略目标确切地分解到各部门,各部门目标再通过与组织成员充分沟通后,合理地细分到个人,按此分配的个人目标,能充分调动员工工作积极性,能更有效地达成组织目标。通过采用量化考核模式,每个小目标都是由大目标分解而成,每一个小目标完成都是为了最终大目标完成。

（3）目标实施过程　目标管理强调员工有目标后能进行自我管理。重视自主并不代表管理层可以放任自流,管理层要定期检查员工的工作情况,要与员工保持沟通,及时协调解决员工遇到的问题,在必要时修正原先设定的目标。

（4）评估完成目标的成效以及奖惩　在一定时段内要及时评估员工的工作绩效,奖惩得当。考评员工的绩效必须要客观和及时,对很好地完成绩效成果的员工进行奖励,激励他们更好地完成更高的目标。与此同时,对没有完成绩效目标或者完成不好的员工,也要公正地给予惩罚。

（5）反馈　在评估和奖惩后,需要建立绩效反馈机制,如果在目标管理实施的过程中,没有绩效反馈,就会导致绩效考核失去有效性。员工通过绩效反馈来改善工作流程提高工作效率,使个人绩效和部门绩效同时提升。

2. 关键绩效指标考核法

关键绩效指标考核法是实现组织战略目标的绩效指标体系,具有可衡量性和可操作性。它是战略目标分解的部分重要的结果,而这些结果对组织价值创造起到关键驱动作用,同时给完成组织战略目标和改进运营绩效提供了重点,有助于集中精力在最重要的事情上,也为决策制订提供分析的基础。在制订关键绩效指标考核法时,一般是以指标层次划分的。

关键绩效指标体系建立的关键是如何通过自上而下分解战略目标,将绩效指标落实到组织、部门和个人。这个分解的过程有效转化战略规划为员工具体行动的积极性,并确保战略目标的有效实现。关键绩效指标考核法在绩效管理领域有广泛的应用,原因是其有以下三个优点:①关键绩效指标考核法源于组织战略目标,强调战略目标的重要性,始终确保战略目标对关键绩效指标的动态牵引;②关键绩效指标考核法是将组织战略目标分解到个人绩效,让个人绩效和组织战略保持动态一致,有助于战略目标的实现,达到组织员工共赢的效果;③关键绩效指标考核法抓关键重点工作,以小见大,排除庞杂的一般指标,不让战略目标失焦。

3. 基于资源的相对价值比率(RBRVS)考核法

计算工作中消耗的资源,以相对价值作为绩效评价尺度,支付医务人员劳务费的绩效评价法就是 RBRVS 考核法。基于资源的相对价值比率是用于确定医师劳务费用应支付多少钱的方法,根据美国审计总署 2005 年官网的数据给出三个独立因素确定价格的占比是:医师工作量(54%)、医疗项目成本(41%)和医疗事故责任成本(5%)。基于资源的相对价值比率考核法被部分美国医保体系和几乎所有的健保组织使用。

RBRVS 于 1985 年 12 月在哈佛大学国家 RBRVS 研究所创建,并于 1988 年 9 月 29日在 JAMA 上发表。William Hsiao 是首席研究员,他组织了一个多学科的研究团队,其中包括统计学家、医生、经济学家和测量专家,共同研究开发 RBRVS。1988 年,研究结果被提交给医疗保健融资管理局,用于美国医疗保险系统。1989 年 12 月,乔治·赫伯特·沃克·布什总统签署了 1989 年《综合预算协调法》。这项工作于 1992 年 1 月 1 日生效。从 1991 年开始,美国管理协会不断更新 RBRVS,至今,已向医疗保健融资管理局提交了超过 3500 多项更正。

对于每一个 RBRVS 中的通用操作术语代码都是使用医生工作量、医疗项目成本、医疗事故责任成本这三个独立因素确定其相对价值,这些的平均相对权重分别是医师工作量(54%)、医疗项目成本(41%)和医疗事故责任成本(5%)。确定医师工作价值的方法是 William Hsiao 的主要贡献。在此基础上,如果有新的医疗项目,美国相对价值更新委员会通过新的医疗项目对比现有代码中涉及医生的工作内容,来确定每个新代码的相对价值。由美国医学会制定的《医疗保险相对价值系数》等同于中国物价局制定的医疗收费价目表。由执业费用审查委员会确定的医疗项目成本包括提供医疗服务时使用的医用耗材和非医师劳动相关的直接费用,以及所用医疗设备的成本,另外还包括一些间接费用。在 RBRVS 的开发中,医生工作量(包括医生的时间、脑力劳动、技能水平、判断力、承受的压力和医生的教育摊销)、医疗项目成本和医疗事故责任成本都被纳入计算结果中。费用的计算结果会因地区不同而进行调整。但 RBRVS 本身不针对其代码的相对价值、医疗服务质量、严重程度和医疗需求进行调整。

4. 平衡记分卡

平衡记分卡是将组织的战略目标分解成可计量的绩效目标,主要从财务、客户、内部流程、学习与成长四个维度去衡量企业发展状况的绩效管理体系。平衡记分卡的绩效目标和评价指标都来自组织战略目标,它将组织的使命、愿景和战略目标分解成可量化的绩效指标和工作标准。平衡记分卡已经在企业管理中得到广泛运用,给企业带来巨大发展,渐渐地也在服务行业得到发展,这几年有不少的医院开始将平衡记分卡应用到医院的绩效管理中。平衡记分卡的优势在于它突破了传统以财务作为唯一指标的绩效考核法,它要求的是企业全面的发展,兼顾多方面的平衡,其中有财务指标与非财务指标的平衡、长期目标指标与短期目标指标的平衡、内部指标和外部指标的平衡、过程指标与结果指标的平衡、质量指标与数量指标的平衡。因此,它关注的是组织综合运营状况,让业务水平发展趋于全面和平稳,有利于组织的长期发展。平衡记分卡绩效评价体系尤其适合非常重视社会效益的医院,但是要进行修正和改进才可以使用。

(1)财务维度 财务指标绝对不是衡量医院运营好与坏的唯一指标,但是也是不可或缺的重要部分。在市场经济下的医院要有一定获利能力,才能维持日常的运营,包括给员工发放绩效奖金的人力成本,购买医疗设备和基础建设的固定成本,卫生材料和药品成本等等,都是需要医院自行支付的。医院不能只追求利润的最大化,而是要通过减少不必要的耗用,控制成本费率,追求合理利润。平衡记分卡的作用在于将医院的财务战略目标与各个科室以及个人的财务目标联系起来。通过提高医疗资源利用率、降低成本费率以及建立科学的绩效考核制度来增加科室收入,进而增加医院的财务收入。因此,平衡记分卡在财务维度的评价侧重资源耗用的合理化、工作量与绩效奖金平衡化、医疗收入与人均费用差异化。效率指标指的是员工通过提高工作效率和提升医疗水平,创造更高的医疗产出。例如在同样床位数的条件下,通过降低平均住院日,增加床位周转次数,提高床位使用率,这不仅能收治更多的病人,同时也能提升员工的绩效水平。

(2)内部流程维度 传统的绩效评价体系通常是通过控制和改善特定的职能部门来达到组织绩效目标,评价结果是根据财务指标对这些部门的经营业绩,虽然也有一些效率指标,但强调的是单个职能部门的业绩,没有从整体去把控组织绩效管理。就医流程设计能高效运行是所有医院共同追求的目标,对医院战略目标的实现有举足轻重的作用。医院的绩效目标的达成是需要多部门协助完成的,转诊程序是否顺畅、入院手续是否便捷、术前检查项目是否高效、病人候诊区是否舒适等等,都会影响到整个绩效目标的完成。平衡记分卡重点关注学科建设、门诊就诊流程改进、住院病人出入院流程改造以及检验检查流程改良。平衡记分卡强调绩效评价的多样性和灵活性,能够充分地反映医院内部的管理水平,例如:手术室的异常报告件数、临床的甲级病历率、检验科异常值报告率等等。持续优化就医流程是保证绩效持续进步的加速器。

(3)客户维度(病人维度) 平衡记分卡在病人维度重点关注的是医疗质量,其中包括病人满意度以及医疗纠纷率。这个维度考核的内容可以涵盖医院总体满意度——医疗、护理以及医疗费用满意度三方面。通过加强医患沟通,提升医疗服务质量,降低不必要的医疗成本,增加民众的认同感,从而达到兼顾内部和外部的平衡。

（4）学习与成长维度　学习与成长维度是组织必须建立的战略体系，它决定了医院能否长期发展和基业长青，是医院未来具有核心竞争力的保障。医院必须在平衡记分卡中有体现学习与成长的绩效评价目标，这是医院能完成长期战略目标的力量源泉。学习指标包含给员工提供的各种技能培训、提升信息技术处理能力、升级信息系统，形成良好的组织学习文化。医院通过投资员工技能培训、工作支持及提升职业规划，实现医院实际能力在医疗技术的突破，这些都是平衡记分卡可以要求团队需要达到的目标。例如：员工满意度、员工离职率、学历、职称结构成长和发表论文评分等。而这些评价指标都必须落实成可以量化的指标。这个维度对于医院的绩效管理体系非常重要，因为它体现了医院是否具有不断学习与成长的意志和能力，一个重视长远发展的医院，会非常重视员工的学习与成长。

5. 360 度绩效评价法

360 度绩效评价法（也称为多评估者反馈、多源反馈或多源评估）是通过融合自评以及来自下属、同事和主管反馈过程的一种考核方式。360 度绩效评价在必要时还可以包括来自与员工有交互关系的外部反馈，例如顾客和供应商或其他利益相关者。360 度绩效评价法之所以以此命名，是因为它从各种角度（从属、横向和监督）收集员工工作情况的反馈。因此，它可能与"向下反馈"或仅由下属提供给监督或管理人员的"向上反馈"形成对比。360 度绩效评价法与其他考核方式相比更全面，得到的评估结果更加具体、真实，这样可以提高考核的准确性，更加精准地得出员工的工作情况、优劣势，以更好地完成绩效管理工作。

360 度绩效评价法在用途方面存在很大争议，它是否应仅用于个人成长，抑或也可以用于绩效评估呢？这主要是由于提供反馈的对象的主观性和动机都会存在差异，以及他们是否有能力公平地评估被评者工作的完成情况。在使用 360 度绩效评价法时，要充分了解它存在的这些问题，特别是用于绩效考评时，这些问题会更加突出，因为这可能会激化员工之间的矛盾，甚至会导致法律责任。

三、医院的绩效管理

（一）医院绩效的定义

2003 年 WHO 的欧洲办事处发起了关于发展和传播医院绩效评价综合性的方法的项目，将其作为质量改进的医院绩效评价工具，同时在构建卫生绩效评价框架过程中加入了健康性、反应性和公平性的特点。根据国内外学者对医院绩效的研究结论，可以将医院绩效管理概括为业绩和效率两部分内容。

目前我国医院提出了医院绩效管理的公益性和社会责任性。在绩效管理过程中通过设定考核目标明确管理方向，通过绩效考核规范医院管理者与被管理者的行为，通过绩效的反馈和应用对医院绩效管理过程中不合理的地方进行纠正,使绩效管理方向与医院整体战略目标保持一致。在绩效考核过程中运用绩效管理工具制订考核指标,绩效考核是绩效管理的核心部分。

(二)医院绩效管理的特点

在医院绩效管理过程中,如何平衡医院的经济效益和社会效益是一个难点,过度注重经济效益会使医院为了创收而制订超额工作量标准,医生为了自身利益加大给病人的开单量与检查种类,医院出现乱收费现象。而过度注重社会效益对于差额拨款和自负盈亏的医院来说,收支的不平衡使得医院无法维持正常运转,医疗服务人员积极性降低,医疗服务水平下降。因此,对于医院来说,找到医院经济效益与社会效益的平衡点是绩效计划制订的关键。

不同于企业,医院具有公益性和服务性,为了提高医疗质量和服务水平,我们要了解医院绩效管理的特点。

1. 绩效管理的公益性

医院绩效管理方案的制订除了考虑经济效益,还需要注意其"公立"的特点。医院在其发展过程中由于缺乏科学有效的管理体系,改革遇到了诸多问题。一些医院单纯以科室收支结余和工作量来核算科室绩效奖金,会导致科室偏重于经济利益,服务性和公益性无法体现,长此以往会出现乱收费,加重病人负担。经济性和社会性是制定绩效管理办法的重要原则。

2. 绩效管理注重成本控制

政府投资医院的目的不是累积利润。企业的利润主要用于所有者和经营者之间的分配,而医院主要用于医院的公益性投入。医院要同时重视服务质量和医疗水平,才能保证医院长远发展。绩效管理通过指标考核等改善医疗水平和服务态度,因此公益医院需要科学的绩效管理。对于医院自身来说,为了维持其正常运转,需要满足医疗服务者的需要,通过绩效管理激励员工提供优质的医疗服务,绩效管理要充分体现以人为本的思想。

3. 绩效管理的社会责任性

医院绩效管理不同于企业,企业追求经济利益最大化,将经济性放在第一位,医院应该将社会责任性放在首位,经济效益放在次要位置,不仅要注重其公益性,还要注重其社会责任性,以病人为中心提供基本医疗服务,构建出科学的绩效管理体系。关键指标法让医院从单一注重经济指标转变为更加注重服务质量指标。

(三)我国医院绩效管理的发展历程

1. 计划经济阶段医院绩效管理的发展概况

中华人民共和国成立后,针对我国国情和经济发展状况,我国制订了计划经济体制,医院作为公益性和福利性单位,响应国家号召均采用计划经济管理办法。医院的工作任务及物资供给都有国家规定,医院无须考虑经济指标以及经济水平,需要做的就是完成国家制订的计划。管理者和员工对于绩效这个概念是模糊的,绩效考核的观点还没有形成,"大锅饭"的现象比较严重,完成计划成为其唯一的目标,这个阶段还没有出现绩效管理。所以说,计划经济阶段绩效管理的概念还未清晰,属于绩效管理的萌芽阶段。

2. 改革开放以后到 20 世纪 90 年代中期医院绩效管理的发展概况

改革开放以来,我国实行市场经济体制。1979 年 4 月出台的《关于加强医院经济管理试点工作意见的通知》强调了在市场经济条件下,医院在保证其公益性的前提下,要重视其经济性,医院要运用经济指标考核医务人员工作量,通过收支结余发放绩效奖励,将公益性和任务完成相结合,加快医院经济建设。医院逐步从强调完全福利事业转向注意经济核算。在市场经济体制下,医院努力提高经济水平,管理者通过学习了解到绩效考核这一方法,这段时期绩效考核的概念开始出现,以经济指标为核心的绩效考核制度不断完善,医院普遍开始重视绩效考核,对经济指标的核算更加全面,但同时,早先的计划经济"大锅饭"问题的存在与市场经济的矛盾冲突,过分重视经济指标的重要性,片面追求经济利益,忽略医疗水平、服务态度、社会效益,使医院得不到长远发展。20 世纪 90 年代中期,绩效管理处于发展阶段,管理者逐渐发现绩效管理方法的局限性,积极探索新的绩效管理办法。

3. 20 世纪 90 年代中期后医院绩效管理发展概况

20 世纪 90 年代中期后,市场经济已经逐渐成熟,国内学者开始关注新的绩效管理思想,西方关于绩效管理的著作被引入国内进行研究。我国绩效管理开始进入新的阶段,过去的绩效考核方法已经不能满足管理者的需要,管理者开始学习并探索新的绩效管理方法。

这个阶段,除了经济方面,医院的长远发展也是管理者在管理过程中需要考虑的一方面。医院绩效管理开始出现新的变化。首先,医院绩效管理的内容发生变化。绩效管理不再仅注重经济管理,服务水平、医疗质量、病人满意度、医务人员自身发展等被医院所重视,管理者将这些纳入管理范围并结合绩效进行考核。其次,医院绩效指标多样化发展。除了反应经济指标外,服务水平、病人满意度等指标成为新的绩效考核指标。最后,医院的管理方式更加多样化。医院员工能够参与到医院管理中,管理者能够了解到员工的想法,对员工提出的意见记录并反馈到绩效管理过程中,通过修正绩效考核指标纠正管理方向,实现医院战略性目标。

医院绩效管理是在国家经济发展下出现的,每个阶段的绩效管理都具有其时期特点。我们在研究绩效管理体系时,应结合当前国家政策与经济环境,我国医院具有其经济性和公益性,国外发达国家优秀管理方法固然出色,但未必适合我国国情,要有选择性地学习,积极探索适合我国医院的管理办法。

(四)现代绩效管理方法的引入

随着经济发展,医疗行业大环境发生了改变,我国一些医院开始重视绩效管理,平衡计分卡等多种绩效管理方法正在被医院管理者所了解。2001 年北京中日友好医院和重庆医科大学附属第二医院应用平衡记分卡建立了临床科室及中层干部绩效评价系统,这些先例表明现代绩效管理方法正逐步被我国医院所接受。真实、科学和有效的指标是保证绩效考核正确性的关键,医院应选择合适的绩效考核方法。目前常用的绩效考核方法有平衡记分卡法、关键业绩指标法、全方位绩效考核法、目标管理法等十余种,其使用较为普遍且对医院绩效管理实用性较强。在对医院进行绩效管理时,我们要分析医院的性质、战略目标和医院发展状况,选择与其对应的绩效考核方法,构建完整的绩效管理体系,保证医院整体战略目标的实现。

(五)国内外医院绩效管理状况分析

国外医院对绩效管理的探索比国内较早一些,一些优秀的绩效管理范例值得我们学习。国内绩效管理目前还停留在探索阶段,医院管理者正在努力地找出适合自己医院的绩效管理方法,关键业绩指标、平衡计分卡等多种现代的绩效管理工具慢慢被管理者所熟悉,实践经验的匮乏使国内绩效管理出现了很多问题,概括为以下几方面:①医院为了完成上级指派任务进行绩效考核,考核目的不明确,考核未与医院总体战略目标保持一致;②医院没有全面、正确地看待其与战略管理的关系,未根据整体战略目标进行绩效管理,在运用现代绩效管理的理论和方法时偏重于经济考核,医疗质量和服务水平未计入考核,与医院公益性和社会性相背离,绩效管理的结果与医院整体战略目标不一致;③绩效考核时过于关注经济指标,不利于医院的长远发展,医院在绩效考核时,通过门诊诊次等经济指标来考核工作量,会形成医院短期追求经济利益的现象,加重了病人负担;④考核对象没有针对性,医院制订绩效考核方案时未明确考核对象,考核指标未针对不同科室不同人员加以区分,个别科室出现不公平现象,特殊科室如急诊科等无法仅仅用收支结余考核的科室就总体而言考核指标无法完成,医院在制订考核指标时要保证其完整性;⑤医院管理仍停留在考核阶段,未形成完整的绩效管理体系,绩效反馈与绩效结果应用未出现,管理者无法根据绩效考核结果修正绩效计划,被管理者也无法向管理者反馈绩效管理过程中出现的问题,绩效考核停留在单一的管理阶段;⑥绩效考核结果未发挥其综合管理作用,绩效管理有不同维度,国内大部分绩效管理着重于财务维度,对其他维度不够重视,绩效管理未能实现医院宏观战略目标以及改善医院医疗技术和服务水平。

四、目前医院绩效管理存在的问题

近年来,很多医院投入较多的精力进行绩效管理的尝试,有不少医院认为绩效管理就是绩效考核,绩效考核就是把工作量化。许多管理者认为进行绩效管理的唯一目的就是公平地评价员工的贡献,为激励业绩优秀的员工、督促业绩低下的员工提供基础依据。这些做法偏离了实施绩效管理的初衷,虽然做了很多工作,但依然改变不了医院员工效率低下、浪费严重、管理混乱的局面。

医疗是一个相对特殊的行业,国内许多医院都在做绩效管理,但由于受到管理水平的限制多数医院绩效管理流于形式,普遍存在以下问题。

(一)在医院绩效管理计划阶段存在的问题

1. 医院绩效管理机构不健全

有些医院领导对于本医院的绩效管理工作非常重视,人力资源部门也下了很多功夫推进绩效考核与管理工作,但是由于其他部门主管对于绩效管理的认识不够,在其意识里形成了绩效管理是人事部门事情的错误观点,使得医院的绩效管理越来越流于形式,部门主管不愿意参与到其下属的业绩考核中去,认为填写相关的考核表格会影响到正常的医疗业务工作,总是想完全由人事部门去完成考核。在这种错误思想的影响下,导致各个部门主管对于绩效考核应付了事。医院没有设立专门的绩效管理机构,如果医院没有较强的执行力,绩效考核根本无法进行下去。

导致这种状况的主要原因是:首先,很多部门主管都是业务骨干,习惯了简单粗放的管理方式,对于填写烦琐的表格、统计下属绩效信息等事情厌烦,同时由于没能感受到绩效管理所带来的直接益处,导致其可能会抵制绩效考核工作。其次,业务部门主管对于自身管理责任认识不到位,从本质上讲,业务部门主管应该将更多的精力放到具体医疗行为的管理上,应该更好地辅导和激励下属的医疗行为,而不是事必躬亲。

2. 绩效指标设计没有与医院战略挂钩

一些医院基础管理水平通常不是很高,没有太多绩效管理工作经验,绩效考核不能实现绩效管理的战略目标导向。绩效考核指标简单粗放,大多数考核指标具有广泛的适用性,不仅适用同一级别的岗位,甚至适用所有岗位,在指标制订中,关键指标缺失严重。"德能勤绩"的绩效考核手段有着很长的历史,一直以来在国有企业和事业单位的年终考核中被广泛使用。这种考核方式可以增强员工的责任意识,加强基础工作的管理水平,对于监督员工完成岗位工作有积极的促进作用。但随着医院基础管理水平的不断上升,医院对于科学性、精确性管理的要求不断提高,这种绩效管理方式已经不再符合实际情况了。这种绩效考核方式在业绩方面的指标相对较少,过于注重"德""勤",考核指标的核心要素不齐全,没有统一考核标准和绩效目标。由于考核标准不明确,考核者打分的时候也就没有明确依据。"德能勤绩"式的绩效管理虽然容易操作,但是在实际考核过程中随意性较大,对于组织和个人的提升帮助不大,只适用于那些简单粗放的公司管理。

"检查评比"的绩效考核方式也是目前一些医院正在使用的,该方式主要由医院内部组成考察组,对员工进行统一监督检查。这种绩效考核模式能够按照岗位职责和工作流程细化出详尽的考核项目,通过大规模检查和单项抽查评比方式,对于提高员工的工作效率和质量有很大的作用,通过让员工感到工作压力,促使其在做好工作指标方面多下功夫,尽力完成组织规定任务,对于提升业务能力和管理水平具有一定的积极意义。但是在这种模式中,单项考核指标所占权重很小,在考核项目中基本没有加分项,由于考核项目繁多,导致考核信息来源不准确,考核结果好的员工不一定是做出贡献最大的员工,绩效考核得分较低的员工也不一定贡献就很少,这样的考核会制约公平目标,不能实现激励作用。此外,由于考核项目繁多,重点不突出,绩效管理缺少指导作用,员工没有感受到企业的发展方向和战略目标,在完成既定工作后,缺乏应有的成就感。

以上两种考核方式不能实现战略导向作用,有以下两个方面的原因:①由于没有层层分解医院的战略目标,员工感觉不到组织发展方向和期望的行为是什么;②考核项目众多,每项指标所占权重很小,没有突出考核的重点,造成员工忽视重要指标,不能实现战略导向作用。

3. 没有正确处理好组织绩效与个人绩效之间的关系

大多数医院在实际绩效管理过程中面临的一个困扰是每个员工个人绩效都不错,考核成绩的分数也都很高,但是医院的整体工作效率反而下降了。从理论上来看,医院预定的战略目标经过了层层的分解转化,自上而下地分解到各个部门,形成各个员工的绩效目标。各个员工绩效之和就是组织的总绩效,如果每个员工的绩效优秀,那么医院一定会实现其既定目标。然而在实际工作中,个人绩效和组织绩效并不能简单换算,主要由于以下几点原因:

(1)过于强调目标的规划性　医院总是想把所有考虑到的东西都记录到考核计划中去,要求员工遵照执行,认为这样医院不仅可以把控,并且也是最公平的方式,但是在实际工作中,计划一旦有变,目标无法弹性制订时,往往直接导致员工工作不努力。

(2)过于强调明确的目标　当医院过分将目标明确化的时候,尤其强调个人员工的明确目标时,就会把员工的工作目标限定在一个狭窄的范畴,导致员工行为短期化和医院整体效率的降低。为了明确具体目标,管理者在设计考核指标时,经常要求量化具体的指标,如门诊医生的工作,个别医生为了增大诊治病人量,加大工作量指标,在诊治过程中诊疗不到位,指标倒是增大了,管理者却无法准确地知道他解决了病人实际问题的数量,对病人满意度产生了多大的影响,而这些恰恰是医院服务者工作中最重要的组成部分。也许医生为了应对考核,确实都是按照量化的标准严格去做的,在年终考核时也获得了优秀的评价,但是在对病人的诊治过程当中,没能用心给病人治病,使得病人对医院的评价极坏,最终导致病人的大量流失。

(3)过分强调目标到人　即过分要求将考核目标分解到员工个人,这样很容易导致协作文化的消失,使得夹缝中的工作无法进行和实现,集体协作的力量难以得到发挥。

医院属于知识密集型组织,需要多学科、多层次的人密切配合才能完成任务。但是当人们都专注于自己的某一个目标时,就会大大减少目标范围之外的东西,这样无疑会使得协作无法有效进行下去。

(4)医院过分以考核目标对员工进行管理 医院在对员工进行管理与制订奖惩措施时,总是严格以考核目标为准则,这就难以引导员工自主创新,挑战更高的目标。在与员工沟通目标的时候,员工总是强调目标的困难,不愿意接受有挑战性的任务,管理者为了获得更好的业绩,也会让主管给自己的下属设置较容易的目标,而不是争取医院整体较好的业绩。

4. 绩效考核指标设计单一

一些医院绩效考核指标单一,只以经济指标作为考核评分标准。医院只用科室的医疗收入扣减支出后,按一定比例提取奖金激励科室,存在很大的弊端,不能全面考核各科室的绩效,不能充分反映科室风险和劳动强度。例如:①由于物价所限,医疗收费存在不合理现象;②传统手术收费价格低,而新开展的新技术、新项目收费高;③临床护理、治疗收费低,靠大型设备检查化验收费高;④使用设备的治疗检查项目收费高,员工手工操作项目收费低。

用现有的物价收费标准不能反映医生对于疑难杂症的诊断与治疗所付出的劳动。由于医疗保险报销相关规定,致使一些原来可以收费的项目不能收费(例如激光照相),医用卫生耗材(例如冲洗用生理盐水)不能收费,影响了医院财务收入支出配比原则。医疗欠费问题也使医务工作者的劳动价值不能得到体现,支出耗材不能得到补偿。个别科室例如肠道科、感染科兼有公共卫生职能,科室收入低,而防护消毒物品用量较大,造成科室收不抵支,出现负结余现象。由于医院的公益性和坚持社会效益至上的特殊性,只用经济指标来衡量科室绩效情况已不能满足医院发展的需要,只能导致科室片面追求经济效益,危害病人的利益。

(二)在医院绩效管理实施阶段存在的问题

在整个绩效实施阶段,绩效管理人员和医务人员对于一些同样的问题能否给出相同的答案,以及双方在问题上是否达成共识,是绩效管理实施过程中需要注意的。这些问题主要有:医务人员在考核的绩效期内需要完成的目标主要有哪些? 医务人员在任职期间主要的工作职责是什么? 判断医务人员完成目标的标准是什么? 医务人员在完成目标的过程中所采用的方式方法有哪些? 医务人员需要完成目标的具体时间? 医务人员对于各项工作的权重以及其工作职责是否了解? 医务人员个人工作绩效不好对于整个组织带来的负面影响有哪些? 医务人员在完成目标的过程中遇到了哪些困难以及哪些管理人员可为医务人员提供帮助和支持? 医务人员在绩效考核中应该参加哪些培训? 医务人员如何与绩效管理人员沟通?

有些医院没有就医院确定的绩效目标对医务人员进行有效的培训,导致在绩效实施过程中医务人员不知道在绩效期内怎样能更好地完成绩效指标,绩效管理人员不了解医务人员遇到的问题和障碍,也就不能很好地为医务人员提供支持和帮助。

(三)在医院绩效管理考核阶段存在的问题

1. 绩效考核出现负激励效果

一些医院的被考核者从内心不认可绩效考核的结果。医院绩效考核的主要方式是抽查,当被考核者在抽查中被发现问题的时候,往往不是主动从自身寻找原因,而是觉得其他考核成绩好的人也存在问题,只不过是没有被抽查出来而已。

另外,被考核者对绩效考核的公平性、公正性也会产生质疑。这主要是因为:①考核者对被考核者工作的认识和理解存在偏差;②考核者往往不是被考核者的直接领导,被考核者绩效的好坏不会影响到考核者的业绩,导致考核者随意评价被考核者的业绩;③个别考核者不愿得罪人,在考核中给予被考核者相同的得分,出现绩效考核"大锅饭"现象,使医院员工干好干坏、干多干少考核结果相差不大,形成奖懒罚勤、奖劣罚优的考核"大锅饭",不能有效调动被考核者的工作热情,从而影响到医院整体竞争力的发挥,导致医院的整体效益下降。

在绩效考核中还存在着这样的问题:①由于考核者工作量大小不同,工作难易程度不同,如果考核评价时没有考虑到这些问题,就会导致被考核者承担的工作越多、工作难度系数越大,考核时完不成工作的情况就越多;②做的工作少、工作简单,考核就能轻松完成,导致绩效考核成绩不能反映实际完成的工作数量和工作质量,形成事实上的多干评价低、少干评价高的负激励效果。绩效考核不但不能起到激励员工的作用,反而造成了不易消除的负面影响。

2. 绩效考核只是一种奖惩手段

大多数人普遍认为奖惩总是和绩效考核的结果画等号的,认为实行绩效考核的主要目的就是为了惩罚甚至淘汰不合格的员工,奖励、升迁考核成绩较好的人。但是,绩效考核从本质上讲不是为了单纯奖励或者惩罚员工而存在的,医院应该把它当成一种提升医院整体效益和员工个人工作效率的有效手段,并将这种理念传输下去。员工应该走出绩效管理等同于奖惩的误区,绩效管理实际注重的是动态过程管理,强调的是组织绩效和个人绩效充分配合,贯穿于日常的工作之中,如果仅仅局限于简单的奖惩和优胜劣汰的模式,在实践中往往达不到理想的效果。

在实践中,考核者与被考核者应该建立良好的沟通关系,从与别人比较考核成绩,转变成自发的自我诊断,院方也应该让被考核者明白绩效管理是为了医院整体发展和全体员工的共同受益。对于医院自身而言,必须将绩效管理纳入医院文化中的一个组成部分,提高绩效考核的公正性、科学性,为员工营造出一种健康、公平、积极向上的工作环境。利用绩效管理,让每个员工认清自己的不足和优势,在工作中及时进行调整,使自己工作水平得到提升。

(四)在医院绩效管理反馈阶段存在的问题

一些医院存在这样的现象:在做绩效考核时花费大量的人力、物力、财力,但考评结果出来后便悄无声息、敷衍了事,无论员工绩效好坏,所获待遇一个样。还有一些医院虽然比较注意绩效考核结果的反馈,但是由于管理者沟通方式方法简单,缺乏沟通技巧,在将绩效考核结果向被考核者反馈时,采用单向批评式的沟通方法,给被考核者带来了一定的压力。这种面谈方式使得双向沟通变成了单方面的批评,一方面被考核者没有机会得到正确的考核绩效信息,失去了检查考核指标和考核结果的公正性与科学性的机会,另一方面,管理者也无法真正知道被考核者没有达标的原因,因而根本不可能提出可行性、针对性、科学性地提升管理的有效策略,员工也没有机会去思考提高自身绩效的途径。显而易见,这种以考核者为中心的绩效管理模式,不能保证双向沟通的顺利进行,也不能获得有效的反馈信息,对于调动医护人员参与自我改进绩效管理的积极性和主动性都是一种挫伤,不能保证绩效管理得到切实的改进。

在绩效管理反馈阶段,有效沟通非常重要,主要表现在如下方面:员工与主管之间需要对绩效考核期间员工完成情况达成共识,并且积极形成提升工作效率的具体计划并提出改进不足的措施,同时需要就下一个工作目标达成一致。考核时没有及时与员工进行沟通,考核结果没有及时传递给员工,员工对自己的工作业绩、工作表现等无从知晓,绩效考核也就不能体现出应有的激励作用。绩效反馈作为绩效管理的关键步骤,其反馈结果直接体现出绩效管理是否达到了预期目的。绩效反馈的目的就是将考核的结果反馈给被考核者,并对被考核者的行为产生影响。

绩效结果反馈的主要目的是为了使员工了解自身工作,只有当员工意识到自身的不足与优势的时候,并且明确如何才能提高自身工作素质和技能的时候,才能有效发挥其作用。绩效结果反馈在整个操作过程中占据了重要的地位。

五、医院绩效管理的改进措施

(一)在医院绩效管理计划阶段的改进措施

1.建立健全医院绩效管理机构

医院绩效战略目标的制订、将绩效目标层层分解到科室和医务人员、实施绩效目标、绩效考核、绩效结果的反馈等关键阶段,都需要强有力的绩效管理组织来推动医院绩效管理的进行。

全院上下应达成一个共识:人事部门只是绩效管理的组织协调部门,各级管理人员才是绩效管理的主角,各级管理人员既是绩效管理的对象(被考核者),又是其下属绩效管理的责任人(考核者)。从医院文化建设入手,加强部门的执行力,只要医院决策层领导大力推进,各级管理者和员工就会逐渐接受绩效管理。随着绩效管理的深入推进,各级管理者和员工会从绩效管理中获得好处,绩效管理就会得到各级管理者和员工的重视。

医院要组成绩效管理委员会,将医院的战略目标向员工阐述清楚,这样可以使医务人员将自己的绩效计划与医院的目标结合在一起,当医务人员完成目标时,也能增强自豪感。

在科室层面要组成绩效管理小组,对管理者进行绩效管理有关工具、方法和技巧的培训,提高管理者能力素质和管理医院水平;将医院总体绩效管理目标分解到各科室和个人;将医务人员工作岗位情况进行动态描述,在制订绩效计划时,要不断地重新回顾工作岗位情况,重新思考职位存在的目的,并根据变化了的环境实时调整工作描述,以此将个人的工作目标与职位的发展要求联系起来。

2. 以战略为导向制订医院绩效指标

在日益激烈变化的环境中,医院要在竞争中根据所拥有的技术与内外部资源和所服务的人群,客观地分析和评价自身的优势与劣势,找准位置,制订医院的战略目标。

医院的战略环境分析主要包括外部环境分析和内部环境分析。通过外部环境分析,医院可以明确自身面临的机会和威胁,从而决定医院选择做什么;通过内部环境分析,医院可以认识自身的优势和劣势,从而决定医院能够做什么。

2009 年《中共中央、国务院关于深化医药卫生体制改革意见》提出了医改的总目标,明确提出"医院要遵循公益性质和社会效益原则,坚持以病人为中心"。随着医疗体制改革的不断深化,医院所面临的竞争环境也越来越激烈,一方面要面对多种体制并存,国家对医疗卫生事业投入依然不足的情况,另一方面又要肩负起社会责任,体现医院的"公益性"。医院的战略目标应坚持"以病人为中心,以医疗质量为核心",不以营利为目的,牢固树立为人民群众健康服务的思想,遵循社会主义市场经济和医疗卫生事业发展的内在规律,持续改进医疗服务质量,确保医疗安全,为人民群众提供优质、高效、安全的医疗服务,不断满足人民群众日益增长的医疗卫生需求。

在明确医院的战略目标后,医院绩效管理委员会要召开医院管理人员与员工代表共同参加的绩效计划会议,制订医院绩效计划。将医院战略目标层层分解为科室目标和个人目标。在召开绩效计划工作会议时,管理人员和工作人员都要明确医院总体战略目标,并且保证没有任何歧义,这样才能使得双方在绩效计划会议上制订出适合院方同时也适合员工的考核计划。医院绩效指标要分解到医疗、医技等各个业务科室,而且人事、财务等职能部门其工作目标也要与整个医院的经营发展紧密相连。

3. 平衡个体与组织绩效的关系达到总体最优

个人的优秀只有转化为团队的优秀才能实现其最大价值。组织的良好绩效是全体员工的共同努力才得以实现的,每个人的绩效都是构成团队绩效的一部分,员工个人除了尽力完成个人的绩效目标外,还应该努力配合部门同事的工作,实现总体绩效的提升。绩效指标的设定应尽可能地量化和明确化,但不能为量化而量化。

在设定绩效指标时,医院层的指标应该是量化的,明确清晰的,因为医院层面工作的产出就应该是最终的结果。但是对于有些基层员工来说,其工作没有明确可见的结果,相对而言,一些关键的行为表现对医院而言更有意义。这样,对于这类基层员工的评估就要有一定的主观性,需要量化指标和非量化指标的结合。这样就可以解决"过分强调目标明确性"问题,通过定量与定性的结合,鼓励员工的长期行为,鼓励员工的额外劳动。

绩效考核要计划与变化相结合:在制订绩效计划时,各项工作指标要事前规定好,让员工知道如何努力,做到什么程度会有什么样的结果。但在实际工作中,不可能预计将要发生的所有工作。没有列入绩效计划的工作,员工就不愿意做,如遇到上级单位下达的指令性工作,例如担负某项重要活动的医疗保障服务。所以在进行绩效考核时,要将事前计划与事后变化的情况相结合,避免出现未计划的工作不做的问题。

医院在制订绩效考核政策时,要将员工其个人绩效成绩与部门绩效成绩进行适当的挂钩:一方面,能促进部门内部的团队协作意识的培养,强化员工对本部门的责任心和荣誉感;另一方面,也能保证部门绩效考核结果与员工个人绩效考核结果的一致性。同时将医院绩效奖金的总额与医院的整体绩效挂钩,医院的整体绩效好,发给员工的总的绩效奖金就多,反之亦然。

4. 在制定绩效考核指标时应遵循 SMART 原则

(1)S(specific)　明确的、具体的。指标要清晰、明确,让考核者与被考核者能够准确地理解目标。

(2)M(measurable)　可量化的。要求指标数字化,标准清晰。

(3)A(attainable)　可实现的。目标、考核指标都必须是付出努力能够实现的,既不过高也不偏低。从管理学上说,目标是比现实能力范围稍高一点的要求。计划目标要具有一定的难度、挑战性,但是经过努力是很有可能实现的。如果目标过低,起不到带动员工积极性的作用,目标过高,又容易导致无法实现,挫伤员工积极性。指标的目标值设定应结合个人的情况、岗位的情况以及历史的情况来设定。

(4)R(relevant)　有关的、现实性的,而不是假设性的。现实性的定义是现实所具备的资源,且存在客观性、实实存在的。

(5)T(time bound)　有时限性的。目标、指标都要有时限性,要在规定的时间内完成。指标可分为年度指标、季度指标、月指标等。

5. 应用平衡计分卡制订医院绩效考核指标

(1)衡量一个组织业绩常用的考核方法

1)经济增加值法:经济增加值是一种度量组织经营业绩的核心指标,可以全面落实衡量组织的经营业绩,反映价值管理的所有方面,是讲究核心价值、全面推进思路下的考核方法。

2)基于传统财务指标基础上的全面预算考核方法:全面预算是组织通过实际执行与预算指标的比较,考核收入、利润等绩效指标。

3)平衡计分卡法:平衡计分卡从四个维度来对单位的战略目标进行分配与评估,有助于建立起兼顾短期利益和长期利益的业绩考核体系,这是一种全面提升、和谐发展理念下的考核方法。

目前大多数医院采用平衡计分卡法制定绩效考核指标。

(2)多维度制定医院绩效考核指标 美国学者罗伯特·卡普兰和戴维·诺顿在1992年初首次将平衡计分卡的研究结果在《哈佛商业评论》上进行了总结,这是他们所公开发表的第一篇关于平衡计分卡的论文——《平衡计分卡——驱动绩效指标》。在论文中,卡普兰和诺顿详细地阐述了1990年最初将研究项目采用平衡计分卡进行公司绩效考核所获得的益处。1993年二人又将平衡计分卡延伸到企业的战略管理之中。他们认为平衡计分卡不仅仅是公司绩效考核的工具,更为重要的它还是一个公司战略管理的工具。为此二人在《哈佛商业评论》发表了第二篇关于平衡计分卡的重要论文——《在实践中运用平衡计分卡》。在这篇文章中,他们明确指出企业应当根据企业战略实施的关键成功要素来选择绩效考核的指标。

平衡计分卡是一种全新的战略管理系统和绩效考核方法,从客户、财务、内部业务流程、学习与成长四个维度评价和反映组织的业绩,将组织的战略落实为可操作的衡量指标和目标值。以战略为导向制订绩效考核的目标从而保证企业战略得到有效的执行。客户层面的重点是组织期望获得的客户和细分市场、部门如何满足内部和外部客户的需求;财务层面主要是阐明组织的经营行为所产生的可衡量性经济结果,体现了组织对股东价值的增值;内部业务流程层面的重点是为了吸引并留住目标市场的客户,并满足股东的财务回报率期望,寻找组织的核心经营流程,并符合组织的价值观趋向;学习与成长层面的重点是为了取得竞争成功,组织以及员工需要具备的核心知识和创新精神。

医院在制订绩效管理指标时,坚持医院公益性和社会效益原则,以病人为中心,围绕着满足病人日益增长医疗服务需求的目标。同时,在整个绩效计划的过程中,要实时认真总结和吸收管理经验,结合医院的实际情况,找出遇到问题的解决方式,使得关键绩效指标与工作目标最大限度贴近实际。

在病人维度,制订病人信任度指标和缺陷管理指标。病人信任度指标包括病人满意度、病人再入院率、门诊病人完成率和住院病人完成率;缺陷管理指标包括病人投诉率和医疗赔偿率。

在财务维度,制订成本收益率、收入增长率和资产周转率指标,主要反映医院成本控制情况、业务开展情况和资产使用效率;同时严格控制病人负担,分别从药品收入占医疗收入比例、人均门诊费用和人均住院费用三个方面进行监测。

在内部业务流程维度,制订服务效率和服务质量两类指标。服务效率指标包括床位使用率、病人平均住院天数、临床科室对医技后勤服务满意度和人均服务工时;服务质量指标包括甲级病历率、病人治愈率、诊断符合率和检查阳性率等。

在学习与成长维度,制订科研考评方面的发表论文论著指标和员工成长方面的学历职称结构和员工培训时间与计划培训时间的比率。

(二)在医院绩效管理实施阶段的改进措施

绩效管理的重要阶段是其在实施阶段的沟通过程。在这个阶段中,管理人员必须通过与员工充分交流的手段,对员工在绩效管理期间怎样实施工作计划和目标达成共识。绩效实施过程中,通常以绩效会议来进行沟通,但是绩效管理实施沟通的方式并不仅仅只有这一种。管理者在召开绩效会议时,应该把重点放在与员工的有效沟通上,根据具体实施情况,及时对员工的工作计划做出调整,指导员工行为,使其工作目标与医院发展总目标相一致。在沟通时,最好是员工和管理者都能固定时间,并保证这段时间不被其他事情打扰。这样的沟通交流才能真正起到作用。每次进行绩效管理沟通会议之前,管理者和员工都要进行充分准备,收集各种信息,确保双方都能知道医院的发展目标和要求,讨论时重点放在具体工作职责和其他有意义的信息上面,例如员工上次绩效考核的结果、经营计划信息和员工的自我描述等。

管理人员在绩效管理工作实施阶段,要充分尊重员工的意见,因为员工是最了解自己工作的人。管理人员不要过多干预员工的具体工作,主要影响员工的领域应该在如何使员工个人工作目标和组织的发展战略相协调上。管理者在和员工沟通时,要始终保持平等的关系,为了共同完成组织战略目标而进行绩效沟通。

以下几方面的问题是管理人员和员工在绩效管理工作沟通时就应该达成共识的:①为员工制订的整体工作目标应该与组织的战略目标相结合,并且员工应该清楚地知道自己的工作对于整体目标实现的作用;②员工的工作职责是可以在绩效考核中得到充分反映的;③明确员工和管理人员各自的主要任务以及每项任务的轻重程度;④员工和管理者对于在完成工作目标过程中可能出现或者可能遇到的问题都十分清楚;⑤只有明确了实现目标的主要途径以及员工的主要目标、衡量工作结果的标准和指标,以及各项工作的轻重缓急,员工在绩效实施过程中才能充分发挥其创造性、主动性。

(三)在医院绩效管理考核阶段的改进措施

在医院绩效考核阶段,管理者根据既定目标对员工进行任务完成情况的考核,考核的基本依据就是当初与员工沟通制订的考核计划和执行标准。对于可以量化的工作,要做到充分量化以便于考核;对不能量化的工作,则采取交叉考核或第三方考核;进一步加强过程考核,实时了解和掌握工作进度及进展。

1. 转变医院绩效考核观念

为了保证医院顺利推进绩效考核工作,医院的全体员工必须转变观念、明晰角色、各负其责。绩效考核指标制定后,要对不同的人员进行各有侧重的绩效管理观念的灌输。在绩效考核时也要分层进行考核:由卫生行政管理部门对医院整体进行考核;医院组成绩效考评小组对科室进行考核;科室再组成科室层面的考评小组对个人进行考核。医院应当把绩效考核当成一种提升个人工作绩效和医院管理水平的方法,变成一种自觉自愿的行为。对医院高层而言,一个医院的绩效管理体系能否获得成功,关键就看高层是否有决心、有魄力去大力推进。对医院中层而言,需要努力转换观念,有效的绩效管理可以有针对性地提升下属的能力,能够使部门的业绩得到很快地提升。对基层员工而言,通过绩效考核和面谈沟通,可以及时了解自己的工作在哪些方面做得不够好,还可以如何改进等等,从而使个人的能力随着绩效考核的推行而不断得到提高,使医院绩效考核达到正激励作用。

医院绩效考核的落实很大程度上依赖于监督的力度,医院可以采取抽查或者座谈的方式,掌握绩效考核的实施情况,对考核中出现的不正常现象及时予以披露,指导考核的正确方向,从而强化考核的监督力度,形成考核的良性循环,充分发挥绩效考核的激励作用。

2. 做好医院绩效考核的记录工作

在绩效考核过程中,管理者经常会忽视一个重要的环节,即观察并记录员工的表现,形成系统的档案。这样做可以使管理者掌握书面证据,避免说服员工时候的尴尬局面,使得绩效考核变得顺利通畅,避免被考核者对绩效考核的公开性、公正性产生怀疑。这方面还需要遵循绩效考核的无意外原则。所谓"无意外原则",是指管理者与员工面谈时,都不会感到意外,交谈内容等事项都在双方意料之内,所有考核指标和内容都已经提前做好了认真细致的沟通,并做好了详细的记录。因此,为了获得更加公平、具有说服力的考核结果,管理者有必要多下一些功夫在记录员工的绩效表现上,这样可以提供追溯的事实依据。管理者不仅需要监督指导员工的工作,更要做好日常记录工作,管理者必须能够以一种公正、公平的旁观者态度进行绩效记录,才能保证绩效考核的公正、公平。

3. 广泛应用医院绩效考核的结果

绩效考核的最终目的并不是为了获得一个考核分数,管理者还需要就考核结果向员工进行反馈,通过与员工的面对面交谈,使员工充分了解自己在绩效考核中的状况以及最后的成绩。在肯定员工在这一阶段的优秀表现时,还要为其指出工作中有待改进和不足之处,并鼓励其积极改进,并且也可以听取下属在工作中所遇到的困难,并接受员工对于上级的求助与建议。

医院绩效考核结果还可以用在员工绩效工资管理上,建立以任职资格为基础、变单项奖罚为全面绩效评价体系,通过薪酬制度、岗位轮换制度、培训教育制度、资格晋升制度等体现对员工的激励。变负向激励为正向引导,不断提升员工的工作能力和工作绩效水平,共同实现企业的战略目标。

(四)强化医院绩效管理的沟通反馈

考核者与被考核者持续不断的双向沟通与反馈是一个医院绩效考核得以顺利进行的保障,也是医院进行绩效管理的关键所在。沟通是所有绩效考核的先决条件,没有沟通,即使设计得非常科学合理的绩效管理目标也无法顺利进行下去。合适的沟通,可以有效减少考核过程中所遇到的阻力,得到被考核员工的支持,从而最大限度提高医院整体绩效。在执行过程中,让被考核者能够了解考核目标、状况和最终结果等,一方面能够激发员工的工作热情,另一方面能够让员工与绩效部门保持步调一致,个人目标和医院整体目标协调同步发展,这样绩效考核自然成为一种凝聚人心,促进交流,提高管理能力的多赢过程。

绩效管理中的沟通要始终贯穿在整个绩效考核过程中。双向沟通在绩效管理中主要表现在以下几个方面:①管理者与员工共同制订有关员工的具体工作计划,使双方达成共识;②员工要承担起对于主管的绩效承诺。

绩效管理能否顺利完成,关键看沟通是否有效、顺畅。沟通对于绩效管理的实施显得尤为重要。主管人员在员工完成规定绩效时要随时保持与员工的双向沟通,及时对员工提供必要的业务辅导和资源支持;而员工也要积极主动配合主管的考核,对于工作中遇到的困难及时向管理者进行反馈。

保持双向沟通的方式有很多,其中定期召开例会就是一种非常有效的方式,开会的时间间隔不应该太长,可以根据具体情况定期召开例会。例会要以解决医护人员在具体工作中遇到的实际问题为主要内容。持续的双向沟通,不仅能够有效缩短管理者与医护人员的工作关系,还能够及时地发现问题并解决问题,提高运行体系的前瞻性,从根源发现并解决问题。管理者与医护人员经常就存在的问题进行讨论,共同解决问题,排除障碍,达到共同进步、共同提高、实现高绩效的目的,最终达成医院的整体绩效目标。

在整个绩效管理周期结束时,管理者应该及时对员工进行绩效考核满意度调查,因为只有通过及时的反馈调查,才能及时发现绩效管理体系中存在的不足,并加以调整。沟通反馈的调查结果,对于人事部门以及整个医院都是有效的数据,可以促进管理层能力的不断提高。根据反馈结果,管理者要帮助员工制订个性化的改进和提高计划。通过对绩效考核结果的反馈分析,医院绩效考核小组要将尚未解决的问题放到下一次 PDCA 中去,从而获得改善和提高。绩效管理计划、实施、考核和反馈四个阶段是一种循环重复过程,但它不是一种简单重复,而是不断地自我完善与提高的上升式过程。

第五节　医院后勤管理

医院后勤管理是医院管理的重要组成部分之一,是医院顺利开展医疗、护理、预防、保健、教学、科研工作的保障。医院后勤管理围绕医疗服务,以病人为中心,开展对医院后勤服务所涉及的后勤设备、物资、建筑、环境等进行计划、组织、领导和控制一系列连续的管理活动,目的是保障医院工作的正常运行。随着我国医药卫生体制改革的不断深入,医院后勤管理改革已经成为我国医院管理体制改革的重要课题之一,对促进现代医院的发展具有重要意义。

一、医院后勤管理概述

(一)医院后勤管理的概念和意义

1. 概念

医院后勤管理是医院管理活动的重要组成部分,是医院管理学的重要内容之一,已经逐渐成为一门理论性、指导性、实用性较强的应用学科。医院后勤管理是指医院后勤管理者充分运用管理学的理论和方法研究医院后勤管理活动现象和规律的科学,是根据社会主义市场经济发展规律和医院发展现状及趋势,指导医院后勤服务部门的员工,以病人为中心,为医疗、护理、教学、科研、预防、保健工作的正常运行及战略发展,科学合理地协调人力、物力和财力资源,使其产生最大的社会效益和经济效益,为医院一线工作提供所需服务的管理活动。

医院后勤管理的内容有广义和狭义之分,广义的后勤管理包含医院财务管理、总务管理、建筑管理、环境管理、后勤物资与设备管理;狭义的后勤管理仅指总务管理,具体包括医院房地产管理,运输设备管理,制冷空调及医用气体管理,通信及声像设备管理,给水、排水、供电、供热管理,洗衣房管理,职工生活服务管理,环境保洁及绿化管理,污水污物和尸体处理。

2. 意义

医院后勤管理的核心是在兼顾效益的前提下,为医院一线工作服务。医院一线工作需要后勤服务部门的支持和配合,没有后勤服务部门及时、强有力的支持,医疗护理服务的质量就会受到影响,病人的需求就不能得到满足,最终影响医院的发展。因此医院后勤管理对医院的建设和发展起到了不可或缺的促进作用,两者互相依存,其意义表现在以下三方面:

(1)为医院的正常运行和发展提供支持保障　医院的医疗、教学和科研等活动,必须依靠医院后勤提供的水、电、气等物资保障,医院后勤管理的质量和效率直接影响到医院医疗服务的质量和效率,也能够影响医院的战略发展。随着社会、经济的发展及科技的进步,医院的日常运行对后勤保障的依赖程度越来越大,标准也越来越高,因此,医院后勤管理的地位和作用越来越重要,这对医院管理者而言是不可忽视的管理工作。

(2)保障病人在良好的医院环境中得到有效治疗,提高病人满意度 医院后勤服务能够为病人创造一个整洁、舒适、安全、温馨的医疗环境,通过生态化环境的建设减轻病人心理负担,通过提供合理的营养膳食增强病人的体质,通过严格的卫生管理有效防止院内交叉感染。所以,优质高效的医院后勤服务能够满足住院病人生活方面的需求,提高病人对医院的满意度和忠诚度。

(3)能够增强医院的凝聚力,有利于提高医疗工作的服务质量和效率 医院后勤管理能够为职工提供餐饮、洗浴等全方位多方面的服务,有效帮助医务人员解除工作和生活方面的后顾之忧,提高医院内部的满意度,提高职工的工作积极性,有利于营造团结和谐、相互关心的医院氛围。医院后勤管理负责指导和协调后勤各部门为医疗、护理、教学、科研、预防和保健工作需求提供服务保障,高质量的医院后勤服务能够降低医疗服务成本,使医院集中精力发展核心业务,提高医疗服务的质量和效率。

(二)我国医院后勤管理的发展过程

在计划经济时代,我国医院的收入主要来自国家财政投入和医疗服务收入(包含药品收入)两大部分,而且医疗保险制度主要是公费和劳保两大保障体系,其覆盖率和参保率均较低,医院处于医疗市场的垄断地位,导致医疗服务供给与需求的差距。但是这一时期的医院享受国家的财政补助,没有市场的竞争,也没有经营的危机,医院后勤保障体系的建设也由国家计划投入,医院后勤管理基本上采用行政指令式的管理,后勤服务处于不被重视的地位,后勤服务职工的岗位数量及工资水平固定,医院管理中很少考虑后勤投入的运营成本与工作效率,后勤服务理念薄弱、人员技能和素质均较低。另一方面,由于社会服务行业发展相对落后,为满足医院后勤服务需要,医院后勤服务机构设置复杂,缺少合理配置和规划,造成资源浪费、效率低下的现象,形成了医院后勤服务成为独立于社会服务之外的保障体系。

在社会主义市场经济体制改革的初期,由于经济的快速发展,人民的医疗保健需求日益增长,促使医院扩大规模以增加医疗服务的供给,但是这一时期国家的财政补助和医疗收入已经不能满足医院发展的需求。在医院后勤服务方面,为满足医院不断发展的后勤保障需求,医院增加了对后勤部门的投入,医院后勤部门成了"花钱的部门"。而"小而全"的后勤部门中技术和管理落后、服务意识薄弱、效率低下、运营成本高、人员素质差等问题日益突出,制约了医院后勤的发展,同时也影响了医院的整体医疗服务水平的提高。

伴随着社会主义市场经济的不断发展和完善,社会服务行业兴起了许多提供支持保障服务的专业化后勤服务公司,这一时期外包、托管、医院联合等一系列的后勤管理社会化方式出现在医院后勤管理改革中,很多医院后勤服务功能逐步被社会服务公司所取代。医院后勤服务的社会化虽然在一定程度上减少了后勤服务成本、提高了服务效率,但是经过一段时间的运行,出现了后勤服务质量达不到后勤保障要求、病人满意度下降,甚至出现医院后勤服务成本不降反升,未达到预期的效果。所以,医疗卫生服务的公益性需要也体现在医院后勤管理中。目前,我国的医药卫生体制改革不断深入,在新医改背景下,医院后勤管理无论如何改革,其最终目标是不会改变的。

(三)医院后勤管理的内容和特点

1. 医院后勤管理的内容

(1)医院后勤人力资源管理　医院后勤服务需要三个层次的人才队伍,一是高层次的医院后勤管理人才,二是后勤服务保障型的专业技术人才,三是普通工作岗位的后勤服务工作人员。医院后勤人力队伍素质的高低决定了医院后勤服务的质量、效率和管理水平,影响医院日常工作的高效运行,而且随着医疗市场竞争的加剧、医药卫生体制改革的不断深化,对医院后勤队伍的要求越来越高,因此,建设一支精简、专业、高效的医院后勤人才队伍是医院后勤管理的重要内容之一。

医院后勤人才队伍建设既包括后勤人员的素质培养,也包括后勤人力资源的绩效考核。医院后勤人力资源考核是以医院后勤发展目标为导向,通过科学、合理、可行的绩效考核办法评价医院员工取得的工作业绩和效果,以激励后勤各部门持续改进工作绩效,实现医院后勤管理的目标,提升后勤整体能力。

(2)医院物资管理　医院物资管理是对物资资料的计划、购入、配送、保管、使用、回收等工作内容及其相关信息流、资金流的协调、管理过程,目标是为医疗服务,为教学、科研及病人提供安全可靠、及时准确、价格合理的物资保障。随着我国医院改革的不断深化,医院不仅关注医疗、教学、科研水平的提高,同时也关注如何提高医院的运营效率,因此,医院物资管理要确保在做好日常物资供应的同时,不断提高后勤管理水平,提高医院资产的利用效率,为病人提供安全、舒适、经济的医疗环境和条件。

(3)医院建筑管理　医院建筑管理主要负责医院发展需要用房的新建、扩建、改建和建筑物的维修、养护及与医院建筑相配套的供水、供电、供气系统的建设与管理,还包括医院在土地使用范围内的土地利用及管理,绿地的绿化、美化、维修、清洁等科学规范的管理。

(4)医院环境保护管理　医学模式的转变要求医院不仅要满足病人的医疗需求,还要满足病人的心理和社会需求,医院环境卫生直接影响病人对医疗机构的印象,因此医院环境保护能够控制医院感染,有利病人的治疗与康复。环境保护管理还包括医院内的绿化美化管理、污水污物管理、声光污染管理。

（5）医院生活服务管理　生活服务是医院后勤支持系统的重要组成部分，生活服务管理能够满足病人就诊或住院期间的生活需求，有利于病人尽快恢复健康；同时，生活服务管理能够为医院职工提供良好的工作、生活环境，使职工在良好的环境中工作，感受到医院对职工生活的关心，激励职工努力工作，增强医院的凝聚力和核心竞争力。医院生活服务管理的目的是为病人和职工提供优良的生活服务条件，是医疗服务、教学科研和预防保健工作的重要保障。

（6）医院交通运输管理　医院交通运输管理是医院后勤管理工作中的重要内容之一，交通运输为医院日常工作提供必要的交通保障，保证医院医疗服务工作的顺利开展，加强医院交通运输管理能够提高医院交通运输的工作效率，具体包括交通运输生产管理、运输工具管理、运输安全管理、运输资产成本费用管理等方面。

（7）医院安全管理　医院安全管理模式由"人防"为主的经验性管理模式向"机防（机制与机械）"为主的现代化模式转变，医院安全管理涉及医院后勤管理的各方面内容，包括医院运营安全管理、消防安全管理、建筑施工安全管理、交通运输安全管理、综合治理安全管理等内容。

2. 医院后勤管理的特点

（1）服务性　医院后勤管理的核心是服务，不仅要为医疗一线工作提供服务，而且要为病人住院期间接受治疗及康复提供服务，还要为医院职工生活提供服务，服务性是由后勤管理工作的本质所决定的。

（2）连续性　医院医疗工作的连续性决定了后勤管理工作的连续性。医疗工作具有时间性、应急性和不确定性，这要求后勤管理工作必须连续不断才能确保医疗工作的顺利进行，否则将影响医疗工作的质量和效率。连续性还体现在后勤管理工作因意外出现间断时，能够及时采取应急预案，保障病人的健康和生命安全。

（3）社会性　医院后勤管理工作在计划经济时期形成了"小而全"的模式，即所谓的"医院办后勤"，造成后勤资源没有被充分利用，后勤员工工作效率低下。随着社会主义市场经济的确立和医药卫生体制改革的实施，医院后勤服务社会化是医院后勤管理改革的必由之路，最终形成"社会办后勤"的局面。

（4）技术性　随着科学技术的进步和医院现代化的发展，后勤服务工作的技术性和专业性不断加强，促使后勤管理者不仅应加强自身的学习，还应重视培养后勤工作人员的专业技能、知识和素质，满足医院现代化发展对后勤管理工作的要求。

（5）安全性　医院后勤管理的安全性不同于医疗安全，一方面要提供安全的后勤服务，确保医院一线工作安全运行和病人的生命安全；另一方面要确保后勤工作人员在工作过程中的自身安全。因此，医院后勤管理应制订全面的规章制度，保证后勤服务工作的安全运行。

（6）经济性　在社会主义市场经济条件下，医院后勤管理具有一定的经济性。医院后勤服务不直接产生经济效益，但是高效的医院后勤服务能够降低医院运行成本，有利于提高医院服务的质量和效率，间接地创造经济效益。因此，医院后勤管理应该合理配置后勤资源，提高后勤设施的使用率，减少资源浪费，做好后勤设备的维护保养工作，延长设备的使用年限。

（四）医院后勤管理的原则

医院后勤管理的原则是后勤管理者按照后勤岗位职责和年度工作目标，指导各部门员工，以服务医院一线工作为宗旨，有序、有效、安全地完成服务保障工作的准则。主要有以下三个原则：

1. 以病人为中心、服务需求为导向原则

医院的医疗服务是"以病人为中心"，而后勤管理的核心是为医院一线工作提供服务，因此，后勤管理也要坚持"以病人为中心"的原则，为医疗一线工作和病人提供及时有效的服务，确保医疗一线工作的正常、安全、有效运行。同时，后勤管理的工作内容及后勤机构和人员的设置应以服务需求为导向，有效调动后勤员工的工作主动性和创新性。

2. 全局性原则

后勤管理是医院管理的重要组成部分之一，因此后勤管理与医院管理是局部和全局的关系。全局性原则要求后勤管理工作要依据医院的中心工作和整体发展规划确定后勤管理的工作方案和改革方向，局部服从全局，处理好两者之间的关系。全局性原则还要求后勤管理者有计划有重点地实施后勤工作，协调有限的人力、物力和财力资源，确保医院一线工作的顺利开展。

3. 经济性原则

医院工作的正常运行需要一定的经济基础，而后勤服务是具有一定经营属性的服务性劳动，"低投入、高产出"是后勤管理追求的经济活动原则。目前，我国医院是"政府实行一定福利政策的社会公益事业"，而且非营利医疗机构占主导地位，不以营利为目的。后勤管理的经济性原则要求在保证"社会效益第一"的同时，逐步提高经济效益，充分认识经济效益和社会效益之间辩证统一的关系，通过提高经济效益追求更高的社会效益。经济性原则还要求后勤管理者在医院内部经济管理中合理调配有限的资金，保证医院工作的正常运行。另外，在社会主义市场经济的大环境中，通过合理利用资源及合法融资开发经营项目，促进医院发展。

二、医院后勤管理组织

（一）医院后勤管理组织设置

1. 医院后勤管理组织设置原则

（1）服务一线、目标一致原则 后勤管理工作的核心是为医院一线工作服务,后勤管理组织设置应以此为原则,结合医院的实际情况,明确后勤组织的设置。同时,医院后勤管理各组成部门统一目标,为实现医院的总体目标互相协作。

（2）分工协作原则 现代医院的发展要求医院后勤服务专业化、技术化,促使医院后勤服务的分工越来越细化,同时,要求后勤各部门为实现组织目标而明确分工、团结协作,目的是为了提高后勤服务的效率和组织的应变能力。处理不好分工与协作的关系,必然会导致后勤服务工作出现漏洞。

（3）精简效率原则 精简效率原则要求医院后勤部门以较合理的人力、财力和物力资源配置,有效地完成工作内容和目标。后勤机构及人员的精简不仅能够提高后勤服务工作的效率,还能够降低服务成本、节约资源。

2. 人员编制

《综合医院组织编制原则（试行草案）》规定,我国医院行政管理人员和工勤人员占总编制的 28% ~30%,其中后勤工作人员约占总编制的 20%。此编制标准是在 1978 年制订的,随着医院管理体制改革的深化和医院的发展,有些标准已经不适应人事制度改革的需要。目前,医院可以结合自身的实际情况,参照此标准,采取定编定岗、因需设岗等方式制订适合医院发展的编制标准。

3. 医院后勤管理组织机构

我国的医院后勤管理组织机构没有固定和统一的模式,可根据医院的需求自行设置。虽然不同地区、不同级别的医院,设置了不同的医院后勤组织机构,但是其承担的后勤服务保障职责是相同的。广义的后勤管理部门由总务处（科）、财务处（科）、基建处（科）、保卫处（科）等部门构成。总务处（科）下设汽车班、物资供应科、通信班、锅炉房、维修班等班组;狭义的医院后勤管理部门仅指总务处（科）。

（二）医院后勤管理职能

狭义的医院后勤管理仅指总务管理,总务处（科）既是一个行政管理部门,又是一个服务性业务部门。主要职能包括以下几方面:

1. 提供基本建设服务

对医院的基本建设和基础设施投入,各类房屋的维护、维修及改扩建、装修等内容开展计划、组织、领导与控制工作。

2. 提供物资保障服务

医院的供应保障服务内容主要包括医疗物资供应、生活行政物资供应、动力能源供应、供水电气及交通通信等保障工作,医院后勤物资供应的及时性、连续性和完整性直接影响医院日常工作的正常运转,是医院后勤工作的基本职能。

3. 提供维护维修保障服务

维护维修服务工作以水、电、气、空调、采暖、医用气体、洁净系统、交通通信等项目的维修保养为重点内容,维护维修服务工作具有突发性和不可预见性的特点,同时也具有较强的技术性和专业性,维护维修保障服务工作的关键是响应速度和服务质量,涉及医院各项日常工作能否正常运行。

4. 提供医院环境服务

医院内的园林绿化、卫生保洁、污水污物处理、卫浴条件及餐饮环境是后勤管理日常开展的、具有持续性的工作内容。

5. 提供医疗辅助性服务

医疗辅助性服务主要包括门诊挂号、收费、咨询、导诊服务、病房护工、专业陪护、保安、保洁人员等管理工作,还包括商业性服务、商务信息服务、便民服务等内容,由于这些辅助性工作与病人直接接触,所以应加强从事这些工作的后勤人员的个人素质培养,加强工作规范和管理力度,提升医院的社会形象和病人的满意度。

(三)医院后勤管理体制改革与医院后勤服务社会化

医院后勤管理体制是指医院后勤管理机构设置和管理权限划分的相关制度。目前我国医院后勤管理体制存在管理观念落后、各部门间关系松散、后勤服务效率低下、缺少整体性和协调性、服务意识淡薄等弊端。因此,要提高后勤部门的服务意识和理念,合理配置与规划医院后勤人力资源,加强后勤队伍的技能与素质的培养,推行后勤服务向职业化、专业化、科学化、社会化转变,构筑新的医院后勤管理体制。在计划经济时期,医院后勤管理体制普遍存在"医院办后勤"的现象,即医院自我提供各种后勤服务,是一种封闭性服务模式。但是,随着社会主义市场经济体制的建立与发展,这种后勤服务模式越来越显示出不合理之处,已经不适应现代医院的发展,存在医院后勤服务部门专业人员匮乏、人员素质低、难以承担较大规模的后勤服务工程、医院后勤服务的管理体制和运行机制不完善、服务效率和经济效益低下的问题。2002 年,国务院体改办出台的《关于城镇医药卫生体制改革的指导意见》中指出,"实行医院后勤服务社会化,凡社会能有效提供的后勤保障,都应逐步交由社会去办,也可通过医院联合,组建社会化的后勤服务集团"。根据指导意见精神,我国各级医院开始积极推进医院后勤服务社会化改革的进程。

1. 医院后勤服务社会化的概念和意义

医院后勤服务社会化是医院后勤管理理论研究的重要领域,也是我国医院管理体制改革的一项重要内容。医院后勤服务社会化是在社会主义市场经济条件下,医院后勤服务突破自我封闭性服务模式,引入市场竞争机制,以商品交换的形式为医院提供优质、高效、低耗的后勤服务,最大限度地发挥后勤服务资源中人、财、物的综合效益,提高医院后勤服务的水平,为医院一线工作提供保障。

实施医院后勤服务社会化有利于打破医院与社会服务的行业界限,克服自我封闭,把应该而且能够由社会承担的服务功能交还给社会,医院可通过市场竞争,选择质优价廉的服务;有利于减员增效,降低后勤服务成本,还可以增加临床医技人员的编制,满足医院发展的需求;能够使后勤工作人员在市场机制的作用下,发挥工作积极性,提高后勤服务质量和服务效率;有利于盘活被搁置的医院后勤资产,加快医院后勤财力和物力的周转;有利于把后勤服务部门的人力、物力和财力用于医院的建设和发展,使医院集中主要精力发展核心业务,提升医院核心竞争力;有利于建立和完善医院管理运行机制,形成现代医院的"大后勤"观念。

2. 医院后勤服务社会化的操作原则

医院应坚持以市场经济为导向、以经济规律为准则、以法律为依据的原则,建立独立核算、自负盈亏、适应社会主义医疗市场竞争的医院后勤服务体制。

有利于医疗卫生事业发展和医疗卫生体制改革的原则。医院后勤服务社会化改革要与我国目前的医药卫生体制改革精神相协调,有效合理地利用后勤资源,提高医院后勤服务的质量、效率、技术水平和管理水平,实现社会效益和经济效益的目标。

坚持医院后勤服务社会化改革与后勤机构、人事及分配制度改革同步进行的原则,在医院后勤改革过程中统筹安排、逐步推广,妥善处理好改革中出现的人事及分配方面问题,在确保医院稳定的前提下促进医院后勤服务的改革与发展。

坚持医院后勤服务管理中的管理职能与服务职能分开的原则。在明确职能和职责的基础上,以合同的形式规范医院后勤服务的权利和义务,以法律形式明确国有资产的所有权、使用权和经营权的范围,避免国有资产流失。

3. 医院后勤服务社会化的模式

医院后勤服务社会化的模式大体上分为自我社会化的封闭性服务模式、医疗延伸产业模式、分类招标承包服务模式和完全社会化服务模式。

(1)自我社会化的封闭性服务模式　在传统的封闭性服务模式基础上,引进社会化管理理念,进行自我社会化管理,对医院的后勤管理部门进行结构调整,合理分配现有工作人员,整合医院现有的后勤资源,建立竞争机制和奖惩制度,充分调动员工的工作积极性,从而提高后勤服务的质量和效率。

(2)医疗延伸产业模式　这种模式是一种过渡性后勤服务社会化模式,它把医院后勤部门及工作人员全部或部分从医院管理体系中分离出来,成为独立核算、自负盈亏、相对独立的经济实体。新成立的后勤服务公司与医院是一种契约关系,公司与医院签订服务合同,医院根据提供服务的数量和质量进行结算。

(3)分类招标承包服务模式 这种模式将医院后勤服务分解成若干部分,面向社会公开招标,挑选有实力、专业性强的公司为医院提供后勤服务,彻底转变了原来缺乏竞争机制和激励机制、服务质量和效率低下、医院一线部门不满意的现状。这种模式为医院后勤管理改革注入新的内涵与活力,提高了服务质量和效率,降低了服务成本,而且简单易操作,适用于中小型医院的后勤服务社会化改革。但是,这种模式是一种不彻底的后勤服务社会化模式,存在的问题是人员和资产的剥离不彻底、医院后勤社会化改革幅度较小、只能购买单项或部门服务。

(4)完全社会化服务模式 这种模式通过招标的形式把医院后勤服务工作完全交给社会,从医院办后勤转变为社会办后勤,是一种最彻底的后勤服务社会化模式。与前三种模式不同之处在于,这种模式实现了医院后勤工作人员和资产的彻底剥离,医院与后勤服务公司的产权关系更清晰。但是,在实施这种模式的过程中,会遇到医院后勤人员剥离阻力较大、容易出现国有资产流失等问题。

4. 医院后勤服务社会化改革存在的问题

医院后勤服务社会化是医院后勤改革的发展趋势,但是在实施医院后勤服务社会化过程中仍然存在一些问题,阻碍了后勤服务社会化改革的发展进程。

(1)医院后勤资产产权不清晰,阻碍后勤社会化改革的进程 我国医院后勤资产的所有权和经营权是高度统一的,医院后勤部门只拥有后勤资产的使用权和经营管理权,而没有占有权和处置权。产权的不清晰造成经营管理权难以得到充分发挥,影响后勤服务企业实体的经营和发展。

(2)后勤工作人员的安置问题成为后勤服务社会化改革的阻力 完全的后勤服务社会化要求原医院后勤工作人员脱离医院,由"单位人"变成"社会人",意味着这些人员将失去原有工作。但是,由于国家没有关于后勤分流人员在财政、人事及社会保障等方面的配套政策和安置措施,导致这些后勤人员难以接受下岗分流的现实,影响后勤服务社会化的发展进程。

(3)医院后勤服务社会化依赖于第三产业的发展水平 现代医院的发展要求后勤保障工作具有一定的专业性和技术性,也要求后勤保障体系必须健全完备。高度发达的第三产业是医院后勤服务社会化的前提条件之一。但是,我国大部分地区不具备高度发达的第三产业,限制了医院后勤服务社会化改革的深入开展。

(4)医院后勤服务社会化过程中容易造成国有资产流失 完全社会化服务模式要求后勤资产从医院中彻底分离出来,形成明晰的产权关系。但是,后勤固定资产评估和转让过程中容易造成医疗卫生资源的浪费和国有资产的流失。

三、后勤设备与物资管理

医院后勤设备与物资管理是医院管理的重要内容之一,是保障医院一线工作正常开展的物质基础,同时能够创造一定的社会效益和经济效益。医院后勤设备与物资管理的宗旨是按照经济规律的要求,以医院发展为目标,合理配置后勤设备与物资资源,加快后勤设备与物资使用周转率,降低医疗成本,提高医疗服务的质量和效率。

(一)后勤设备管理

医院后勤设备管理是医院后勤设备的购置、使用、养护、维修等方面的管理理念、方法和手段的总称。伴随着现代医院的发展、科学技术的进步、设备规模的扩大和病人需求的变化,医院后勤设备管理工作涉及的范围和知识面越来越广、难度越来越大、专业化程度也越来越高。

1. 医院后勤设备管理的范围及特点

目前,大多数医院后勤设备主要包括供水设备、供电设备、供热设备、制冷设备、中心制氧、中心空调、印刷设备、洗涤设备、电梯、交通运输工具等。后勤设备可依据《全国卫生系统医疗器械设备(商品、物资)分类与代码》进行分类与代码的编制,使设备分类标准化、科学化,有利于及时掌握在医院一线工作的后勤设备保障程度,提高后勤设备管理水平。

医院后勤设备管理具有如下特点:

(1)保障性　后勤设备是医院一线工作顺利开展的物资保障,后勤设备管理者要牢固树立以病人为中心的指导思想,把医院一线工作和病人的需求作为工作目标。后勤设备的配置必须与医院的规模、工作目标、科室设置相适应,并由专业技术人员负责设备的日常维护。

(2)专业性和技术性　医院的供电、供水、供氧、供热、中心空调等设备的维护具有较强的专业性和技术性,涉及物理、化学、电子、建筑等多个学科。因此,后勤设备管理必须拥有一支多种学科的专业技术人员队伍来保障医院的正常运行及发展。

(3)经济性和社会性　提高后勤设备的经济效益、降低医疗服务成本是医院后勤设备管理的宗旨之一。为此,应该合理地配置后勤设备,避免大材小用和闲置不用现象。同时,应提高后勤设备的管理水平,加强设备的日常维护,争取最大限度地延长后勤设备的使用寿命。另外,后勤设备管理提倡技术革新和改造,把后勤设备的最大潜能挖掘出来。树立节约意识,节约能源,在保证工作正常进行的前提下,获得"低投入 – 高产出"的经济效益。后勤设备的社会化是指通过一定的方式(如设备租赁)在一个区域内共享后勤设备资源或者提供有偿服务,提高后勤设备使用率的管理方式。

(4)安全性和有效性　后勤设备的安全有效运行是医院后勤设备管理的宗旨之一。医院后勤设备的安全运行,不仅涉及医院的财产安全,还涉及病人及医院职工的生命安全。医院的供电、供水、供氧、锅炉运行等任何一个部门出了问题,都将造成一定的损失。因此,要建立完善检查、监督及预防性维护制度,定期检查维修设备,保证后勤设备的安全有效运行。而且,要求后勤员工要牢固树立安全第一的思想观念,定期进行安全教育培训。

2. 后勤设备的装备与购置

（1）设备的装备标准与论证　医院可根据国家或省市地方政府关于医院后勤设备的装备标准，结合医院近几年后勤设备的使用率和经济效益状况，以及未来几年的发展趋势，在医院财力允许的情况下，确定后勤设备的装备等级和标准。在确定后勤设备装备标准的基础上，为科学合理购置后勤设备，必须对所购设备进行充分的论证，论证内容包括设备的市场需求状况及市场饱和度等市场调研、预测分析设备的经济效益、设备供应商的比较选择、医院内外环境的技术影响分析。

（2）设备的购置　后勤设备涉及种类繁多、价格高低不等、供应渠道多，而且因临床工作的要求，具有一定的时间性和应急性。因此，后勤设备的购置工作具有较高的技术性、经济性和紧迫性。为保证购置设备的质量，可以通过采取招标采购、市场采购、定点采购、加工订购、设备转让、设备租赁或合作的方式购置后勤设备。

3. 后勤设备的使用管理

后勤设备的使用管理是指后勤设备从验收入库、发放出库、建立财产账目、建立技术档案、使用率评价到报废的全过程管理。

（1）设备财产账目的建立　建立完备的设备财产账目，做到账、卡、物相符。常用的账卡制分为总账、分类账和分户账。三种方法反映不同的内容。总账反映全院后勤设备的总量；分类账反映各类设备的数量和分布科室；分户账反映每个科室拥有设备的数量。

（2）完善设备管理制度　设备管理制度贯穿于后勤设备管理的始终，不断完善的设备管理制度是实现后勤设备科学管理的前提条件。

（3）技术档案归口管理　后勤设备的技术档案是指筹购资料、设备说明书和管理制度等全部与设备有关的资料，是设备使用和管理的技术依据。在设备使用期，技术档案归设备管理部门管理，在设备报废后，技术档案归技术档案管理部门专人负责保管。

（4）设备使用率评价　后勤设备使用率评价能够提升设备使用价值、提高设备管理效果。对交叉使用少的设备，可划归给使用率高的科室进行专管专用；对大型贵重的、且具有多功能通用性的设备，可采取建立实验中心、影像中心等方式实施统一管理；对容易计量的设备可设定合理的工作定额，按实际完成量给予奖罚。

4. 后勤设备的维修管理

后勤设备的维修管理是保证后勤设备正常有效运转的重要途径。根据后勤设备的分类成立相应的维修专业班组，实行例行保养、设备保养及一般性的日常保养检查三级定期保养制度，在每次保养、检查和维修时要及时做好记录。一级保养由设备保养人员按要求做内部保洁和局部检查；二级保养由设备保养人同维修人员定期进行较为全面深入的预防性检修保养。

（二）后勤物资管理

后勤物资管理是对医院后勤物资的计划、采购、保管、供应和使用一系列物资流动过程的科学管理。后勤物资管理是医院开展正常工作不可缺少的物资保障,加强后勤物资的科学管理能够保证医院的建设和发展,直接或间接地提高医院的经济效益。

1. 后勤物资管理的原则

后勤物资管理的原则是在物资管理过程中必须遵守的法规和准则,是在物资管理的实践中形成和发展的理论。体现在以下五方面:

（1）遵纪守法的原则　遵守国家和地方政府颁布的相关政策和法规是医院后勤物资管理的首要原则。在我国经济发展的不同时期都曾颁布过关于物资管理的政策与法规,我国的物资管理已经逐步走上法制化的轨道。

（2）服务一线的原则　后勤物资管理的核心是服务医院一线工作,并对医院的建设和发展发挥物资上的保障和支持作用。医院的兴衰决定了后勤管理部门的存亡,因此,后勤物资管理应始终以服务医院一线工作为中心积极地开展工作。

（3）科学管理的原则　对医院建设和发展所需要的后勤物资,首先要开展前期的市场调研、信息收集及预算决策,特别是对后勤物资的质量、价格及功能进行精确的调研和论证,在此基础上,制订医院后勤物资购置的短、中期计划。此外,后勤物资管理既要考虑适度的物资库存量和消耗定额,又要顾及后勤物资的适用性和使用周期等情况。

（4）经济性原则　后勤物资管理要服从医院整体的经济效益,以最少的投入获得最大的产出,节约一切可用资源,使有限的人力、物力和财力发挥最大的经济效益。

（5）专业性和统一性相结合的原则　科学管理后勤物资必须有效结合后勤物资的专业性和统一性,不能因强调统一性管理而忽视专业性管理,同时,不能因强调专业性管理而忽略统一性管理,这样才能有利于医院的建设和发展。

2. 后勤物资的分类

后勤物资的种类繁多,根据物资的用途和价值分以下五类:

（1）固定资产　单价在 500 元以上,使用年限在 1 年以上的耐用物品按固定资产管理,包括房屋和建筑物附属设备、医疗器械和仪器、机电设备、机械设备、教学仪器、制剂、办公设备、交通运输工具、通信设备、文体设备、被服用具、劳保用品及图书资料等。

（2）低值易耗品　低值易耗品是指不具备固定资产条件,而且耐用期较短或易破损的物品。主要特点是价值低、易于损耗、更换频繁,包括医用物品、医用小型器械（注射器、压舌板、医用剪刀、小夹板等）、办公及生活用品（病房热水瓶、脸盆、便盆等）。

（3）药品　药品是医疗机构在医疗活动中的一次性消耗物资,使用后不保持原有实物形态,包括中药、西药、中西药合剂。

（4）卫生材料　卫生材料是指在医疗机构中被使用的专业性强、规格性能要求严格、消耗量大的卫生物资,包括医用材料(X线片、心电图纸、肠线、吊瓶、手术手套等)、化学试剂(检验试剂、病理试剂等),以及其他卫生材料(滤纸、石棉、石蜡、一次性医疗护理用品等)。

(5)其他材料　其他材料主要包括基建材料,照明材料,车辆用材料,被服用具材料,五金材料,杀虫消毒材料,健身娱乐材料,美化环境所需花草、树木及山石等。

3. 后勤物资管理的内容

(1)物资定额管理　后勤物资的定额管理是医院后勤物资管理的基础,包括物资消耗定额管理、物资储备定额管理和物资节约定额管理。

1)物资消耗定额管理:物资消耗定额是指在一定的技术条件下完成单项任务所合理消耗的物资数量,是合理使用和节约物资的基本措施,为制订物资供应计划提供科学依据。物资消耗定额指标的计算方法有三种。①全面消耗定额:一般对低值易耗品和卫生材料实行按标准消耗额的全面消耗定额,每病床工作日物资消耗额 = 年(月)度实际支出额/同期开放创卫工作总天数;②单项消耗定额:按物资种类分别制订消耗定额,每病床工作日耗煤量 = 年(月)度实际耗煤量(吨)/同期开放创卫工作总天数;③固定资产管理:采用固定资产折旧和大修基金提存留用制度。

2)物资储备定额管理:物资储备定额是指医院在一定的技术条件下,保障医院工作任务正常运转所需的物资储备标准,是制订医院物资供应计划和物资采购的主要依据,能够保证后勤物资在正常供应的前提下减少资金占用,提高资金的利用率。物资储备定额主要采用供应期法和经济订购批量法,其中供应期法又包括三种。①经常性储备:主要用于经常周转的物资,如办公用品、生活洁具、维修材料等,某物资经常性储备定额 = 平均每日需用量×储备天数;②季节性储备:指随季节的变化使用量相对变化的物资,如夏季防暑降温用品、冬季防寒保温物品等,季节性储备定额 = 平均每日需用量×季节储备天数;③保障性储备:指预防货源短缺、采购困难等意外情况或突发事件的物资储备,保障性储备定额 = 平均每日需用量×保险储备天数。

3)物资节约定额管理:物资节约定额管理是指在保证医院工作正常运转的前提下,为有效提高物资利用率而规定的节约指标。

可定额物资的节约定额 = (上期实际物资消耗量 - 计划期物资消耗量)×计划期任务量。

无法定额物资的节约定额 = (上期实际物资消耗量/报告期实际业务收入 - 计划期物资消耗量/计划期业务收入)×计划期任务量。

(2)物资供应计划　后勤物资供应计划是指为保证医院一线工作正常进行而制订的、确保所需医院后勤物资及时合理供应的科学计划。后勤物资供应计划管理包括编制物资供应目录、确定物资需要量、确定储备量和采购时间。

1)编制物资供应目录:物资供应目录是制订医院后勤物资供应计划的基础,物资管理部门收集分析医院所需物资的名称、规格、型号、价格、功能、供应商,以及物资消耗、经济效果和资金周转等信息,在此基础上从物资的有效性、经济性和安全性等方面综合考虑,制订适合本医院的物资供应目录。而且,物资供应目录应随着医学科技的发展及医用物资的更新随时进行调整。

2)确定物资需要量:后勤物资需要量是指在一定的期间内,医院一线工作正常进行所需要的物资数量。确定医院后勤物资需要量应根据不同物资的消耗特点,运用直接计算法或间接计算法分别计算每种物资的需要量。

3)确定储备量和采购日期:物资采购量的确定不仅要计算计划期内的物资需要量,还要根据计划期期初和期末物资储备量进行调整。期初物资储备量 = 编制计划时的实际库存量 +(期初前的到货量 − 期初前的消耗量)。期末物资储备量 = 经常性储备量 + 保障性储备量。采购日期即供货周期应在综合考虑物资需要量、储备量、有效期限、保存成本、采购成本和采购难易程度的基础上,确定合理的采购日期。

(3)物资采购管理　物资采购管理主要包括物资市场调查、编制物资采购计划和预算、组织订货和采购、合同的签订和管理。

1)物资市场调查:医院负责物资采购的工作人员应广泛收集采购物资的相关信息,充分调查国内外物资发展趋势,市场供求变化和价格变化,新产品、新材料、新技术的发展状况及供货商情况,为合理编制供应计划和采购决策提供依据。

2)物资采购计划和预算的编制:编制采购计划要根据医院工作所需物资材料和市场销售变化的情况,拟定需要采购的物资名称、规格、数量、供货来源、价格及采购方式等。编制采购预算主要依据计划期内的物资采购量及物资材料价格。

后勤物资计划采购数量 = 计划需要量 − 计划期期初库存量 + 计划期期末库存量。

3)组织订货和采购:物资的订货和采购应根据不同的物资具有不同的特性和要求这一特点,采取个性化的订货和采购形式。而且,在采购过程中应注意每个环节,确保采购到质量合格的物资。

4)合同的签订和执行监督:物资采购工作人员在签订合同时,应认真核对合同中的物资名称、类型、规格、数量、价格及技术要求,以及交货时间、付款方式、供货方式和违约责任等事项,保证准确无误,并交财务部门审核,经主管部门批准后方可签订合同。而且,签订合同后,还应监督合同的执行情况,确保医院的合法利益不受损害。

(4)物资库存管理　后勤物资的库存管理是医院后勤物资管理的重要组成部分,是采购和发放使用的中间环节,对保证医院工作的正常运行、减少后勤物资的无效损耗、提高流动资金的周转率具有重要意义。

后勤物资库存管理要求:①建立健全库房管理制度;②严格入库验收,保证物资的质量和数量;③保管好在库物资;④做好物资的发放工作;⑤最大限度地发挥仓库的利用率;⑥做好物资储备定额管理,减少物资堆积和资金占用。

后勤物资库存管理主要包括物资的入库验收、物资保管和物资发放三个环节。

1)入库验收:仓库管理人员根据物资的特点和要求安排存放场所,验收物资的质量和数量,然后办理入库手续。

2)物资保管:定期对物资进行盘点,检查物资的数量、质量及保存条件,确保储存安全、质量合格、数量准确,并合理使用仓库空间。

3)物资发放:做好物资出库前的准备工作,进行出库验发、办理出库手续、物资出库登记等一系列连续的工作。

(5)物资的回收利用管理　及时回收被闲置的和失去使用价值的物资,实行分类管理、分类存放,对能够再利用的物资进行加工修理、回库再利用,对不能够再利用的物资及时清理,这样不仅能够物尽其用减少浪费,而且能够净化环境节约空间。物资的回收利用管理主要包括成立物资回收小组,制订相关回收制度并认真执行。

四、医院建筑与环境管理

(一)医院建筑管理

1. 医院建筑的概念

医院建筑是指适合于医院开展工作的建筑及其装备。现代化医院建筑学是跨专业的综合建筑学,是一门应用性很强、研究范围十分广泛的学科,是涉及建筑工程学、医学、医院管理学、经济学、心理学、医疗技术设备及现代信息科技工程学等多专业的综合性学科。

2. 医院建筑管理的任务

医院建筑管理的任务是负责医院的新建、扩建、改建和建筑物维修。

(1)新建　随着国民经济的发展和居民对医疗卫生需求的不断增长,政府相关部门应根据地区建设规划和区域卫生规划,在一个地区建设新医院,为附近居民提供医疗卫生服务。

(2)扩建　扩建是指建筑自身的扩张和发展,或增加新的设施,是在医院原有建筑的基础上,扩大其服务能力、开辟新业务、完善功能及增加床位。扩建工程需要做好总体规划,使新老建筑紧密结合起来,因此比新建要复杂一些。

(3)改建　改建是指现有的空间模式已经不适应新的医疗模式,或重新规划医疗流程以适应新医学模式,或新的医疗设备要求在现有的面积和结构形式下改变或增大局部空间。改建主要是功能的调整、完善,不需要增加建筑面积或增加幅度较小,只是在原建筑物内改变房间的用途。

3. 医院建筑管理的主要内容

(1)医院建筑的策划　医院建筑项目的策划是建设项目中不可缺少的关键环节,能够有效提高项目的投资效益和工作效率。医院建筑项目策划工作的不充分和失误易引起如盲目上马、选址错误、反复修改设计、施工返工及资金操作困难等建设项目全局或后期过程的诸多问题,造成大量的人力、物力和财力浪费。

医院建筑的策划是项目正式开工之前的研究阶段,需要医院管理者、医院规划专家、财务管理专家、建筑设计和策划专家及施工建设专家等多方专家参与论证。在策划过程中需要调查政策信息、市场信息、设施使用状况信息及产品技术信息等,并对其进行整理、加工,最终输出项目后续工作中所需要的可利用、可更新的信息。医院建筑的策划工作包括项目的可行性研究、制订项目任务书和建立项目工作机制三个关键的环节。

1)项目的可行性研究:医院建筑项目的可行性研究是指根据区域卫生规划及现代化医院发展的需求,在技术、经济、环境、社会效益及建造能力等方面对拟建项目进行全面系统的分析与论证,通过科学的预测和评价,提出拟建项目是否可行的意见,为投资决策、编制项目任务书、确定项目建设程序提供科学依据。

医院建筑项目的可行性研究的主要内容包括项目需求与项目提出的理由是否充分;项目方案是否符合国家有关技术标准、是否先进适宜;建设项目所需资金及解决渠道;建设项目的经济效益和社会效益;项目建成后的医疗服务能力及可持续发展能力;项目建设组织与周期是否合理。

医院建筑项目的可行性研究分为项目建议、初步可行性研究、可行性研究、评价与决策四个由浅入深的连续阶段,每个阶段的工作性质、内容、成果、作用、投资成本精度各不相同,但是,其中任何一个阶段如果得出"不可行"的结论,就终止可行性研究。

2)制订项目任务书:医院建筑项目任务书又被称为建设项目纲要,是指具体化和量化项目可行性研究所确立的项目总体目标的过程,是在可行性研究基础上制订的、用于指导项目后续工作的、具有可操作性的项目文件。

医院建筑项目任务书不同于医院建筑设计任务书,两者既有区别又有密不可分的联系。区别在于前者应用于指导建筑项目的全过程,而后者是建筑设计阶段开始前委托人交给建筑师的关于委托设计内容的说明;联系在于后者是在前者的基础上制订的,是前者的重要组成部分,前者延续和拓展了后者的内容和功能。

医院建筑项目任务书的编制工作分阶段与建筑设计工作交叉进行,可划分为三个阶段:第一阶段是信息收集和功能规划,第二阶段是初步的空间规划,第三阶段是更详细的空间规划。

3)建立项目工作机制:医院建筑项目工作机制的建立是建筑项目策划阶段的一项重要工作,是各项建设资源被引进、加工、组合和管理的机制,主要包括建立团队机制、信息管理机制和资金进度管理机制。

(2)医院建筑的规划

1)医院建筑设计的总体原则:医院建筑设计的总体原则包括五方面内容。①以人为本的设计原则:人类的生、老、病、死及情感上的大喜大悲很多都发生在医院,因此,医院的设计不仅要从生物学的角度考虑,还要考虑心理学和社会学方面的内容;②可持续发展原则:医院的发展需要长期的规划,全面改建或重建医院所需要的资金、土地等条件是不容易一次性得到解决的,在维持正常运营的情况下进行局部、分批的改建,采取"整体规划、分期兴建"的原则可满足医院发展的要求;③符合一般建筑设计原则:医院建筑和其他建筑一样,要求达到"适用、经济、美观和安全"的标准;④满足医院功能需要原则:医院建筑要根据医疗服务活动的特点和要求进行设计,达到既能有效缩短病人就诊时间,又能够防止院内交叉感染的效果;⑤符合医学要求的原则:根据医院建筑的医学方面要求,注意医院内部交通及流线设计原则,将不同性质的工作区进行划分,而且医院内外环境及整体布局的设计要为病人提供一个适合康复的安静、舒适、优美、清洁的环境。

2)医院建筑的选址原则:医院建筑的选址原则主要包括:①保证良好的卫生条件;②保证环境安静;③留有扩建余地;④水源、电源供应充足;⑤避免医院对周围环境造成污染;⑥远离易燃易爆物品的生产与贮存区,远离高压线路及其设施。

3)新建医院的规划原则:新建医院的规划原则主要包括:①应有总平面设计规划,布局紧凑并留有发展用地;②医疗、医技区位于中心位置,门诊部和急诊部应面对主要交通干道;③不同部门的交通线路应避免混杂交叉;④后勤供应区应位于医院基地的下风向,并与医疗区保持一定的距离。

4)改建、扩建医院的规划原则:改建、扩建医院的规划原则主要包括:①改建情况下要保证病人就诊路线不被占用或更改;②改建过程中注意安全;③扩建时应考虑新建部分与原有基地内建筑的关系,符合医院内部运营机制。

5)医院建筑的流线设计原则:医院建筑的流线设计原则主要包括:①合理设计医院建筑空间,使院内交通流线秩序井然;②合理设计病人路线、成人儿童活动路线、尸体路线、医护人员路线、探视家属路线及餐食药品器械类的供应路线,防止交叉感染;③运尸或重伤病人不暴露在一般病人能接触到的地方,防止对其造成精神影响;④尸体存放与污物、污水排放必须和食物、药品供应分开。

(3)医院建筑的装备规划管理　医院建筑装备规划是医院建筑中不可缺少的一个环节,主要包括给水排水和消防系统、采暖通风和空调系统、电气系统、智能化系统、热力系统、医用气体供应系统、物流传输系统、医用电离防护设施。

1)医院给水排水系统:医院给水系统的作用是保证医院正常运转所需用水,给水系统一旦出现故障将影响医院一线工作。排水系统是医院的主要排污系统,完善的排污系统能够保障医院空气质量好、无异味。医院给水排水系统的设置标准体现医院的等级和标准,是医院硬件标准的重要组成部分,涉及管理者和使用者的方便程度及系统的节能效果,因此,应该充分考虑系统是否能够满足医院的建设和发展需求。根据医院规模,规划室内外生活给水管网、消防给水管网和污水、雨水管网,污水和雨水管网应采用分流制。需要加压给水的生活和消防给水系统应集中设置、避免重复建设。医院污水处理站应设置在医院下风向和市政污水干管的入口处。

2）医院采暖、通风和空调系统：医院采暖、通风和空调系统的作用是保持室内环境舒适、健康的同时，有效防止医院感染的发生，维持医疗服务中需要的最适宜的医疗卫生环境，确保采暖、通风和空调设备的安全、有效运行，并且防止环境污染的扩散。

3）医院电气系统：医院电气系统在医院建筑装备中占有重要的地位。随着科技的发展，医院中的医用电气设备及用于医疗的用电设备越来越多，不同的设备对电源的电压、频率等均有不同的要求，特别是手术室、大型数字减影设备及其他特殊医疗设备的配电与一般民用设备不同。另外，医用电气设备在广泛应用的同时，也应该关注其安全问题，特别是涉及病人健康和生命的安全问题。医院电气系统主要包括用电负荷、供电系统、配电系统、应急电源系统、照明系统、医疗特殊场所配电。

4）医院智能化系统：医院智能化系统以建筑为平台，利用建筑设备、办公自动化和通信网络系统，向使用者提供安全、高效、舒适、便利的建筑环境。医院智能化系统由中央集成管理系统、楼宇自动化系统、医院专用系统、通信与计算机网络系统和综合医疗信息管理系统五部分组成。

5）医院热力系统：医院热力系统可分为两大类，一类是医疗辅助系统，热源为蒸汽，主要用于医疗器具的消毒；另一类是医院生活热力系统，包括空调采暖、生活热水、食堂用热，热源为蒸汽或一次性热水。这两类系统的热源一般由医院的锅炉房供热或由医院锅炉房和城市供热管网共同供应。医院热力系统由锅炉房、热交站及医院热力管网组成。

6）医用气体供应系统：医疗用气体包括氧气、氮气、笑气、压缩空气、负压吸引和混合气体。医用气体供应系统包括供气站、供气管道和使用终端三部分。

7）医院物流传输系统：随着现代医院内部功能科室数量的增多，各功能科室间的联系也越来越频繁，医院追求高效、快速的院内物流传输系统，因此，医院应规划和安排合理简捷的运输路程，配置合适的物流运输机械，实现物流存储的标准化、系列化及物流运输的自动化、机械化。先进的物流传输系统能够准确高效地传输医院内几乎所有需用人工传送的物品，如急救药品、血样、检查报告、X线片、单据、导尿包、穿刺包及被服等。根据被传送物品的大小及要求，医院物流传输系统可分为气动管道传输系统、轨道式小车传输系统、大型载箱传输系统及无人无轨传输车系统。

8）医用电离辐射防护：医用电离辐射装置是诊断和治疗疾病必不可少的装置，科学技术的发展使电离辐射在医学方面的应用越来越广。但是，放射性同位素和射线装置的应用在解决病人病痛的同时，也会对放射工作人员和病人带来一定的危害。医用电离辐射设备分两大类：含放射性同位素设备和射线装置。

（4）医院建筑的施工管理　医院建筑施工是一项比较复杂的组织工作和技术管理工

作,施工管理的重点是施工计划管理和质量管理,包括实施前的准备、施工阶段的管理、建筑工程验收、建筑运行与维修管理。

(二)医院环境管理

1. 医院环境管理的概述

医院不仅是治病救人的场所,也是污染源集中的地方。医院病人集中、人流量大,容易导致空气污浊,给各种病原体提供了良好的繁殖环境,导致空气质量下降,从而影响病人的康复及医护人员及探视人员的健康。医院环境管理是后勤管理工作的重要内容之一,能够创造良好的医疗护理环境,有利于促进病人疾病治疗效果和康复,防止医院感染的发生和扩散,防止医院有害物质对社会造成公害,能够保障医疗安全。医院环境管理不仅取决于医院的选址、建筑总体设计,还需要加强日常的管理。

2. 医院环境管理的职责和内容

医院环境管理职责包括:①根据国家的相关标准制订医院环境卫生学标准,考核与监督实施情况;②制订医院环境卫生管理规划,提高医院内外的环境卫生质量;③制订环境管理的各项规章制度,防止环境污染及医院感染;④做好病人特别是高危人群和易感人群的生活卫生及心理卫生管理;⑤加强医院职工的劳动保护,开展医疗作业劳动卫生监督;⑥开展医院环境管理研究。

医院环境管理的内容可分为医院环境卫生管理、医院排放气体管理、医院污水管理、医院污物管理、医院噪声管理、医院放射线及电磁辐射管理。

(1)医院环境卫生管理　环境保洁是医院环境管理的组成部分,是医院文化建设的主要内容之一。医院的各级领导及各科室都应重视环境保洁,并安排专业人员负责医院保洁工作。环境保洁又分为室外环境保洁和室内环境保洁。

室内环境:医院环境的色调、装修、布置要适应病人的心理和生理状态,病房家具尽可能生活化,另外应注意当地居民的民俗特点。

医院秩序:良好的医院秩序是保证医院工作顺利开展的条件之一。

医院的绿化美化:医院是病人休养的场所,医院的绿化美化对于病人的治疗及康复具有重要的医学意义。

(2)医院排放气体管理　医院排放的大气污染源主要有锅炉房排放的烟尘、二氧化硫、一氧化碳等气体;手术室、检验室及实验室排放的乙醚、甲醛、氯仿等有机气体;污水处理站排出的恶臭气味及挥发出的氯气;焚烧垃圾排出的有害气体。这些有害气体排放可对大气质量造成一定危害,同时也影响病人及院内医护人员的健康。医院应根据《中华人民共和国大气污染防治法》及国家环境保护局《大气污染综合排放标准》规定的大气污染排放标准对排放气体进行严格管理。

(3)医院污水管理　医院污水包括来源于办公室、浴室、厨房等的生活污水;来源于病房、诊疗室、手术室及化验室等含多种病毒和细菌的污水；来源于医院诊断、治疗及科研中使用的含放射性物质的污水；来源于临床检验、药物制剂等含有机溶剂和重金属的有毒污水。

医院污水要经过净化和消毒处理。净化处理按工艺流程可分为三级。①一级处理：指经过过滤或沉淀方法去除污水中的悬浮物、有机物、病原体的机械处理；②二级处理：指利用生物氧化法净化污水的生化处理；③三级处理：指利用过滤、混凝、活性炭吸附、离子交换等物理净化的方法。污水经过净化处理只能除去部分致病微生物，还需要采用加热消毒法、紫外线消毒法、臭氧消毒法、加氯消毒法、辐照消毒法及其他化学消毒法进行消毒处理。医院应执行国家《污水综合排放标准》和《医院污水排放标准》的规定，经处理后达到相应标准的污水才能排放。

（4）医院污物管理　医院污物是指在诊断、治疗过程中产生的医疗垃圾和病人生活过程中产生的生活垃圾。医疗垃圾指废针头、压舌板等一次性使用的医疗耗材，被污染的纱布、绷带等废敷料，血尿粪痰等检验标本，化验用器材、试剂、培养基等废弃物，病理标本、实验动物尸体、人体组织器官和排泄物，病区卫生清洁用物品。这些垃圾含有大量的病原微生物等有害物质，容易造成医院感染的发生并危害社会人群。医院污物管理要严格执行国家制定的消毒技术规范，按照防止污染扩散、分类收集、分别处理、尽可能采用焚烧方式处理的原则，针对不同医院、不同疾病病人产生的医院污物的特点进行收集和消毒处理。

（5）医院噪声管理　病人疾病的治疗和康复需要医院提供安静而舒适的环境，因此医院噪声管理具有十分重要的意义。医院噪声是指医院内外产生的干扰病人疾病治疗、康复和住院生活的声音，主要包括医院附近的交通噪声、医院附近的社会噪声、医院内产生的各种噪声。医院噪声能够对病人的神经系统、心血管系统、消化系统、血液系统、听觉视觉等产生不良影响。

医院噪声管理应采取综合措施：制订防止噪音的制度措施，并进行监督检查；医院选址应远离噪声源，建造医院防护带或围墙防止大型货车驶入；医院内易产生噪声的部门，如停车场、洗衣房等应远离病区；安装吸声、消声、隔声等装置。

（6）医院放射线及电磁辐射管理　医院放射线防护管理是指放射性防护管理部门根据国家放射防护的标准，按照辐射正当化、辐射防护最优化和个人剂量限制的防护原则，对医院实施防护审查与验收，使用专用仪器进行放射性物质的防护监测，确保医院放射部门符合防护标准，是一项重要的预防性安全管理措施。医院电磁辐射是指医院内以电磁波的形式通过空间传播的能量流，包括信息传递、医疗应用、高压送变电中产生的电磁辐射。医院应根据国家《电磁辐射防护规定》中的标准，采取管理和监测措施，加强电磁辐射环境保护工作。

医院后勤管理是指医院后勤管理者充分运用管理学的理论和方法研究医院后勤管

理活动现象和规律的科学,是根据社会主义市场经济发展规律和医院发展现状及趋势,指导医院后勤服务部门的员工,以病人为中心,为医疗、护理、教学、科研、预防、保健工作的正常运行及战略发展,科学合理地协调人力、物力和财力资源,使其发挥最大的社会效益和经济效益,为医院一线工作提供所需服务的管理活动。医院后勤服务社会化是我国医院管理体制改革的一项重要内容,可分为自我社会化的封闭性服务模式、医疗延伸产业模式、分类招标承包服务模式和完全社会化服务模式四种模式。医院后勤管理内容主要包括:医院后勤人力资源管理、医院物资管理、医院建筑管理、医院环境管理、医院生活服务管理、医院交通运输管理和医院安全管理,具有服务性、连续性、社会性、技术性、安全性和经济性的特点。

第六章　医院信息化管理

第一节　概　述

一、医院信息化管理的定义及包含内容

所谓医院信息化管理就是医院按照其本身的信息特点,合理地、科学地处理信息,以达到数据资源的共享与交换,从而建立健全出一套有效的医院信息管理系统,加强医院内部与外部数据资料的管理,使信息能更好地为医院的医疗、科研、教学、管理等工作服务。

医院信息化管理包括两个方面,即医院外部信息化管理和医院内部信息化管理。其中,医院外部信息化管理包括医院与医院之间的信息化管理、医院与其直属管辖的政府机关(财政局、地税局、国税局、卫生局)之间的信息化管理、医院与其业务往来单位(银行、公积金管理中心、医保中心、医药厂家、器械厂家等)之间的信息化管理。

医院内部信息化管理包括医院医疗信息化管理(病志信息化管理、远程会诊、PACS系统、LIS 系统、CIS 系统、RIS 系统)、医院人力资源系统信息化管理(人员档案信息化管理、科室信息化管理、人员工资信息化管理)、医院财务系统信息化管理(HIS 系统、病人收费信息化管理、票据信息化管理、固定资产信息化管理、物资采购信息化管理、物价信息化管理、药品信息化管理、财务内部报表信息化管理)、医院安全系统信息化管理(治安安全系统信息化管理、消防安全系统信息化管理、生产安全系统信息化管理、财务收款系统信息化管理、危险物品使用安全系统信息化管理、网络安全系统信息化管理)。

医院内外部信息化管理各个方面在医院日常的医疗管理活动中相辅相成,共同推动着医院信息化管理的完善和发展。与此同时,信息化管理可以给医院管理者提供可靠的决策依据,以达到医院管理者对医院整体的医疗管理活动宏观调控、统筹管理,使现代化医院可以更好、更全面地服务群众、服务社会。

二、医院信息化对医院管理的重要性分析

随着现代社会信息化的快速发展,医院也务必紧跟时代步伐,根据自身的发展现状

和前景,拟定出与之相适应的发展战略和方向,即医院信息化管理是医院发展壮大的必然趋势。医院信息化管理的出现使现代化医院的服务不仅符合了广大群众的要求,而且规划了医院管理者的管理统筹,还带动了社会发展的步伐。所以说,医院信息化管理在医院医疗管理活动中起着重要的作用。

(一)信息化管理是医院管理的发展基础

从医院整体管理的角度来看,医院内部各种信息的传递(医护之间、医技之间、医患之间、管理者之间)、人力资源的管理、财务系统分析、各种消耗材料的管理控制、病人健康档案的完善、医疗行业资源共享等方方面面都需要信息化的强大支持作为保障。同时医院的信息化管理主要是依靠强大的信息支持,信息不但来源方式多、更新速度快,而且传播途径广,所以信息的采集和归类是医院信息化发展基础中的基础,它在医院信息化管理中发挥着重要的作用,医院在经营管理过程中的一切活动都离不开信息化的建立。

(二)信息化管理为医院的工作决策和计划提供了主要依据

在医院日常活动中小到科室部门发展规划、大型医疗设备投入,大到医院整体发展方向、员工薪酬体系设计等方面,信息化管理起到了很大作用。要使医院管理的决策和计划既符合现实发展要求又符合科学管理理念,医院管理者就必须以准确有效的信息作为管理决策和计划的依据。医院管理者应在大量多样的信息中,去粗取精、去伪存真,挑选出符合医院管理的有用信息,从而做出对决策和计划的准确判断。所以说,信息化管理为医院工作决策和计划提供了主要依据,使医院信息化管理可以更实际、更科学地推动医院可持续发展。

(三)信息化管理是医院医疗管理过程中有效的控制工具

医院信息化管理,主要是依靠信息的归类总结来实现信息的传递和共享。所以,信息是实现医院内部和外部控制的主要载体,是医院内部和外部联系的主要桥梁,它可以及时准确地反映出医院目前的经营状况和存在的问题,医院管理者可以通过对信息的反馈情况来对医院的现状进行宏观调控和统筹管理,这样可以更及时有效地处理好、解决好现存的问题,以便更好地完善和改善医院现状、扩大医院规模,使医院可顺应时代需求而持续发展壮大。所以说,信息化管理是医院医疗管理过程中有效的控制工具。

三、医院信息化管理现存的主要问题

通过对过去和现在医院状况的比较,我们可以看出医院的发展正在不断地完善改进,信息化管理的应用开始被人们接纳并且被进一步普及,而且这种先进的管理方法在医院日常医疗管理实践中日趋完善、被管理者逐步应用,进而大大提高了医院的效益,降低了医护人员工作强度,达到了医院管理者预期的效果。但是,从目前发展速度和应用范围上看,医院信息化管理还存在着很多问题有待解决。

(一)医院信息化软件的开发成本过高

目前软件行业是高科技含量、高投入的行业,所以针对昂贵的、却又无形的成本投入,在大部分医院管理者眼中还是觉得其投入与产出不成正比,还是不被认可,没有给予足够的重视。在目前的医院医疗管理工作中,信息化管理已成为医院发展壮大的一大热门,是医院管理走向现代化、科学化的重要发展方向。可是,目前医院管理者对信息化管理还是不够重视,没有集中精力去完善管理信息化的硬件及软件,而且医院的很多工作人员也缺乏对信息化管理的认识和理解,并且还缺乏对信息化的学习和应用,认为信息化管理只是一种特定的管理模式而已,没有具体地应用到实际的工作当中。而且相对于信息化管理本身而言,它的应用实施所需要的成本费用过高,这也成为医院管理者慎重考虑的问题之一,其中的管理软件维护费、版本的升级更新费、人员技术的培训费等一些费用支出是信息化管理应用过程中不可避免的,这样就会大大地加重医院管理费用的负担。所以,医院信息化管理的应用首先就应加强医院领导班子对医院信息化管理的重视程度,加大对信息化管理资金和人员的投入,并且医院建设需要得到当地政府的支持及资金上的帮助,以便减轻其费用负担。如能够根据医院现状构建出一套合理完善的信息化系统,可以更有效地帮助医院进行信息化管理,对医院的发展壮大具有里程碑式的意义。

(二)信息化管理软件开发缺乏合格的综合性复合型人才

目前行业人员的知识结构是要么计算机专业知识扎实、要么医疗业务精通、要么是财会方面的高手、要么是人力资源领域的精英,而没有真正的复合型人才能够开发出一套完整的医院信息化管理系统,没有一套能够满足多方面管理要求的软件,能够真正说服医院管理者心甘情愿地为此付出高额代价,医院信息化建设正是缺乏这样合格的专业人员。医院信息化软件开发是需要由具备综合性专业知识的人来完成的,医院信息化管理是涵盖了专业理论、实务能力、计算机知识、科学管理理念等多方面相结合的专业知识体系,因而对相关专业人员的素质要求也相对很高了。所以,医院要全面提升对高素质工作人员培训力度,不但要加强人员专业基础知识和职业道德的培训,还需要加强人员对信息化软件、网络化应用、实际工作能力的实践培训。除此之外,医院还应定期对高素质人员进行专业系统的考核,对于合格人员和不合格人员给予一定的奖惩,赏罚有度可以提高员工对工作的热忱和积极性;医院定期筛选出先进人员进行外出培训,学习其他医院的先进技术及管理理念,以培养人才为工作中的重中之重,这样可让他们更好地适应医院管理信息化的需求。

（三）医院整体信息系统的利用不足

医院的信息化管理虽然可以极大地提高医院效率及效益,但是有些医生或者医院工作人员不习惯于使用计算机或者是学习网络化应用比较困难,还是选用传统的手工操作,这就可能导致医院信息化系统的利用不足,或者信息化管理仅仅只是用于医生开处方或下医嘱、药品划价等一些常规操作,而比如病人信息的网络共享、医学影像的传输、电子病志的存储等工作不能充分利用信息化管理,还是会给日常工作造成不必要的障碍,同时也是一种资源浪费。所以,医院应该加大对其整体信息化管理理念的普及,大力号召医院全体人员进行信息化管理的学习,提高全体人员对信息化的认识、调动全体人员工作积极性,使信息化应用到医院临床、医学、教学、科研、管理等各个方面。

（四）医院内控力度不够、财务数据信息的安全问题存在很大隐患

所谓医院内部控制,主要是为了保证医院内部信息资料的真实完整性、填补日常管理中存在的漏洞、消除安全隐患、预防并及时更正错误及舞弊行为。但从目前医院管理的角度上看,内控的力度还是不够。部分的内控措施由于实施不当,使得医院管理没有得到预期的效果,所以财务数据信息的安全问题就存在了很大的隐患。如果大力加强医院信息化内控管理力度,进一步改进和完善内部组织机构,实行使用用户权限授权管理,做到相关的岗位相互监督、相互制约,并由医院管理者统一领导,对财务数据信息进行严格的审核及计算机备份,防止数据信息丢失,加强网络安全管理。这样可以更好地提高医院财务数据的安全性、保密性,避免由于财务数据外泄而影响医院利益。

（五）医院信息化管理执行的标准化问题

目前来说,国家还没有颁布出一套科学的统一的关于医院信息化管理的执行标准,所以全国各家医院基本上都购买不同标准的信息化系统软件,并依据其自身的实际情况和发展方向拟定出自有的一套信息化管理标准,标准形态各异,很难做到统一管理。所以说,在某种程度上就造成医院与医院之间、医院与上级主管部门之间、医院与其业务相关联单位之间的信息数据共享和交换困难,从而造成医院内部与医院外部无法进行信息沟通,出现医院信息库孤岛现象。所以说,国家制订出一套统一的关于医院信息化管理的执行标准迫在眉睫。

第二节　医院信息化管理的现实意义与作用

从病人的角度来说,每位病人在医院就医期间都会产生的挂号、诊断、治疗、检查、用

药、取药等大量信息,它们都应当一一通过联网的方式被记录归集到计算机上;同时,医院还为病人建立电子病历,并提供病人自主性的个性化服务,这又成为医院信息化管理的一个主要目标。

从医院医疗设备角度来说,先进的医疗设备是展现一家医院医疗水平的基础和标志,其实这些应用于临床的大中型医疗设备本身就属于信息化管理建设的产品,所以,这些大中型医疗设备在日常临床医疗中所产生的信息整理与保存也是信息化管理建设必须考虑的问题之一。

从医院管理角度来说,医疗临床科室和机关后勤科室在日常的医疗管理活动中都会产生大量的数据信息,这些数据信息的来源不同、种类繁多,以不同的方式存储于计算机中。医院日常的医疗管理工作对医院管理信息化建设产生了很多不同的需求,所以医院运用一套集数据信息采集、归类、存储、查询、统计、分析的信息化管理方案就显得十分必要了。

根据目前医院信息化的应用和普及,医院信息化管理对现实的发展具有重要的意义和作用。

一、可以促进统筹管理,提高医院经济效益

医院信息化管理的应用已经成为现代化医院管理的主要手段和经营方式,它彻底改变了传统的医院管理理念、经营模式及业务流程。医院信息化管理是参照了国内外先进的计算机技术、网络技术、信息技术和科学的经营管理理念,对医院现有的医疗管理模式进行进一步的完善改造,实现医院资源信息的共享和交换,并保证资源信息可以在一种安全可靠的环境下进行交换。使医院管理更加统筹化、科学化、信息化,进而为医院管理者的宏观调控提供有效工具,为统筹管理提供有利依据,从整体上可以大幅度地提升医院的营运效益。所以,从医院发展总体上看,医院信息化管理不仅提升了医院综合竞争实力,而且降低了医院的运营成本,更加提高了医院的经济效益,使医院在发展壮大中实现自我完善、自我增值。

二、可以为财务提供可靠数据,为管理决策提供依据

现代化医院的信息化管理是实现医院内部各个科室之间及医院与其外部相关联单位之间通过网络相互获取信息、传递信息、反馈信息,从而达到资源信息共享和交换的管理活动。医院内外部大量的信息通过网络传递更灵活、更快捷,并且会及时地反映出医院本身的财务状况和经营成果;医院对其外部相关单位提供的可靠信息进行识别和归类,加工出对其有用的信息,从而为医院的财务工作提供了安全准确的数据,为医院管理者的管理决策提供了可靠依据。信息化管理的出现加速了医院现代化发展的进程,是医院今后可持续发展壮大的奠基石。

三、可以提升医院形象及病人满意度

现代化医院的信息化管理首先可以简化病人传统看病就医的复杂程序,病人现在不必在收款处、诊室、药房之间东奔西跑,只需在休息大厅等候,并按照挂号顺序叫号进入诊室进行诊断即可,诊断完后可去药房拿药,之后便可离开医院;如需住院,计算机将会自动进行科室病床分配,病人可立即住院并接受诊断和治疗。其次,信息化管理可以使电子病志清晰易懂、收费单据准确详细,而且看病就医全过程计算机系统操作,大大缩短了病人看病就医时间、减少了收费上的错误、减少了诊断中的失误,从根本上杜绝了看病难、看病贵、乱收费、误诊漏诊等现象的发生,使医院医疗管理更加人性化、透明化,使病人得到最大限度的知情权和选择权,给病人提供了方便和实惠,大大提升了医院自身的公众形象及群众口碑,有利于医院科学化、合理化的发展。

四、可以降低员工劳动强度,有利于提高工作效率

现代化医院的信息化管理具有两大明显特点:庞大的医疗系统和大量的数据信息。从目前医院一天的门诊量、住院量的数据上看,如果全部的工作都靠人员手工管理的话,不仅业务工作量相当大,而且业务程序烦琐、复杂难懂,单凭手工管理是根本不能完成的,出错率极大,大大加重了工作人员的工作负担和压力,这样就更不可能满足广大群众对医疗的需求和医院自身的可持续性发展。所以,医院信息化管理是医院现代化发展壮大的必然趋势,它可以从根本上简化员工传统工作烦琐的手工程序,降低员工劳动强度,降低出错概率,员工只要学会计算机操作程序便可上岗工作,从而进一步缓解员工因工作负担过重而产生的压力,进而拓展了员工的创造性思维,提高工作效率,为医院带来更好的效益。

五、可以提升医疗诊断准确率,减少医疗纠纷的发生

现代化医院的信息化管理在临床医疗方面也起到了很大的作用。它的应用可以使主治医师在网络信息共享的帮助下,进一步了解病人病因、病情、病种及治疗情况等信息,它从根本上改变了传统的医疗诊断信息的采集处理难、分析查询难和传输手段难等现象的发生,为医生提供了一整套全面的、系统的信息化、网络化的工作模式,从而对病人病情做出正确的专业判断分析及进行及时准确的诊断治疗。如医生自己无法完成病人的治疗,则可通过网络远程会诊的方式,联合国内外众多知名专家进行同步网络会诊,进而协商出针对该病人的最佳治疗方案。这种现代化的管理方法可以大大地提升医院医疗诊断的准确率,从而减少由于诊断失误而引起的医疗纠纷和医疗事故。它的应用本着对病人负责的态度,更好地为病人提供优质满意的服务。

第三节　强化医院系统内信息化管理的具体路径

目前医院系统内信息化管理主要包含四个方面:即医疗系统信息化管理、人力资源系统信息化管理、财务系统信息化管理、安全系统信息化管理。这四个方面在医院的医疗管理活动中都起着重要的作用,它们相辅相成,缺一不可,共同维系着医院信息化管理的整个系统的运行,共同推动着整个医院的发展。所以,医院应该强化医院系统内信息化管理。

一、加强医院医疗系统信息化管理

作为医院,它主要就是从事救死扶伤方面工作的,每天都要接受成千上万例的病人,所以医院首先要加强医疗系统的信息化管理,为病人提供一个良好的就医环境,使病人早日康复。医院医疗系统信息化管理主要包括六个方面,即病志(医嘱)信息化管理、远程会诊、PACS 系统、LIS 系统、CIS 系统、RIS 系统。

(一)病志(医嘱)信息化管理

由于过去医院保存病志的年限是有限的,再加上有些医生字迹潦草,能辨性差及存放时间过久,继而无法识别当时的医嘱,给病人及其家属还有医生的确诊带来诸多不便,所以病志(医嘱)信息化管理是势在必行的。医院病案室的工作人员把医院门诊部、急诊部、住院部传输的来院病人相关信息分类归属、保存备份于计算机当中,而且病人在院期间做的所有检查、化验、病理、治疗记录都会以电子病志的方式传到病案室储存。在主治医师对病人会诊期间,主治医师也通过电子病志的方式下达电子医嘱,这样既符合临床的规范,也大大减轻医生手工医嘱的负担,更明确有效地传达医生信息。而且,医生在进行病志查询时,只需输入病人姓名或者病志号,计算机就会自动索引到该病人的电子病志目录下,供医生阅读参考,能更好地为病人进行治疗。如果病人需要查找过去的病志或者病志丢失需要补打,可持有效证件去医院进行查阅和打印。电子病志字迹清,内容准确易懂,病理记录、化验单、检查单、医嘱单等单据都按顺序排列并配有图表、图形或者彩色图片来对电子病志做进一步解释。

现代化医院的信息化管理还应实现病志诊断卫生系统网络共享,即电子病志网络共享。就是一个病人在某医院看病住院时的所有病志信息都会通过网络共享到一个公共的卫生系统平台。如此病人今后发生转院或者选择在其他医院进行病情诊断时,主治医师可以登录该卫生系统平台进行查询,医生只需输入病人身份证号,通过网络病志共享的方式,系统将自动索引到该病人的电子病志下,医生可查看该病人病史、病因、病种及治疗情况,从而在充分了解病人情况后为病人提供更有效、更合理的诊治。

(二)远程会诊

由于现代化医疗技术的不断更新,疑难杂症也层出不穷,一个医生的能力相对比较微弱,无法独立完成某些疾病的治疗。但是,远程会诊的应用可以帮助医生解决这一问题。医生通过远程会诊的方式,集合国内外多位专家针对病人病情从不同方面进行病理的分析确诊,并将 X 线片、CT 片、病理图像等影像图片通过计算机网络实现传递共享,为病人完成病理分析、病情诊断,从而进一步协商确定出一份合理的治疗方案,以便更好地服务病人,为病人排忧解难。远程会诊的临床应用不但可以解决病人的疾病困扰,也可以带动医院整体水平的提高,实现共同进步。

在进行远程会诊前,医院应准备好病人的各项资料(系统的病志记录、完整的临床检查报告、各种影像资料等)以及提出具体的会诊目的和要求。会诊时,医院把这些图文报告通过网络方式传达给对方,双方通过网络视频进行对话沟通,做出进一步分析诊断。会诊后,双方各自进行意见的反馈与答复,并把所有与会诊相关的资料存档备案,以供日后参考。

远程会诊主要包括常规会诊和非常规会诊。常规会诊是指在正常时间内,按计划安排一位专家参加的实时动态会诊或非实时动态会诊。其中常规实时动态会诊是指医学专家通过卫健委卫生专网视频电视会议系统,对异地病人进行"面对面"的现场直播会诊。每例实时动态会诊限时 30 分钟。常规非实时动态会诊包括病历资料会诊、影像资料会诊及病理资料会诊三类。① 病历资料会诊:医学专家通过阅读和研究经远程传输的病人影像资料和病历资料对异地病人所进行的非现场直播会诊;②影像资料会诊:远程传输病人的影像资料和病历摘要,医学专家结合病历摘要对影像资料得出医学影像学报告;③病理资料会诊:医学专家根据远程传输的病理资料所进行的会诊。非常规会诊包括联合会诊、点名会诊及急诊会诊三类。①联合会诊:请两名或两名以上的专家参加的会诊;②点名会诊:病人点名指定某位或多位专家参加的会诊;③急诊会诊:要求在 24 小时之内完成的会诊。

医院财务物价核算人员使用其权限进入计算机并输入此收费标准表,并通过网络把信息共享到每个科室护士站的计算机上。病人在进行远程会诊之前,只需到该科室护士站划卡(即"一卡通")确认信息即可。会诊结束后,计算机将自动结算费用,并在卡中扣除。

(三)PACS 系统

影像归档和通信系统(PACS 系统),也称医学影像信息系统。它以高性能的服务器及先进的存储设备构成影像硬件的支持平台,以大型数据信息库作为影像存储的管理工具,以医疗影像的收集、传输、统计、存储及分析为核心,集影像收集传输与存储管理、影像诊断查询与报告管理、综合信息管理等应用于一体的综合性应用系统。它主要应用于医院的影像科室(如 CT 室、超声室、放射线室、病理室等),其任务就是把日常检查工程中产生的各种医学影像(如 MRI 片、CT 片、图文报告、X 线片、显微仪图像等)通过网络共享以数字化、信息化的形式储存起来。当需要使用影像图片时,科室负责人只需在计算机进行一定的授权操作,便能够很快地调到数据。PACS 系统在各种影像设备间的数据传输和组织数据储存,实现数据共享和交换方面起到了重要的作用。病人只需进入影像科室拍片,图片完成后会以电子数据方式,通过计算机直接传到该病人的病志中,无须病人排队等候。

(四) LIS 系统

实验室(即为医院检验科)信息系统(LIS 系统)是指实验室日常工作、科室管理、学科建设、学科发展等方面所产生及所需求的信息,通过计算机进行收集、处理、存储、输送和应用的系统,是医院信息化管理的重要组成部分之一。

随着人类社会的改革发展,现代化信息技术的快速发展加快了各行各业信息化的进程,人类社会已进入信息化时代。LIS 系统不仅是自动接收检验数据、打印检验报告、系统保存检验信息的工具,而且可以根据检验科的需要实现其职能辅助功能。现在 LIS 系统应用得越来越广泛了,它的普及大大地提高了检验的效率与效益,更有利于减少医院运行成本、人力资源成本、控制费用支出。病人只需在检验科做完检验即可离开,检验结果随后会以电子数据的形式传到该病人的病志当中,病人在医院大厅的触摸屏系统(触摸屏系统可以进行自动缴费充值和自动查询功能,它的应用简化了人员工作强度,为病人提供了及时、准确、便捷、动态、全面的服务,使医院更规范化、网络化、透明化)上划卡(即"一卡通")确认信息,触摸屏会通过网络资源共享自动打印出检验报告单,这样方便了病人和医生查询、阅读。

(五) CIS 系统

临床信息系统(CIS 系统)主要是为了支持医院医护人员的临床活动,收集、分析及处理病人的临床医疗信息,丰富临床医学经验,辅助临床诊疗决策的系统。医生可以通过临床信息系统进行临床的实践研究,从多方位、多角度了解病人的病情、病史、病种及治疗情况等信息,这样可以为病人提供更多、更快、更好的医疗服务。

(六) RIS 系统

放射影像信息管理系统(RIS 系统)是解决放射影像设备信息化存储、查询、统计、分析,以文字的形式进行网络化管理的高科技系统。RIS 系统集合了强大的计算机技术、网络技术、通信技术、医学成像技术等先进技术,替代了多年来影像照相必须以胶片为介质,无法进行改善图像和图片成像后处理等手工操作方式,以全信息化、无胶片化、无纸化等方式收集、统计、存储、处理和传输放射影像,实现放射影像资源的共享与交换,极大地方便了医院医疗、科研、教学等管理工作的进行,最大限度地提高了影像诊断效果与效率,降低了医院医疗成本支出,从整体上提高了医院的医疗水平与质量。

二、加强医院人力资源系统信息化管理

人力资源信息化管理是以先进的软件结合大容量的硬件为基础,通过集中式的信息库全面自动地处理信息,达到信息资源共享,实现人力资源电子化和自动化。它的应用不仅提高了员工的工作品质和效率,而且可以减少运营成本,进一步改进了传统员工单一的、缺乏灵活性和创造性的服务模式。医院人力资源系统信息化管理包括:人员档案信息化管理、病案信息化管理、科室信息化管理、人员工资信息化管理。

(一)人员档案信息化管理

随着现代化医院的不断扩大改造,人员也需不断地增加才能满足医院日趋发展的需求。医院人力资源部对医院整体的人员应做到宏观调控、统筹管理,实现人力资源电子化和自动化管理,即人力资源信息化管理。人力资源部可以利用网络进行人员招聘,其只需在该医院网站上发布招聘信息,写明需要招聘的条件及招聘人数即可,并留有联系电话和通信邮箱。应聘者可通过电子邮件的方式把自己的简历传递到医院,医院人力资源部进行初步筛选,回复邮件给合格人员通知其进行第二轮面试。这种网络操作相对于传统的招聘模式而言,简便了手续,招聘普及面扩大,受瞩目性增强,提高了反馈、处理和聘用的速度,减少了人力、物力、财力和时间的投入与耗费。

医院人力资源部应做好医院全体在职员工信息采集工作,把人员姓名、出生年月、工作经历、学历、专业、进修情况、联系方式等数据信息输入计算机进行加工处理、存储更新,以达到信息化管理。这样可以准确合理地分配在职人员,使其各尽其职,避免人才资源浪费。医院人力资源部可定期在医院内部局域网中,以网络为基础,对在职人员进行针对性的岗位培训及安全教育,即每月进行 8~12 小时的网上学习,累计培训学分,从而提高员工的工作技能及工作热忱,使其能够适应激烈的竞争,热情饱满地投入到工作当中。

(二)病案信息化管理

病案是临床医务人员专业能力及职业素养的重要体现,同时也是医院整体的管理水平与质量的有效反映,提高病案信息管理质量对医院管理具有重要作用。第一,是医院科学管理的重要依据。病案记录了整个医疗活动过程,同时也是医疗工作人员的辛劳和

工作结晶,在填写各项信息时应保证数据、信息的准确性及科学性,以国家相关病案信息管理标准为指导,定期检查病案信息,实现科学、系统管理。第二,是医院科研工作的有效指导。对病案信息加以研究利用,提取其中有效信息,找出相应的规律,总结成功经验,为临床研究提供相应的循证资料,可促进临床医疗质量的提高。同时病案可作为临床教学示范的材料,帮助实习生分析病例及疾病病理,加深对教学知识的理解。第三,对临床工作起到监督评估的作用。病案信息为临床诊疗工作地开展提供有效的依据,医生根据病人实际情况制订一系列治疗方案,不仅可以提高病人对医生专业能力的信任感,同时也可促进临床治疗工作更加规范、合理。通过对病案信息内容的检查,找出其中存在的问题,提供相应的解决对策,在一定程度上降低了医疗风险。第四,在医疗纠纷处理中发挥作用。病案是对病人整个疾病诊治过程的书面记录,具有重要的法律效应,可在解决医疗纠纷事件时提供有效的法律依据。

病案信息的信息化管理主要目的在于扩张病案信息收集量、节省空间、大量存储资源、提高管理工作效率及质量,从根本上提升医院管理质量,为病人营造良好的就医环境,具体解决对策如下。

1. 建立完善的病案信息管理机制

从医院整体管理情况来看,对病案信息管理未给予应有重视,人力资源、物力投入少,人员知识内容未能及时更新,相对而言技术较为落后,限制了病案信息利用率和整体管理水平。相关人员管理意识缺乏,存在工作态度不积极、不认真,病案信息记录缺乏科学性、全面性、准确性等问题,使病案信息质量大大降低。医院病人人数越多,病案信息管理工作量越大,但在实际管理工作中新技术的应用尚未普及,未能真正实现病案信息信息化、高效化管理。因此,医院应制订科学的管理规范并实施,并设置统一的病案信息登记、处理流程及标准,保证各项工作有据可查,建立标准化病案信息管理考核标准及依据,保证管理机制及各项工作得到严格落实,提升工作效率。制订病案查阅管理办法,在借阅病案时应出具相关的材料,特别是对于院外借阅人员,控制借阅时间、保管方式、核对方式等,登记身份信息,避免发生病案资料遗失或缺损情况。建立奖惩机制,对病案信息处理工作人员开展考核,出错者给予一定的惩罚,通过自查、二次他查后判定结果优良率,对工作严谨者给予相应的奖励,存在问题者指导其改进。

2. 严格把控病案信息管理质量

病案信息管理质量是病案管理水平、能力的体现,医院病案管理工作量大、信息繁杂、涉及范围广,因此在收集和记录病案信息时应保证准确、科学、及时、细致,不可发生错误。病案信息管理可从源头病案信息收集记录入手,注意工作细节,并加强信息监督,严格把控质量,任何一项环节都不可出错。建立病案信息管理监督机制,首先为自查,明确本阶段病历处理工作的主要内容和关键点,严格遵循制度及规范执行。其次为他查,由质量监督管理人员对各个阶段病案处理情况进行查验,及时发现其中存在的问题,并有效解决。

3. 提高人员综合水平

因医院每日接诊病人多,人员自身医疗工作及教学任务较重,病案信息管理专业人员较为紧缺,多数是由其他部门人员担任。同时病案信息管理对工作人员的要求较高,不仅应具备严谨的工作态度及责任心,进行信息管理和各种资料收集工作,同时还需对病案信息进行整理、记录、归档、编号,长期的人员调动容易引起工作混乱,且人员自身能力不足,缺乏工作责任性及积极性,从而影响病案信息管理质量。人才是计算机信息管理在医院中应用的基础,提高工作人员的个人素养和个人能力可以有效地增强计算机信息管理在医院的应用效果,让计算机信息管理可以真正地在医院中发挥出自己的作用,使医院信息管理的整体水平和质量得到有效的提升。在当今社会中,医院每天需要接待大量的病人及其家属,在这种高强度的运作下,传统的信息管理的工作人员需要承担大量的工作,而计算机信息管理在医院中的应用,有效地减轻了相关工作人员的负担,极大地提升了医院信息管理的工作效率。这就需要相关工作人员加强对计算机信息管理的了解与运用,不断地增强个人素养和个人能力,使得计算机信息管理可以在医院中得到充分的运用。同时,医院还需定期地组织信息管理工作人员进行一定的培训,让信息管理工作人员可以在培训的过程中学习有关于计算机的知识以及操作。医院可以引进一批新的高素质高能力的计算机信息管理人才,通过这种方式来拉动医院内计算机信息管理人员整体水平的提高。在医院内还需要加强对计算机信息管理的宣传,加深医院内的工作人员对计算机信息管理的了解,明确计算机信息管理在医院中所发挥的作用,让医院内部的工作人员可以充分地了解到计算机信息管理在医院中运用的重要性与必要性,认识到计算机信息管理在医院中的不可替代性。病案管理是医院日常管理的重要内容,定期组织人员参与培训工作,要求管理人员不仅熟练掌握基础医学知识,同时对计算机知识、数理统计知识、信息分类知识等均有所涉及,加强病案信息管理宣传,充分认识病案管理的重要性,对基础管理知识进行普及,并向外引进更多的专业管理人员,从整体上提高病案信息管理质量。其次,提高全员病案信息管理意识,从思想层面加强人员对病案信息管理重要性的认识,提高人员工作责任性及积极性,积极自查,对相关信息予以完善,保障信息的完整性。

4. 病案信息的信息化管理

借助先进技术手段,结合医院实际情况建立完善的病案信息管理机制,实现网络信息化管理,建立病案信息信息化管理系统,从收集、储存、查阅等各个环节实现数字化管理,如此不仅大大减轻了工作人员的工作量,提高病案信息的权威性,同时全面的信息化管理可解决存储空间不足、档案缺损等问题,提高病案有效使用率。

(三)科室信息化管理

新入职医护人员需要到各个科室进行轮转,以便熟悉各科室不同病种、不同病情的诊疗护理工作,所以医院人力资源部通过计算机信息化管理合理科学地进行人员轮转调动,合理分配人员到各个科室,做到科室间相互协调工作,达到与科室间信息和资源的共享与交换。如某科室人员紧缺,可以电子邮件的方式向院长发一份申请人员表,说明需调用人员原因及所需人员特性,经院长同意后,科室负责人把电子邮件转发给人力资源部,人力资源部再根据目前人员具体情况进行人员分配,做到合理统筹、科学管理。

科室人员外出进修差旅费也应做到信息化管理。例如,某科室主任医师需去北京进行学术会议的进修学习。按照以前惯例,主任医师需去找院长表明想去参加会议,经院长同意后方可参加,参加完会议后主任医师必须把需要报销的票据归拢统计后,交付院长审批,审批后才能到财务报销。但是如果引进信息化管理系统,这位主任医师只需在进修前给院长发一份电子邮件,院长无论是否在医院只需通过计算机审阅后进行答复,主任医师收到答复后便可外出学习,这种信息化管理简化了整个申请过程,能够预防院长外出开会而申请被延期现象的发生。而且院长、人力资源部、财务部可以通过计算机累计查出各科进修学习名单、进修地点及差旅费用,有利于核算各科的管理费用。

科室信息化管理与人力资源部考勤系统也应联网,实现资源共享。如科室某人员请假,经科室负责人同意后,只需向人力资源部发一封电子邮件说明请假原因即可,得到批准后方可休假,计算机考勤系统便会以明显的字体颜色标记下该人员请假天数,这样人力资源部在月末可以简单快捷统计出各个科室人员的出勤情况,有利于科学化、系统化管理。

(四)人员工资信息化管理

医院人员工资即医院人力成本,就是在医疗服务的过程中用于补偿自身劳动力再生产的必要劳动(或称为自己的劳动)和用于提供给社会的剩余劳动(或称为社会的劳动)两部分所组成。人力成本最直接的表现形式就是人员档案工资和绩效工资。所以说人员工资的信息化管理是现代化医院发展的趋势。

1. 与人员档案信息化管理相结合

人力资源部把人员档案逐个输入计算机,并把人员档案工资的计算公式输入计算机。例如:大专毕业基本工资为 800 元,大学本科毕业基本工资为 1000 元,研究生毕业基本工资 1200 元,职称晋级基本工资涨 400~800 元不等,副高级职称、正高级职称、副主任、主任等职位的基本工资都应输入计算机。人力资源部工作人员在输入医院人员信息时,对应的档案工资标准会一并通过公式计算出来,这样可以减少工作上的失误、降低劳动强度、提高工作效率。

2. 与医院医疗收入、门诊诊疗人次、住院收治病人人次、工作质量、服务态度等指标相挂钩

根据这些指标核算医生、护士绩效工资,医院机关人员则拿全院平均绩效工资的

85%左右。例如某医生治疗病人,通过病人划"一卡通"的方式,把挂号费、检查费、治疗费等收入都按一定比例提成,并通过计算机把数据分配到该医生的绩效工资中。月末,财务核算人员通过一定权限进入到全院人员绩效工资界面,点击绩效工资汇总(绩效工资＝总收入－药品收入－总支出),全院人员绩效工资便可一目了然了。该医生月末还可根据本人权限进入人员绩效工资(此绩效工资只包含本月总收入部分,不包含总支出部分)只读界面进行查询,该页面会显示出该医生本月挂号费、检查费、治疗费等收入的汇总及明细,如对绩效工资有异议,则可到医院财务科进行具体查询。

三、加强医院财务系统信息化管理

财务系统信息化管理可以说是医院信息化管理的重中之重了,因为医院一切的医疗管理活动最终都会以数字信息的形式传输到财务科,以财务汇总表的方式反映出在一定会计期间内医院财务状况和经营成果,为医院管理者做决策提供依据,为医院下一步的发展指明方向。医院财务系统信息化管理包括:HIS 系统、病人收费信息化管理、票据信息化管理、固定资产信息化管理、物资采购信息化管理、物价信息化管理、药品信息化管理、财务内部报表信息化管理。

(一)HIS 系统

医院信息化系统(HIS 系统)不仅仅是一个单纯的计算机技术系统,更是医院所有管理者思想集中的体现。HIS 系统是医院信息管理系统中较为复杂常用的一类系统,它依托于计算机技术、网络技术及现代信息技术,适应现代化医院业务流程和经营管理的需求,是医院信息管理的技术平台。

由于现代化医院规模庞大、每日业务量较大等特点,信息类型则相对复杂多变,如医疗信息、门诊信息、住院信息、收费信息、材料信息、药品信息等多种信息都在不断地发展扩大,HIS 系统把医院业务流程和管理生产的信息以数据的形式集中到计算机系统当中,真正实现了信息的共享与交换,使信息具有实时性。所以,HIS 系统的应用是医院科学化管理和持续性发展的需要。HIS 系统主要有五种基本功能,即信息录入接收、信息采集、信息存储、信息加工、信息提供。以下为 HIS 系统五项基本功能及联系的示意图:

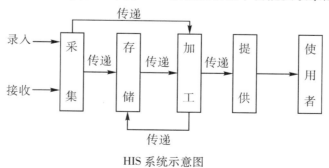

HIS 系统示意图

HIS 系统把医院的各种药品、各项检查、全体医生、全部科室等信息都通过计算机按照顺序排列,并配有相对的编号。如某位病人指定某医生挂号看病时,门诊收款员只需在计算机上输入医生编号,便可快速准确地找出该医生进行挂号;如某位病人需要做 CT 检查时,门诊收款员则输入此检查编号,方可分配病人进行检查;如某位病人到药房领取药品时,发药员可根据药品编号快速分发药品,若此药品短缺,药房计算机会自动提示,发药员则通过药品编号快速从药库中及时补充此药品。HIS 系统为医护人员及病人提供了方便,是医院整体信息化建设的基础。

(二)病人收费信息化管理

病人收费信息化管理是医院科学发展的方向,它的应用给医护人员、收款员、病人三方提供了快捷方便的服务。病人来到医院看病,首先可到医院大厅触摸屏系统查询今日各科出诊医生及全院医生简历等信息,病人可以自由挑选医生进行就诊。如病人不知自己该挂哪个科,可以到导诊台进行咨询,导诊台人员会提供合理的建议以便更好地服务病人。随后,病人来到门诊窗口进行挂号及就医卡(即"一卡通")现金充值,收款员在电脑上登记病人信息(姓名、年龄、联系方式),分发"一卡通",计算机根据挂号顺序分配病人排队分诊顺序,即挂号顺序应与叫号系统联网,避免插队现象出现。病人在大厅等候,通过排队叫号来到对应诊室进行诊治,诊室门口的屏幕会滚动就诊次序,一个病人正在进行诊治,下一个病人做好准备。病人来到诊室,先划一下"一卡通"以确保叫号次序,医生在进行诊治时,可根据病人病情直接通过划"一卡通"的形式收取检查费并在计算机上开具电子处方,方便病人阅读及复查;如有些病人需要药品治疗,医生与病人商量后方可直接进行药品划价,然后病人就可以到药房划取"一卡通"确认药品便可拿药。如"一卡通"显示金额不足,病人可去门诊收款窗口进行续费或者在大厅触摸屏系统进行续费。

有些病人由于病情原因需要住院观察,住院处的收款员根据病人信息在计算机上登记病人姓名、年龄、住院科室、主治医师、住院时间、联系方式、押金金额等(如住院病人以支票方式作为押金,则需注明支票收取,并标明支票号)并发放"一卡通"。病人在某科室住院时,只需在护士站划一下"一卡通"即可,计算机会根据目前床位占用情况自动给病人分配床位;如病人对床位有其他要求,护士只需在界面筛选条件处输入病人要求,计算机则会自动按条件筛选并分配床位、自动计价;如该科室床位住满,计算机则会把病人安排到其他相邻科室的床位,做到全院床位统一管理,防止耽误病人病情及床位资源浪费。主治医师在巡查病房期间可直接根据病人病情下达电子医嘱,病人则到该护士站进行缴费,如病人有欠费或者余额不足的现象,护士站处的计算机会及时提醒病人续费,以确保病人正常的治疗。这样会省去护士手工记账这一烦琐程序,而且避免出现记账差错。

病人出院时,病人凭"一卡通"进行出院结算(如病人以支票方式交住院押金者,则需要到医院财务科进行住院结算工作),住院收款员进行退费及收据、流水账打印,这样可以避免手写住院押金单丢失的现象,为医院和病人提供了方便。病人也可不要求退费,剩余现金则储存在"一卡通"中,为下次病人就医提供方便。

病人如对收费情况有所异议,可到医院大厅触摸屏系统进行查询,插入"一卡通",点击费用查询,触摸屏上会显示"病人消费明细一览表",病人通过数据发现医院是否有乱收费、收错的等情况。

(三)票据信息化管理

为了顺应现代化医院的需求,医院的票据使用也应做到信息化管理。由于过去医院信息化管理没有普遍应用,票据管理是人为的手工记录而不是信息化管理,医院每天就诊病人量大,所以票据的使用率高,加大了人员的工作量。但是,人工记录十分不便而且时常出错,给收款工作带来了极大的不便。有许多人就利用了这点漏洞对医院的票据进行印刷、打印,然后盖上假印鉴,制作出假票据,进行多方报销。如医院或企业发现假票据,但由于不是计算机记账,查询相对麻烦,很难查出此票据是哪位收款员签发的,更谈不上责任的归属。这样的不法行为有损企业、保险公司、医院的利益和名誉。所以现代化医院对票据进行信息化管理,有利于防止这种不法现象的发生。

负责票据管理的财务人员使用其权限进入票据管理界面,把票据代码输入计算机,收款员在进行票据领用时,登记收款员姓名,即一定的票据代码范围内由一个收款员领用。如在今后的工作中出现假票据现象,财务负责人则可根据计算机上显示的票据代码查出具体的收款员,收款员承担全部的责任。票据信息化管理的应用有利于票据的管理和责任的归属。

(四)固定资产信息化管理

所谓固定资产是指医院持有的预计使用年限在一年以上(不含一年)、单位价值在规定标准以上、在使用过程中基本保持原有物资形态的有形资产。其中大批量同类物资,如被褥、病床、图书等也归类为固定资产。对于固定资产的信息化管理,财务固定资产会计通过其权限进入固定资产管理界面,按照专用设备、一般设备、家具、电器、其他等固定资产进行分类管理,并把固定资产的型号、规格输入计算机归类存档,并详细记录购入时间、购入价格、使用年限、资产属性、使用科室等重要信息,以便以后能快速有效地查询设备的使用情况,并且有利于财务人员对固定资产累计折旧的摊销,而且月末可以准确地把待摊费用分摊到使用科室的费用里。

为了方便固定资产的信息化管理,财务人员应对每一项固定资产建立一张固定资产原始卡片。

对于大型设备和专用设备,财务人员应在固定资产原始卡片备注栏中注明治疗范围和收费范围。如某一病人做彩超检查,医生进行计算机划价,计算机系统就自动归属到彩超仪器的使用次数中,并且记录费用。所以月末,财务人员可以根据计算机中大型设备、专用设备的使用情况计算出这项设备的收入情况,对固定资产进行成本效益分析,这样有利于固定资产更好地利用,避免资源浪费。

对于桌椅和家电等固定资产,财务人员应该通过计算机汇总绘制出各个科室使用固定资产的分布图。如某科室在一段时间内申请使用桌椅、电器过多或损坏过多,需根据具体情况查明原因,不能盲目地领用。科室如果想领用固定资产,则可打一份领用说明通过电子邮件的形式发给院长,经院长审批后再返回科室,科室负责人再把邮件转发给负责固定资产的财务人员,财务人员进行计算机登记后,科室方可领用。这样可以简化固定资产领用过程,有利于信息化管理。

(五)物资采购信息化管理

医院的物资采购,主要集中于医院采购部(即采购部归财务部直属)的管理,医院由于科室过多,供求也相当大,所以每月的采购量相对较大,如单靠人工记账是根本无法完成的,所以医院应该加强医院物资采购信息化管理。

医院采购部根据每月各科室的需求进行物资采购工作,可通过内部网络系统控制,把采购部与各个科室进行联网,采购部把每样物品在计算机上进行分类管理,注明名称、规格、属性、领用价格、领用数量等明细,做成一份采购明细表。各个科室负责人在月初用其权限登陆物资采购界面,把本月科室所需物品在计算机的采购明细表上选择填写并通过联网的方式传输给采购部,计算机把数据进行汇总分类,然后采购部根据汇总明细表进行对外采购。采购人员采购完的物品再通过计算机科室分类汇总,分配出各个科室所需物品的名称及数量,再把物资分发到各个科室,科室负责人收到物资时进行盘点,盘点无误后在计算机上进行物资确认即可。通过物资信息化管理,不仅可以减少库存物资的囤积,减少物资浪费,更可以方便快捷地警醒每月各个科室消耗费用的结转。

在科室领用物资的时候,各个科室应根据本科室具体情况建立科室物资领用二级账库,即详细记录每样物资分发的具体情况。例如:某科室月初领用20瓶洗手液,科室负责人把10瓶分发给所属的病房并在计算机上做记录,剩下的10瓶留着科室内部使用和病房备用。在计算机上记录下每个病房洗手液的开始使用日期及使用时间,并按时更换新洗手液。科室负责人在每月月末统计出该科室使用洗手液情况,即已用、在用、剩余情况,并计算出下个月本科室需领用的洗手液数量。如果下个月某病房用洗手液使用时间过短,或者该科室使用洗手液浪费,科室负责人即可通过计算机记录很快查明原因,这样可以严格控制科室支出成本,防止跑冒滴漏现象的发生。

各个科室在领用可收费物资时,医院可以在物资使用初期给各个科室一定量的备货比例,其他的使用则按照计算机记录的每个月末用信息统计出的收费数量出库给各个科室。以此可以加大对科室成本管理控制,从根本上保证了医院物资管理安全。

（六）物价信息化管理

物价的管理在医院管理中占重要的地位,它是群众就医的热点问题之一;是医院经济管理的重要内容;是医院面对竞争的重要工具;对医保改革也具有较大的影响力,是解决百姓看病难、看病贵中的一项基本问题。近十年来整体物价水平上升很快,尤其是人力成本、日常生活消费成本都在以一个很快的速度上升,而医院还得执行原来的标准,这时严格的物价制度、现代化的物价管理手段就显得尤为重要。

从收费项目方面,物价管理不仅涉及范围广,而且收费内容多样复杂、收费程序烦琐。如单纯的人脑手工记录,只会加大人员工作量,而且出错概率较大,给医疗工作带来诸多不便。所以,医院物价信息化管理可以规范收费项目,使医疗收费透明化、合理化,防止多收费、漏收费现象的发生。计算机对物价自动归属分类、编辑存档,如一次性医疗卫生消耗品收费项目的物价政策是 10 元以下加价率为 15% ,10 ~ 50 元(包含 10 元,不包含 50 元)之间加价率为 10% ,50 元以上(包含 50 元)加价率为 5% ;西药、中成药的加价率为 15% ,中草药的加价率为 25% ;1 ~ 10 毫升的注射器每支加价 0.1 元,其他规格注射器和输液器每支加价 0.15 元。在进行这些项目收费时,计算机都会自动按百分比加成收费。对科室新增、科室合并拆分、药品调价等对应的收费内容,计算机将自动调整收费。

医院把收费耗材与采购部物资库存进行网络连接,当所采购的材料价格发生变动时,医院收费系统的价格会自动根据加价率做出相应的调整,这样会避免采购价格变动给病人、给医院带来不必要的损失,也保证了卫生材料可以严格按照物价规定的收费标准执行。

另外,执行物价制度可以增加医院收费的透明度。医院需要在大厅设置大屏幕显示、触摸屏查询、每日清单制度等,此项要求更加加大了医院物价信息化的要求,通过触摸屏查询,病人不仅能够查询到医疗服务及药品的价格,还能查询到门诊病人或者住院病人所花费的医药费等。

医院还开设专门的物价管理委员会,由院长亲自管理,各科主任积极配合。通过每月定期抽查部分病志(医嘱)的收费情况或针对病人对收费项目的投诉情况,来进一步加强对物价管理的监察力度,维护医院和病人的共同利益。

（七）药品信息化管理

药品信息化管理是医院信息化管理的一个重要环节。它是对药品从购入药库到在药房出售进行全方位的信息化管理。其中包括药库管理、药房管理、药品划价、发药确认、临床药品、药品调价、院长与财务确认、药剂科主任查询、医药厂家竞标等系统。

每年年初医院都进行医药招标。医院只需在该对外网站上发布招标信息及联系电话或网址,医药厂家看到招标信息后以电子邮件的方式与医院联系,说明该竞标药品的种类、主治、规格、招标价格等药品详情,提交合作协议。随后,药剂科主任在众多招标的公司中去粗取精筛选出一部分符合医院供需要求的药品,与医院领导商议后,回复邮件,通知入围招标厂家进行第二次面试招标。

医院药局应对药库管理系统、药房管理系统、处方发药系统进行资源共享、统筹管理。由于目前药品种类繁多、疗效各异,医院应做好药库管理、药房管理、药品划价、发药确认、临床药品应用等信息化管理。医药管理者应根据药品种类(即中药、西药、中成药)进行分类管理,并把药品相对应的品名、规格、计量、价格、有效期等详细信息输入计算机,这样可以准确无误地查出药品库存情况,有无盘亏盘盈等现象,可以更好地盘点药品数量及金额统计,从而直接地反映出药品销售情况,有利于药品的采购工作。医生在开药时,系统自动显示药房中此药的库存量,防止药品短缺给病人带来不便,同时,该系统还会提示与此药配比冲突的药品,如发现问题,系统自动提醒模式会启动。医院还存在很多危险药品,包括吗啡类、阿片类、可卡因类药品,使用不当会对病人造成身体危害,所以医院对此类药品的管理相当严格,只有专门的主任医生才有权限开具这些危险药品。医生在开具这些药品时,计算机系统会自动弹出提醒;如确定选择这些药品,计算机系统将提醒这些药品用量(即不得超过药品安全使用量),如超过用量范围,计算机将不予执行。药品信息化管理更加确保了病人用药安全,从根本上杜绝了开错药、用错药现象的发生。

目前医院领导通过实地考察分析及多次开会讨论,一致认为引进药品分装机符合现代化医院的需求,药品分装机可以准确地分装、分配药品。因为每种规格的药品剂量对于一位病人使用来说是有剩余的,所以会造成不必要的浪费,医院通过引进药品分装机把一定规格的药品分装成一定的剂量,以适合病人的定量需求,这样不仅可以减少药品的浪费,还可以减轻病人药品费用的负担。

药品调价是医院每年都会遇到的问题之一,如一种药品国家会规定最高售价金额,医院不可超过此价格销售,并且在一年中此类药品会出现多次调价。所以,医院对药品价格进行信息化管理后,系统会根据国家规定自动调整该药价格,通过网络信息共享传输到门诊部、急诊部、住院部,收款部门可以以最新的价格进行收费;药房也可根据调整后的处方核对发药,并对不合格处方及时反馈,从而杜绝多收费、漏收费的现象发生。

(八)财务内部报表信息化管理

医院财务人员只要录入本月的会计凭证,计算机就可以直接生成资产负债表、利润表、费用明细表等相关会计报表,这样可以减少会计人员的工作量,避免手工记账出现的错误和疏漏,而且可以准确直接地反映医院的财务状况和经营成果。在每年度开始,医院财务人员还应该编制医院预算报表,它将所有收支全部纳入预算管理,其中收入包括:

医疗收入、药品收入、财政补助收入、科教项目收入、其他收入;支出包括:医疗支出、药品支出、财政补助支出、科教项目支出、其他支出。计算机系统会根据上年的收入支出结转余自动生成去年的决算报表,财务科长及财务主管以计算机生成的决算报表为依据,做出相应的更改和调整,即可做出新一年的预算报表。这样简化了财务人员的工作,而且为新一年度的工作做出了有根据的计划。

四、加强医院安全系统信息化管理

医院作为一个服务群众的大型机构,财产物资较为丰富,所以医院安全存在着很大的隐患,即医院应加强安全系统的信息化管理,为医院日常管理、病人看病就医、医院长期发展提供一个安全稳定的环境。医院安全系统管理包括医院治安安全信息化管理、消防安全系统信息化管理、生产安全系统信息化管理、财务收款安全系统信息化管理、危险物品使用安全系统信息化管理、网络安全系统信息化管理。

(一)医院治安安全系统信息化管理

医院目前在各个门口、大厅及住院和收款处安置多个摄像头,进行 24 小时监控,这些摄像头与医院保安系统联网,保安人员在监控室可以通过视频录像监控到各个角落,并定期换岗查岗,如发现打架斗殴、辱骂偷窃、行骗抢劫的行为则立即赶到现场进行阻止。医院的治安系统应与 110 系统联网,如有影响到医院安全的状况发生而保安无法控制时,保安系统应及时启动,警察通过联网报警系统及时到达现场,制止违法行为。医院治安安全系统信息化管理可以坚决打击违法乱纪行为的发生;给医生、病人提供一个安全、安静的治疗环境,确保医疗工作顺利地进行;进一步推动现代化医院的文明建设。

(二)医院消防安全系统信息化管理

医院应为一个无烟的公共场所,院内禁止吸烟并张贴禁止吸烟的公告和宣传海报,这样才能给病人提供一个安全绿色的治疗环境。医院全体工作人员都应定期进行安全教育,如遇到威胁到医院安全情况发生时,应积极进行阻止。

医院在各个门口、大厅、科室、走廊、病房都配备灭火器材及自动防火报警器。医院消防设备、器材应符合国家消防标准并做到专人定期管理和维护,以确保医院消防的安全。医院保卫科定期对楼道、科室进行检查,防止楼道内大量堆积易燃易爆物品,保持楼道整洁通风;防止科室内灭火器材、物品乱摆乱放,加强人员防火意识。

医院消防系统应与 120 系统联网,如医院发生火灾而火情无法控制时,消防系统应及时启动,消防员通过联网报警系统接到通知后立即到达现场,扑救火灾,把医院损失降到最低。

（三）医院生产安全系统信息化管理

医院生产系统是医疗、教学、科研工作顺利进行的后勤保障。一旦后勤发生了事故，会给医院带来重大的损失。所以，只有加强医院生产系统信息化管理，才能确保医院日常工作的顺利运行。

变电所是医院的供电场所，医院计算机、大型设备、监护设备、手术、办公一切医疗管理活动等都离不开电，一家普通医院每月大概使用25万元电费，但是如果因用电超标而停电，会使医院整个医疗系统顿时瘫痪，无法进行工作。所以，后勤计算机系统应与电表联网，如发生电费不足的情况，计算机自动提醒模式会启动并对耗电剩余字数显示出红字。后勤负责人在经计算机提醒后，以电子邮件的方式传输给院长，申请电费，经院长同意后转发给医院财务科科长，经科长审核后，出纳人员进行网上汇款即可。电力局收到汇款后，耗电字数将被补充并显示成绿字。

锅炉房是医院动力供应的场所之一，取暖、制冷、消毒、热水都离不开它。它的信息化管理与变电所信息化管理一致。

电梯是医院日常工作中必不可少的运输设备之一，院内药品、器械、桌椅、老幼病残等都需要电梯的运送。所以电梯信息化管理会给医患人员带来方便，是至关重要的。医院把计算机系统与电梯联网并定时派专人进行检查维修，以确保电梯使用安全。如电梯突然停止工作，人员被困电梯内，电梯中的安全系统将启动，被困人员也可拨打电梯电话进行求救，维修人员及救护人员在接到计算机的提示后，及时赶到现场进行救援工作。

（四）医院财务收款安全系统信息化管理

目前由于医院的不断发展扩大，一天的门诊量和住院量也随之增大，所以收款员每日现金收付量也增多，即库存现金的保管力度应该加强。所以医院应对财务收款安全系统需进行信息化管理。

医院财务科设在医院机关楼内，楼内配备保安，并定时更换，机关楼内来访人员需登记及出示证件，闲杂人等不得入内。财务科内配备防盗门、保险箱、监控器等安全设备，指定专人对现金进行日清月结、妥善保管，以确保医院财产安全。医院的门诊部和住院部设在医院大厅，为确保资金安全，为门诊部、住院部的每位收款员配备保险箱及摄像头，财务科全体人员定期对每位收款员的库存现金进行盘点，并对全体收款员进行岗位培训及库存现金安全教育。这样可以提高收款员对现金安全的警惕性。如发生偷窃抢劫等不法行为时，110报警系统会立即启动，警察会及时赶到现场处理，防止财产损失。

（五）医院危险物品使用安全系统信息化管理

医院的危险物品是相当多的，一旦使用不慎会造成极大的后果。危险物品包括液氧、液化气、乙醚、瓶装气体等易燃易爆物品和钴、铯、镎等放射性物质,所以医院应该加强对危险物品使用安全系统信息化管理。医院应根据危险物品的种类、特性,在诊疗室、化验室、检查室、实验室、物品库房等场所设置检测、监控、通风、防火、消毒、隔离等安全设施,确保这些物品在任何情况下都处于正常使用或稳定储存状态。如出现这些危险物品不慎泄露等不安全因素时,各个诊室或物品库房的计算机报警系统将立即启动,人员及时疏散,防止人员伤亡。

(六)医院网络安全系统信息化管理

随着网络的公开性、共享性程度的不断扩大,网络对全社会的影响力也越来越大了。但是网络安全问题目前存在着很大的隐患,它不仅会涉及医院内部重要的管理信息或医院外部重要的商业信息,而且医院电子病志的管理还会涉及病人隐私和安全问题,医院财务数据的管理问题更是管理工作的重点,所以医院应逐步加强内控管理力度,建立健全的审计系统及管理方案,提升全院人员整体网络安全意识,把医院网络安全信息化管理放到医院工作重中之重的位置上去。

以下三点为医院网络安全信息化管理的途径:

1. 加强计算机权限管理

医院信息科在医院内部局域网内把全院每位在职员工进行信息化统筹管理,并指定给每人特有的权限及初始权限密码,初始权限密码由个人编辑改动而设定为只有本人知道的特有权限密码,在执行一项工作时,只有特定的权限才可以进行操作,这样可以加强网络权限及工作的保密性。

2. 提高防火墙技术

防火墙是一种综合性的先进技术,它集多种安全操作系统为一体。在医院内部局域网和外部网络之间设置一道防火墙来防止非法入侵,确保医院内部局域网安全稳定。提高医院防火墙技术可以过滤进出网络的数据包;管理进出网络的访问行为;封堵某些禁止的访问行为;记录通过防火墙的信息内容和活动;对网络攻击进行检测和报警。

3. 加强网络病毒的防范

威胁网络安全的病毒多种多样,如管理不当,计算机网络一旦染上病毒,会使整个网络处于瘫痪状态,破坏性极大,特别是像医院这样大规模服务行业,如计算机瘫痪,全院工作将不能顺利进行,所以加强医院网络病毒防范是相当重要的。目前医院是使用 Station Lock 的方法进行病毒防范的,这种方法可以辨别病毒攻击意图,并在病毒造成破坏之前进行拦阻,集中杀毒。

第四节　信息化管理与全社会信息系统的对接

当今社会每天都在不断地发展改变,医院只是组成这个社会团体的一部分,它不是一个独立的个体,不能脱离社会这个团体而自我发展。况且,医院离开了社会其他各个部分的推动是根本发展不起来的,更谈不上与时俱进,符合广大群众的医疗需要。全社会每部分各行其是、各尽其责,但都是相辅相成、缺一不可的。所以说,医院的生存发展离不开全社会发展的推动,即医院不仅要对其内部进行信息化系统的管理,还应延伸到与全社会进行信息化管理的对接。

一、医院与上级政府机关之间的信息化对接

医院信息化管理不仅给医院带来了便利,而且为上级政府机关也提供了沟通互动的平台。上级政府机关可把每月需进行的工作内容发布到该界面的网络上,财务人员用其用户名和密码登录到该网址,在网络上查取阅读信息,以便更好更及时地配合上级工作。医院如对工作内容有所异议,可以通过电子邮件、传真、电话等方式与上级政府部门进行联络。这样可以降低财务人员工作强度,大大提高工作效率。

医院与其直属财政局、税务局、卫生局等上级政府机关的信息化管理是现代化医院与外界沟通的纽带。由于每月月末或会计期间,医院财务科务必须向有关的卫生局、财政局等机关单位报送财务报表,以便及时准确地反映医院本身的财务状况和经营成果;医院其他科室也会不定期地向机关单位报送相关文件材料,人员往返报送材料是相当麻烦的,对人力、物力、财力都消耗很大。所以,医院应与其管辖范围内的政府机关进行联网,在网络以电子邮件的方式进行财务报表的上报和相关文件资料的传递,如有疑问也可通过电话的方式进行沟通;一些盖有印鉴的文件可通过传真的方式进行传递;如需文件原件再派专人报送,这样可以大大减少不必要的损耗。

每月中旬医院财务出纳人员需到其单位所属地税局、国税局进行各项税务申报。如果通过网络进行纳税申报,可以免去财务人员东奔西跑,或者因手续不齐、数据错误而造成的重复性工作。现在,财务出纳人员只需上网输入用户名和密码,登录到国税网、地税网界面进行网上纳税申报即可,而且网络上模块清晰、程序简单、操作方便,有明确提示(没申报项目的呈红色,已申报的项目呈绿色),而且注明申报期限。如有疑问可通过电话进行咨询,税务人员可指导操作。这样快捷准确地可以方便完成税务申报,减少了人员工作量。

二、医院与金融业务往来单位的信息化对接

医院与银行信息化管理是医院现代化发展的必然趋势。由于医院业务量大,在传统

的财务模式下,财务出纳人员需每日去其开户银行办理业务,这加大了出纳人员的工作量。现代化医院的信息化管理可以简化烦琐的传统工作程序,医院只需开通网上银行,进行网上转账汇款,出纳人员在计算机上输入其权限制作汇款凭证,财务主管用其权限登录审核凭证后出纳人员方可汇款,无论同城还是异地都可通过网络操作完成。目前,银行为了确保支票使用安全,为每个企业配备了一部支票密码器,其与银行系统联网。出纳人员以已审核后的原始凭证为依据在打印支票时,用其权限口令打开支票密码器,把支票日期、支票号码、支票金额输入支票密码器中,支票密码器会随机显示出 16 位密码,即为该支票密码。支票收款方在进行支票存储时,支票日期、支票号码、支票金额、支票密码如有一个条件无法与银行数据配比的则视为作废支票,不能进行存储。这样即使由于疏忽而不小心丢失支票也不会造成医院财产损失。

随着医院信息化管理的不断完善与深入,医院财务出纳人员每月也无须去公积金管理中心缴纳公积金。医院公积金管理的所有业务,包括新开户、封存、启封、转移、汇缴、补缴等,都可以在网络平台上进行操作。财务出纳人员按照医院注册用户名和密码登录公积金管理中心系统即可操作,如输入的信息不准确或者不完整,公积金管理系统会自动提示并且显示无法缴纳,出纳人员只需对出错的信息进行核实,把准确完整的信息再次进行网络上传即可,上传成功系统则会显示缴纳公积金成功。医院人员信息与公积金管理中心的对接,表明了医院在信息化管理的过程中迈出了坚实的一步。同时,公积金管理页面还可以查到个人公积金信息,比如个人使用公积金情况、公积金贷款的手续及房屋公积金还贷计算公式等,只需输入个人公积金账号和密码登录即可查询。这样医院财务出纳人员无须到公积金管理中心奔波办理,只需在计算机上操作即可完成,它应用方便快捷,是医院信息化管理的主要表现之一。

目前,通过医院信息化系统的普及应用,医院财务出纳人员月末按照其权限进入计算机医保核算界面,可直接查出本月医保收费情况并且附有明细及汇总。同时,出纳人员核对医院内网中医保核算界面上的金额与医院外网中医保中心金额是否相符(如金额不符则需找明原因,或打电话到医保中心查询,直到金额相符为止)。当核实或调整医院与医保中心医保收费金额相符后,出纳人员便可以开具医院往来业务收据送到医保中心,医保中心工作人员核对金额无误后在一定时间内进行网上划款。并且每月中旬,医院员工的五险缴纳也无须人员到医保中心办理,只需在网上申报、通过网络审核后划款即可。

第五节　基于现有信息化管理基础上的创新管理

随着当今社会信息科技的飞速发展进步,短信和网络已经走进了千家万户,是家喻户晓的通信工具,医院不仅要运用现有的信息技术来方便医院信息化管理,更要在现有技术的基础上进行创新改造。在现在的医疗卫生发展过程中,为了与时俱进地更贴心地为病人服务,医院与通信公司联合推出了基于网络综合平台、HIS系统和病人预留电话三者相结合的服务。相信,基于上述完善的网络综合平台推出的医院短信业务、网络在线业务及智能语音业务等,将为医院未来的现代化发展创造良好的契机。

一、信息化管理创新

(一)医院短信平台信息化管理

医院开设短信平台,为广大群众打开了就医的方便之门。医院信息科与通信公司合作进行信息的收发工作。信息科员工通过医院计算机内部资源共享,筛选出病人来院记录中的联系方式及全院人员联系方式并进行数据输入及储存,信息科负责人按照一定的权限进入短信平台界面进行短信编辑及群发短信。例如:通知某病人来院进行复查或预约检查(计算机系统会提前自动提醒信息科负责人进行短信发送);宣传医院某项先进技术及科研成果以增加群众口碑;提醒大家预防最近流行性疾病;发布一些有关日常健康的小常识;提供医院热线电话,广大群众可以进行预约、咨询、举报等,信息科员工将耐心地回答群众的提问,对预约做好记录;如有紧急的医疗情况发生时,计算机系统可智能地自动地通过广播或者电话的方式联系主治医师立即到现场救治病人。这样有利于为广大人民群众提供了更好、更优质的服务。

(二)医院网络平台信息化管理

与此同时,医院还增设了网络平台。医院信息科与网络公司合作,在其网页上每日滚动更新发布有关医院卫生方面的新闻报道,信息科人员还可以在网页上发布医院简介、医生介绍、卫生常识、养生之道等一些医院、医疗、卫生、健康等相关信息,并定时进行更新管理。人们可以注册该医院网址账号,在论坛版面里对医院建设提意见、对服务态度提建议,或进行投诉、预约、表扬等活动,如有哪方面需要咨询的问题即可留言,信息科全体人员将尽快对问题一一地解答。该网页还提供了医生在线免费咨询,如有急需解决的问题,可点击网络在线咨询,和医生进行通话交流,这样可以更好地为人们提供卫生医疗指导,有益于医患沟通。

(三)医院智能语音系统的信息化管理

为了加快医院信息化管理的步伐,医院应更加推崇自动化、智能化系统,减少人工化系统的操作。现代化医院可以采用智能语音系统,即计算机系统大量收集记录网络上、书本上、临床医疗中的各种病种、病因、症状、后遗症、并发症、治疗方法等相关信息,形成强大的数据库。如病人网络在线或者电话咨询该病种时,计算机系统将通过病种等关键字的索引自动转接到电子语音服务状态,由计算机智能地和病人进行对话,并且对病人提出的各种问题进行回答或者预约挂号等业务,病人只需根据语音提示进行操作即可。并且对病人提出的计算机无法回答的问题进行记录,及时反馈给该专科医生,医生做完专业回答后,智能语音系统将会为该病人网络留言或者以短信的方式联系病人。医院智能语音系统的实施,可以节省医生时间,降低人员工作强度,并且一切工作完全处在一个非人工的智能环境下。同时,病人也无须因为人工繁忙而耽误时间,从而为更多的病人提供服务。

同样,在医院临床活动中也可加强智能语音系统的信息化管理。如,医生在进行某项手术前,计算机系统会自动语音提醒医生所需准备的材料、工具及重要事项;病人在取药时,计算机系统会自动语音提醒病人药品用量及注意事项;病人在进行一项治疗后,计算机系统会自动语音指引病人下一步的治疗程序等一系列的非人工的智能活动。

虽然,医院智能语音系统目前尚未在医院的实际活动中实施,但是我认为该理念有一定的发展前景和发展潜力,并且会给医院、病人、社会带来预期理想的结果,它的实施可以推动医院智能化发展的步伐。

二、大数据时代下医院信息管理系统建设

(一)大数据时代下医院信息管理系统建设的意义

第一,在医院发展过程中,通常都比较关注医院内部各方面信息系统的协调统一,从现阶段医院的信息化建设情况来看,只有保证医院信息化管理的规范性和科学性,才能创建出与实际发展要求相一致的操作平台,确保医院的各项信息处理工作能够顺利进行,并提升信息处理和管理的效率,和医院发展结合起来,提高医院服务水平。第二,在大数据时代发展下,医院建设信息管理系统不仅能够改变传统信息管理模式,还能通过系统整合,实现各类信息资源的统一管理,促进数据实现流程化,提升医院信息处理的效率,并有效解决老百姓看病难的问题。在网络技术和计算机技术的支持下实现数据共享,能够加强各个部门、科室之间的联系,进行信息共享和上传,能够在信息管理系统中随时随地查阅相关信息,在实现共同发展的同时,解决医院医疗能力,制订信息管理质量规范和标准,从而促进医院稳定发展。

(二)大数据时代下医院信息管理系统建设中存在的问题

1. 数据采集和信息资源无法有效整合

通常大数据的来源渠道较多,而且信息也呈现出量大、复杂、信息孤岛等特点,在这种局势下,加大了信息化管理建设的难度。目前,很多医院在建设信息管理系统时,数据

采集和信息资源整合的效率较低,存在结构化数据混乱的情况,这些数据信息无法为管理人员提供参考,导致信息管理系统建设的价值未发挥出来。

2. 缺少统一建设标准

在大数据时代下,医院信息管理系统的建设缺少统一建设标准,导致一些医院在建设信息管理系统时没有相关法律、政策等做参考,导致管理系统在搜集信息、信息管理等方面缺乏规范性和标准性。通常在信息管理系统建设的过程中,涉及的医疗机构和医疗代码数据较多,很多标准不一致,在系统软件产品开发出来之后,和目前的软件系统存在不兼容的情况,而且系统之间的数据资源也无法实现有效共享,这种情况发生的主要原因是缺乏相关建设标准,缺乏法律法规支撑。

(三)大数据时代下医院信息管理系统的建设策略

1. 提升医院信息管理系统的交互性,实现数据采集的信息资源整合

通过对目前医院信息管理系统建设中存在问题的研究,发现存在数据采集和信息资源无法实现有效整合的问题,产生这种情况的主要因素在于传统系统平台的建设应用数据集成的观念,即便能够将不同科室、不同部门中较为分散的数据进行整合,实现统一建设管理,为用户提供共享功能。但是从技术上来分析,医院信息管理系统建设应用简单的数据库共享技术,利用视图、数据上传、共享等方式,促使各分系统数据根据特定的途径上传到数据中心中,在分系统和数据中心之间设置的端口具有单向性,这就促使数据中心成为和云端存储类似的空间,但是只能被动的接收信息,而且被动接受不同用户的访问,导致数据传输效率、安全性、稳定性、关联性、逻辑性较差,数据管理存在难度。因此,需要在建设医院信息管理系统时,应用交互式操作理念,实现数据采集和信息资源的整合,并提升各分系统的功能,避免出现结构化数据混乱的情况,保证分系统的数据识别、格式转换、信息保存等功能的独立性。当分系统数据产生变化时,相关数据中心的数据也会发生相应的变化。另外,系统平台的数据在进行多方面传输的过程中,能够实现安全传输,并对数据交互的过程进行主动管理,提升数据的交互性,消除信息孤岛。

2. 建立统一的建设标准

在大数据时代下建设医院信息管理系统时,要建立统一的建设标准,这样才能保证系统建设的标准化。第一,利用 ISO 标准对目前医学方面的专业术语进行规范,保证数据代码的科学性和规范性。同时,还能将医学的专业性体现出来,对不同疾病、药品、医疗诊断采用的专业术语实现数据编码。在建立信息管理系统的过程中,要尽可能对不同科室中所应用的医学文档进行标准化制作,构建全模板或半模板形式,重点对文本格式、模式等进行优化,在应用电子病历的过程中,要能够将病人的实际病情凸显出来,这样能够保证病历内容兼具专业性和平民性。第二,利用 ISO 标准对医院内部的产品进行精确划分,这样能够方便医务人员快速查找产品。第三,将大数据思想融入信息管理系统建设中,实现信息数据存储、分析和处理一体化管理模式,保证软件产品和系统的兼容性,实现数据资源共享。同时,还能实现数据信息的共享性。构建较为完善和严格的数据传输、交换标准,保证医院的信息化建设能够和其他同行业机构实现协调、同步发展,并利用资源共享功能,将软件功能呈现出来。在大数据技术不断发展下,充分考虑大数据的存储功能、管理非结构化以及半结构化数据,利用算法实现数学模型构建,并挖掘不同要素之间存在的关联,实现财务报表、财务指标、现金流等内容对模型功能进行预测,满足现代化医院信息管理系统的建设。第四,完善相关法律法规,从国家角度入手,对医院信息管理系统建设进行法律规范,为其提供法律法规支撑。同时对于医院来说,为了加强信息管理系统建设,完善相关信息管理的法律条例,还能将医院整体发展与病人实际需求结合起来,将多为法律条例的基本内容通过公开听证会的方式,认真研究社会不同群体的想法和建议,努力与病人进行需求统一,建立具有针对性的法律条文,并对信息管理系统的模式进行规范,这样才能推动医疗事业稳定发展。

3. 合理实现医院信息数据库扩充建设

在利用大数据技术进行医院信息管理系统建设的过程中,应该在建设初期阶段将大容量数据库建设考虑在内,主要是医院经营发展过程中产生的各类医疗数据进行存储。由于医院数据较为庞大,需要提高对数据库容量的重视程度,在有必要的情况下,需要对数据库进行扩充建设。采用的大容量硬盘存储方式,可以将其和云数据存储空间相连接,拓宽数据存储的渠道。同时,要对各类信息数据进行优化,保证信息管理的质量,针对重复出现的信息能够实现简化处理,提升信息存储空间的利用率。

4. 建设医院信息管理系统 B/S 架构,实现系统优化

在大数据思想的影响下,医院建设的信息管理系统需要应用计算机网络技术,网络中存在的结构化、半结构化、非结构化数据等,都可以根据数据模型实现整合和优化。在搭建完成大数据平台之后,要对传统数据库的拓扑结构进行重新审视,从技术方面实现批量数据的上传、导入、导出和备份。同时,在当前大数据技术的发展下,医院信息管理系统建设可以将非文档型数据库转为数据聚合层,比如 NOSQL 数据库,为了提升数据分析和处理效果,可以对系统访问时间进行优化。在系统开发服务器选择的过程中,可以采用 J2EE 体系,确保手机客户端能够根据 Dot Net Framework 进行开发,后台数据聚合采用可视文档型数据库,采用 C#或 Java 语言,根据 Spring 框架对 B/S 架构进行开发和运行,实现系统优化。

三、物联网及其在医院信息化管理中的应用

所谓"物联网",是指通过射频识别、红外感应器、全球定位系统和激光扫描器等信息传感设备,按约定的协议,把任何物品与互联网连接起来,进行信息交换和通信,以实现智能化识别、定位、跟踪、监控和管理的一种网络。通俗地解释,物联网就是"物物相连的

互联网"。这有两层意思:其一,物联网是建立在互联网基础上延伸和扩展的一种网络;其二,物联网的用户端可延伸和扩展到任何物品之间进行信息的交换和通信。

物联网作为一种新型的互联网,根据目前研究,其典型的架构由感知层、网络层、应用层三层组成。物联网作为继计算机、互联网与移动通信网之后一次新的信息产业革命,其因为具有全面感知、可靠传递和智能处理等特征,被逐步应用到医院管理中,如明确身份、医院安全管理、过程控制、任务管理、跟踪追溯等。医院的物联网包括三个方面:"物"指与医疗相关的对象,包括医生、护士、病人、医疗设备等;"联"指信息交互;"网"指医疗的流程,必须是基于标准的流程。在医院信息化的时代,不仅仅需要各应用软件之间进行连接,更需要把病人、医生、护士、移动设备、医疗设备、保健设备及各式各样传感器之间连接起来,通过对医院内部各类信息进行数字化采集、处理、储存、共享等,实现对人的智能化医疗和对物的智能化管理。

目前,物联网在医院信息化管理中的应用主要表现在以下几个方面:

(一)物资管理

1.手术包管理

为每一个手术包配备一个先进的条码,此条码负责采集和存储手术流程中手术包的属性信息,包括手术包类型、手术器械种类和编号、数量、包装日期、包装人员编号、消毒日期等。系统将手术包使用的各个环节的属性信息进行记录并且对手术包的存放、使用进行监控,手术包存在的安全隐患就可以得到有效控制。此外,一旦发生医疗事故,可以对手术包进行追溯,确定是否是由于手术包造成的事故并明确出现问题的环节和负责人。

2.医疗设备管理

在医疗设备上粘贴 RFID 标签,对设备进行盘点或追踪,一旦发生异常时,RFID 感应追踪立刻就会发出警示,可以提高效率,避免疏漏,为医疗事故鉴定提供帮助。对重要医疗设备,应用 RFID 结合 GPS、GPRS、视频监控等技术,实现医疗设备可视化管理和实时跟踪,了解其位置所在,为医疗设备的安全管理提供安全保障,避免因遗失造成财产损失,特别是对昂贵、具有放射性的医疗设备的追溯尤为重要。

3.医疗垃圾信息管理

为了促进医院和运输公司的良好合作,可以建立一个基于物联网技术的医疗垃圾的追踪系统,这个系统可以跟踪医疗垃圾从医院到垃圾处理厂的全过程,避免医疗垃圾的违规处理。

(二)药品管理

1.药品供应链管理

将物联网应用到药品供应链中,记录药品基本信息及其从生产、运输、存储、销售等各个环节的信息,将这些信息存入 RFID 标签中,一旦出现问题时,可以追溯药品的全过程,确定其存在问题的环节。

2. 药品防伪

将药品信息存储到公共数据库中,病人或医院可以将药品标签的内容与公共数据库中的记录进行比较,查看信息是否一致,从而识别购买或使用的药品是否为假药。

3. 监控服药

用物联网技术研发一种"智慧型药柜",病人从医院领取的药被放入配有一个专属标签的智慧型药柜,这个药柜会记录各种药品的服用时间、用法和用量。当到了病人需要服药的时间,药柜会自动发出一种声音进行用药提醒,同时在药柜上嵌有一个荧幕,会展现出应服药品的图片和名称。

4. 生物制剂管理

生物制剂中蛋白质十分不稳定,温度变化可能会导致制剂发生变质。通过使用 RFID 技术,将温度变化记录在"带有温度传感器的电子标签"中,使得特殊生物制剂在生产流程管理和物流管理中有恰当的温度管理,可以有效地解决生物制剂因温度而变质的问题。

(三)医疗信息管理

1. 血液信息管理

将每一袋血液都配有一个 RFID 标签,存储血型的相关信息。这些信息与后台数据库相连,使血液无论在采血点、调动点血库还是使用医院,都能受到 RFID 系统的全程监控和跟踪。

2. 病人身份确认

在医疗活动中医务人员需要明确病人的身份,确保病人得到正确的治疗。采用电子标签应用系统,可以快速确认病人的身份,完成入院登记。将物联网技术应用到医院的就诊卡,将病人的姓名、年龄、血型、亲属名字、紧急联系电话、病人的家族病史、既往病史、各种检查、治疗记录、药物过敏等详细资料记录在诊疗卡中,可以为病人快速办理入院手续和获取病历,为病人节省大量时间。

3. 信息共享互联

通过医疗信息和记录形成一个综合的医疗网络,实现医院间信息共享互联。首先,病人可以通过网络自主选择或更换就诊的医院、医生;其次,经过授权的医生可以查看病人的病历、患病史、治疗措施等,可以更好、更全面地为病人治疗;另外,在乡镇、社区医院与市级医院之间实现信息的无缝对接,实现医疗资源共享。

（四）医疗健康管理

1. 医疗急救管理

当发生意外时伤员较多、无法与家属联系、危重病患等特殊情况下，借助物联网技术，能够将信息进行可靠高效地传送、储存和检验，快速确认病人位置、了解病人资料及生命体征信息，为病患争取宝贵的治疗时间。

2. 人员定位及监控

医院的人员定位包括对医患双方的定位与追踪。医务人员和病人手腕上佩戴含有个人信息的电子标签手环，首先，可以对医务人员和病人进行实时定位与追踪；其次，可以将其与门禁功能相结合，确保医院关键区域只能得到许可的人员才能进入，如未经许可的人员不得进入药房、儿科和其他高危区域等；此外，若遇到紧急情况，病人可通过标签上的紧急按钮进行呼救。

3. 就诊卡管理

将含有物联网技术的智能标签置于"医疗就诊卡"的卡片上，标签可以完整地记录病人的就诊信息。病人和医护人员都能及时读取、存储关键的病历信息。这样可确保病人无论由哪位医生诊治都可以得到更全面、准确的诊断。

4. 婴儿防盗

婴儿出生后，将其信息输入到相关系统中，并将其信息生成一个分配给婴儿的 RFID 标签，RFID 标签与存储在系统里的数据相对应。将 RFID 阅读器放置到产科病房的门口，每当有人需要出入病房时，阅读器会先读取他们身上的识别卡或腕带，只有经过身份确认后病房门才会打开，并且所有出入信息都会被记录到数据库中，这样有利于防止婴儿被盗。

5. 远程监护

利用物联网技术可构建一个以病人为中心的远程持续监护服务体系。在病人的体域网范围内，检测体温、心跳等生命体征，监测体重、胆固醇含量、脂肪含量、蛋白质含量等信息，分析人体生理状况，将所得信息及时传送到医疗机构，医生可以指导病人进行简单的治疗及医疗保健，减少病人进医院和诊所的次数，还可及时为重病病人安排住院。这种远程监护可以及时地预防疾病，并更好地为病人服务。

参考文献

［1］HAWAWU HUSSEIN，MANSOUR SHAMSIPOUR，MASUD YUNESIAN，et al. Fuel type use and risk of respiratory symptoms：A cohort study of infants in the Northern region of Ghana［J］. Science of the Total Environment，2021，755（Pt 1）.

［2］DU GUODONG，ZHANG JIA，LI SHAOZI，et al. Learning from class－imbalance and heterogeneous data for 30－day hospital readmission［J］. Neurocomputing，2021，420：27－35.

［3］WANG HAO，LU FENG，GUO MONING，et al. Associations between PM 1 exposure and daily emergency department visits in 19 hospitals，Beijing［J］. Science of the Total Environment，2021，755（Pt 1）.

［4］TOKTAM KHATIBI，NAVID KARAMOPUR. Predicting the number of hospital admissions due to mental disorders from air pollutants and weather condition descriptors using stacked ensemble of Deep Convolutional models and LSTM models（SEDCMLM）［J］. Journal of Cleaner Production，2021，280（Pt 1）.

［5］LU YUQI，LUO FEIFEI，LI ZHI，et al. Ultrasensitive microchip electrophoretic detection of the mec A gene in methicillin－resistant Staphylococcus aureus（MRSA）based on isothermal strand－displacement polymerase reaction［J］. Talanta，2021，222.

［6］YUAN WEI，ZHANG YONGLI，RIAZ LUQMAN，et al. Multiple antibiotic resistance and DNA methylation in Enterobacteriaceae isolates from different environments［J］. Journal of Hazardous Materials，2021，402.

［7］LI YINGXUE，LIU AIJUN，SONG JIDONG，et al. Association of genetic defects in the apelin－AGTRL1 system with myocardial infarction risk in Han Chinese［J］. Gene，2021，766.

［8］SU YUAN，LI YANPING，ZHANG KAI，et al. A privacy－preserving public integrity check scheme for outsourced EHRs［J］. Information Sciences，2021，542：112－130.

［9］LI XIANG，WU ZIQI，DANG CHENYUAN，et al. A metagenomic－based method to study hospital air dust resistome［J］. Chemical Engineering Journal，2021，406.

［10］IRSHAD MOHIUDDIN，AMAN GROVER，JATINDER SINGH AULAKH，et al. Starch－Mg/Al layered double hydroxide composites as an efficient solid phase extraction sorbent for non－steroidal anti－inflammatory drugs as environmental pollutants［J］. Journal of Hazardous Materials，2021，401.

［11］GAO JIAOJIAO，WEI QIANNAN，PAN RUBING，et al. Elevated environmental PM 2.5 increases risk of schizophrenia relapse：Mediation of inflammatory cytokines［J］. Science of the Total Environment,2021,753.

[12]WANG JIXIANG,CAO XIANG,CHEN YONGPING. An air distribution optimization of hospital wards for minimizing cross – infection[J]. Journal of Cleaner Production, 2021,279.

[13]DING ZHEN,QIAN HUA,XU BIN,et al. Toilets dominate environmental detection of severe acute respiratory syndrome coronavirus 2 in a hospital[J]. Science of the Total Environment,2021,753.

[14]YANG LIE,YU XIAO,WU XIAOLONG,et al. Emergency response to the explosive growth of health care wastes during COVID – 19 pandemic in Wuhan, China[J]. Resources, Conservation and Recycling,2021,164.

[15]BABAK AKBARZADEH,BROOS MAENHOUT. A decomposition – based heuristic procedure for the Medical Student Scheduling problem[J]. European Journal of Operational Research,2021,288(1):63 – 79.

[16]MEAGAN L. SHALLCROSS, JONAH J. STULBERG, WILLEMIJN L. A. SCHÄFER,et al. Johnson. A Mixed – Methods Evaluation of Clinician Education Modules on Reducing Surgical Opioid Prescribing[J]. Journal of Surgical Research,2021,257:1 – 8.

[17]MICHELE FIORENTINO,SHANEN MULLES,LAUREN CUE,et al. High Acuity of Postoperative Consults to Emergency General Surgery at an Urban Safety Net Hospital[J]. Journal of Surgical Research,2021,257:50 – 55.

[18]SEUNG – YUP LEE,RATNA BABU CHINNAM,EVRIM DALKIRAN,et al. Proactive coordination of inpatient bed management to reduce emergency department patient boarding [J]. International Journal of Production Economics,2021,231.

[19]ADRIÁN JAÉN – GIL, GIANLUIGI BUTTIGLIERI, ALEIX BENITO,et al. Combining biological processes with UV/H_2O_2 for metoprolol and metoprolol acid removal in hospital wastewater[J]. Chemical Engineering Journal,2021,404.

[20]ZAHRA RAHDAR,MOHAMMADREZA FIROUZKOHI,ALI MIRBALUCHZEHI,et al. Evaluating the Effect of Combined Education on Blood Pressure and Dialysis Adequacy of Hemodialysis Patients Admitted to Special Diseases Center of Imam Khomeini Hospital in Zabol city, 2017[J]. La Prensa Medica,2023,104(5).

[21]李静,张雪静,李志光,等.加强医院科技成果奖励申报 探索科学管理新方法 [J].江苏卫生事业管理,2020,31(02):259 – 261.

[22]陈劼.医院信息系统在医院科学管理中的应用[J].智慧健康,2019,5(22): 20 – 22.

[23]汪宏俊.提高医院统计工作质量,促进医院科学管理水平[J].现代经济信息,

2019(09):56.

[24]杨学时.医院检验科试剂的科学管理[J].中医药管理杂志,2019,27(08):47-48.

[25]叶旭.有效提高医疗统计在医院科学管理中的应用研究[J].现代经济信息,2019(06):73.

[26]马小越.浅谈医院派遣员工的发展现状和科学管理——以宁波市某公立医院为例[J].科技经济导刊,2019,27(07):188-189.

[27]吴履腾.医院小型基建维修项目的科学管理[J].世界最新医学信息文摘,2019,19(14):206-215.

[28]刘艳.有效提高医疗统计在医院科学管理中的应用研究[J].计算机产品与流通,2019(02):278.

[29]傅淑英.医院检验科试剂的科学管理[J].中医药管理杂志,2019,27(03):210-212.

[30]姚袭.科学管理视角下医院思想政治工作的开展[J].管理观察,2017(09):143-144.

[31]医院管理者将从经验管理走向科学管理[J].中国卫生质量管理,2017,24(01):28.

[32]俞筱兰,楼晔,郑晓栩.中心随访模式构建在医院科学管理中的实效应用[J].中国农村卫生事业管理,2016,36(12):1556-1558.

[33]李琴.提高医院统计工作质量在促进医院科学管理水平中的作用分析[J].中国继续医学教育,2016,8(20):17-18.

[34]陈强,王冬苗.泰勒的"科学管理"理论在现代医院管理中的适用性探讨[J].中国卫生产业,2016,13(10):46-48.

[35]李嘉强.医院高值耗材科学管理模式初探[J].中国卫生产业,2016,13(01):136-138.

[36]刘一鸣.公立医院文化管理的对策研究[D].南京:东南大学,2016.

[37]郁苏娟,许锋,陈薇薇,等.医院大型医用设备的科学管理与合理配置[J].中国医学装备,2014,11(04):71-73.

[38]刘春燕.统计信息对医院科学管理的影响研究[D].成都:西南财经大学,2014.

[39]邹勇,江旺祥.院前急救网络医院急救站科学管理模式初探[J].现代医院管理,2014,12(01):51-53.

[40]段磊,刘秀玲,王佳频,等.基层医院检验仪器设备的科学管理[J].黑龙江医学,2013,37(06):516-518.

[41]范月娟.提高医院统计工作质量促进医院科学管理[J].中外医疗,2013,32

(12):146－148.

[42]王佳.中国医患危机管理体系构建研究[D].长春:吉林大学,2013.

[43]赖晓云.当前国内宠物医院管理现状的调研[D].南京:南京农业大学,2012.

[44]李彬.军队医院数字化医疗质量管控模式研究[D].广州:南方医科大学,2012.

[45]任国荃.科学管理 内涵建设 推进研究型医院向纵深发展[J].解放军医院管理杂志,2011,18(12):1104－1106.

[46]李向红,高月华.提高医院统计工作质量 促进医院科学管理水平[J].中国卫生统计,2011,28(03):352.

[47]郝梅,闫华,刘帆.论医院高值耗材的科学管理[J].中国医学装备,2011,8(05):35－39.

[48]李雪梅,梁捷.有效提高医疗统计在医院科学管理中的作用[J].医学信息(中旬刊),2011,24(01):279－280.

[49]赵俊,李志光,梁宁霞,等.大力推进医院管理职业化建设提升医院科学管理水平[C].医学科研管理前沿与实务研讨班论文集,2009.

[50]崔新景.医院执行力文化研究[D].青岛:青岛大学,2009.

[51]陈华,叶柳贤.医院中药房的科学管理[J].中医药管理杂志,2009,17(03):252－253.

[52]钟贵陵,胡跃进.贯彻全面建设现代后勤要求 提升军队医院科学管理水平[J].解放军医院管理杂志,2009,16(01):1－2.

[53]江秀余.科学管理,推进医院行政管理科学化精细化[J].现代医院管理,2008(05):25－27.

[54]王新.实施信息化建设提升医院科学管理水平[J].中国医疗设备,2008(08):74－75.

[55]陈仲强.合理缩短平均住院日 提高医院科学管理水平[J].医院院长论坛,2007(05):15－19.

[56]靳莉娜.加强医院科学管理 提升核心竞争力[J].安徽卫生职业技术学院学报,2007(01):14－15.

[57]朱德昌,李传平.加强科学管理 提高医院综合实力[J].安徽卫生职业技术学院学报,2006(01):3－5+20.

[58]黄建平,姜新莉,袁幼成.提高统计工作质量 促进医院科学管理水平[J].中国医院统计,2005(01):62－64.

[59]许筱.注重调适医患关系 促进医院科学管理[J].江苏卫生事业管理,2002(02):17－20.

[60]韩德民.医院科学管理理念与实践[J].中国医院,2001(07):20－23.